Heike Führ wurde 1962 in Mainz geboren, ist verheiratet und hat zwei Kinder und Enkel - seit sechs Jahren lebt Seelenhund Smiley bei ihr und ihrem Mann.

Sie ist seit 1994 an Multiple Sklerose erkrankt und führt zur Information darüber eine Webseite, sowie eine gleichnamige sehr lebendig laufende Facebook-Seite mit über 10.000 Followern. Sie ist mittlerweile eine routinierte und erfolgreiche Bloggerin, arbeitet für mehrere Projekte und schreibt für Fachzeitschriften.

Als Autorin hat sie bereits 17 MS-Begleitbücher, 2 Kinderbücher, ein „Glücks-Buch" und ein „Freundschafts-Buch", sowie Kochbücher, u.a. „LOW CARB für UNTERWEGS" geschrieben.

Heike Führ ist ausgebildete Erzieherin mit vielen pädagogischen und psychologischen Fort- und Weiterbildungen mit dem Schwerpunkt „Pädagogische Psychologie". Sie belegte auch mehrere Kurse für „Yoga mit Kindern". Diese intensive Zeit und ihr pädagogisches Wissen prägen auch ihr Schreiben.

Seit über zwei Jahren nimmt sie täglich CBD-Öl ein und ist begeistert davon.

http://multiple-arts.com/

Muss jemand mit einer Behinderung
eigentlich unbedingt "behindert" aussehen?

Wie sieht denn „ein Behinderter" überhaupt aus?

Oder was wird von der Gesellschaft erwartet,
wie ein Behinderter aussieht / auszusehen hat?

-S.B.-

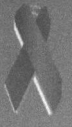

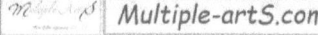

Heike Führ

MS-Handbuch

Multiple Sklerose gut erklärt:

für Angehörige & Betroffene

Einfühlsame Aufklärung

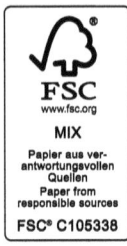

\> MS-Handbuch

Multiple Sklerose gut erklärt:

für Angehörige & Betroffene

Einfühlsame Aufklärung<

© 2019 Heike Führ

Originalausgabe August 2019

© 2019 Herstellung und Verlag:

BoD – Books on Demand, Norderstedt

ISBN: 9783750400290

© 2019 Satz, Layout: Heike Führ

Umschlag: Heike Führ

ISBN: 9783750400290

Bibliografische Information der Deutschen Nationalbibliothek: Die Deutsche Nationalbibliothek verzeichnet diese Publikation in der Deutschen Nationalbibliografie; detaillierte bibliografische Daten sind im Internet über http://dnb.de abrufbar. Printed in Germany

INHALTSVERZEICHNIS

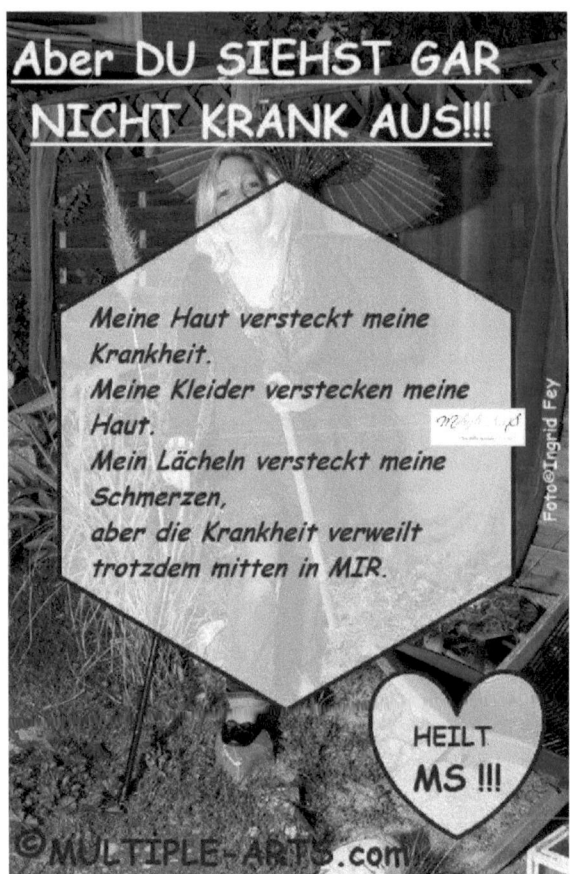

VORWORT

Liebe Leserinnen und Leser,

dieses Buch entstand auf Wunsch meiner Follower, die gerne ein Handbuch hätten, das sie als Betroffene ihren Angehörigen in die Hand geben können und es ihnen somit leichter fallen solle, Multiple Sklerose (MS) zu verstehen.

Seien es die Partner, Familie, Freunde oder Kollegen – denn nur wer gut über die Krankheit der tausend Gesichter informiert ist, kann diese Erkrankung begreifen und schließendlich verstehen. Herzlichen Glückwunsch also, wenn Sie als Angehöriger das Buch in den Händen halten, denn damit zeigen Sie das Wichtigste: INTERESSE!

Interesse bedeutet, dass Sie den Wunsch haben, die MS, als auch den Betroffenen besser zu verstehen, Symptome (vor allem die nicht sichtbaren) nachvollziehen zu können und somit ein deutlich höheres Verständnis aufbringen zu wollen. Genau das ist für uns das ganz Besondere und wir betrachten es immer wieder als ein Geschenk, wenn wir spüren, dass uns jemand einfach glaubt ohne unüberlegt zu hinterfragen oder etwas in Frage zu stellen.

Natürlich gehören zu solch einem Miteinander immer zwei „Parteien": der Betroffene und der Angehörige. Ein gutes funktionierendes respektvolles Miteinander kann nur möglich sein, wenn von beiden Seiten der Wille da ist, sich mit dem Anderen auseinandersetzen zu wollen.

Nur so kann Verständnis, Toleranz und Respekt aufkommen und gehalten werden.

Vorwürfe von jeglicher Seite sind immer unangebracht – Reden und Nachfragen sind als gute Kommunikation hilfreich!

Vielleicht kennen Sie ja bereits meine anderen Bücher, in denen ich MS und alles, was damit zusammenhängt, erkläre.

Ich werde in diesem Büchlein Vieles zusammenfassen und noch deutlicher erklären.

Im ersten Kapitel können Sie die von der Deutschen Multiple Sklerose Gesellschaft (DMSG – gibt es entsprechend auch in anderen Ländern) erstellte Erklärung lesen, was MS ist.

Als Angehöriger müssen Sie noch Folgendes wissen: MS ist die Krankheit mit den 1000 Gesichtern: das heißt, sie ist sehr vielfältig und verläuft wirklich bei jedem Patienten anders. Man sollte die Symptome, Begleiterscheinungen und Beeinträchtigungen auch nicht miteinander vergleichen, denn das ist einfach sinnlos. Jeder der Betroffenen und der Angehörigen hat ein Päckchen zu tragen und entsprechend schwer kann es sein.

Außerdem landet niemand zwangsläufig im Rollstuhl oder wird pflegebedürftig. Ich selbst habe seit 25 Jahren MS und kann noch recht gut laufen, habe aber beispielsweise mit der Fatigue (= abnorme Erschöpfung und Erschöpfbarkeit) so viel zu kämpfen, dass es mir zeitweise jegliche Lebensqualität genommen hat. Teilweise war ich unselbständiger auf Grund dieser Beeinträchtigung, als ein Rollstuhlfahrer – und umgekehrt gilt das alles genauso.

Ganz sicher bin ich mir, dass ein gutes „soziales Netz", das heißt also liebevolle Partner, Freunde, Familie und Kollegen etwas dazutun können, dass es dem Betroffenen besser geht. Denn nichts ist schlimmer für einen MS`ler, als immer und immer wieder erklären zu müssen, warum man trotz schwerer (und bislang noch unheilbarer) Erkrankung aussieht wie das „blühende Leben"! Ja, manchmal sehen wir so blühend aus – vor allem dann, wenn wir hinaus gehen. Im stillen Kämmerlein, wenn wir weinen oder verzweifelt sind, sieht uns niemand – denn dann bleiben wir für uns. Das bedeutet, wir gehen nur hinaus, wenn wir uns auch einigermaßen ok fühlen und so kann es kommen, dass man es uns nicht ansieht, was wir eventuell gerade leisten.

Ganz klar allerdings müssen auch die Angehörigen gesehen werden und auch deswegen gibt es dieses Buch. Wenn ein ewig jammernder MS`ler mit einem Gesunden zusammenlebt, wird dieser bald nicht mehr unterscheiden können, was ECHT ist, was den Betroffenen wirklich plagt. Das heißt, es gehört auch Selbstdisziplin und Ehrlichkeit zu einem guten Miteinander. Es ist wichtig, seine Erwartungen und Bedürfnisse klar zu äußern – und zwar von beiden Seiten aus. Niemand kann zaubern oder erahnen wie es dem anderen gerade jetzt geht.

Und auch klar ist, dass nicht jede Partnerschaft oder Beziehung glatt läuft. Ohne MS nicht und mit MS auch nicht! Die Kunst ist in jeder Beziehung, dass man einen sinnvollen respektvollen Umgang miteinander findet. Das gilt für beide Seiten gleichermaßen.

Außenstehende/Angehörige können uns immer dann besser verstehen, wenn sie Kenntnis haben. Kenntnis von der Erkrankung und den individuellen Beeinträchtigungen und Kenntnis von dem, was man an Erwartung hat! Solche Dinge müssen ausgesprochen und klar geregelt werden – das kann eine schwierige Hürde sein, wenn man in der Partnerschaft vielleicht nie wirklich miteinander geredet hat oder wenn Kollegen denken, man würde simulieren. Ein offenes Gespräch ist deshalb hilfreich und sinnvoll. Manchmal müssen beide Seiten über „ihren Schatten" springen, müssen Kompromisse eingehen und Missverständnisse und /oder Streitereien über Bord werfen, um einen guten Neuanfang hinzubekommen.

Deshalb werde ich in diesem Buch nicht nur Symptome erklären, sondern auch auf Gesprächsmöglichkeiten hinweisen und versuchen Sie beide zu begleiten. Machen Sie sich ruhig Notizen beim Lesen, schreiben Sie sich Fragen und nicht Verstandenes auf, um es klären zu können. Sie können sich auch Listen machen – mit Fragen, Erwartungen und Wünschen und diese zusammen durchgehen. Sobald man etwas gemeinsam tut, berühren sich die Herzen und haben die einmalige Chance, sich zu öffnen.

Des Weiteren füge ich ein Kapitel an, in dem es um unschöne Sprüche geht, die tatsächlich so geäußert wurden. Ich hatte auf meinem Blog eine Umfrage gestartet und habe die Ergebnisse in einer PDF zusammengefasst. Dies soll nie beschuldigend wirken, sondern einfach mal aufzeigen, wie unbedacht man sich manchmal äußert – und das kann JEDEM passieren, sollte natürlich aber nicht zur Gewohnheit werden! ;)

Ich möchte Ihnen noch meinen Video-Kanal ans Herz legen, denn dort berichte ich über viele der hier aufgeführten Symptome:

YouTube:
„Heike Führ / MULTIPLE ARTS / Bloggerin & Autorin"

https://www.youtube.com/channel/UCsP0vW_jE6w9j-urgmr6VOw/videos

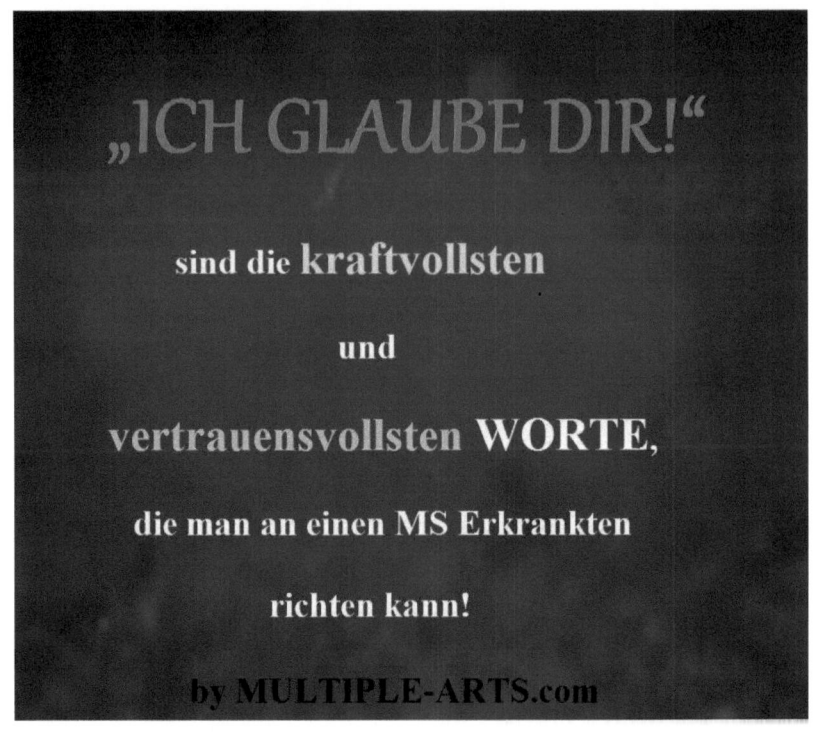

„ICH GLAUBE DIR!"

sind die **kraftvollsten**

und

vertrauensvollsten **WORTE,**

die man an einen MS Erkrankten

richten kann!

by MULTIPLE-ARTS.com

Ich werde hauptsächlich auf die nicht sichtbaren Symptome einge-hen, da sie am Meisten Missverständnisse hervorbringen.

Anhand einiger Grafiken im Buch können Sie aber auch noch andere übliche Beeinträchtigungen sehen – oder Sie schauen sich auf meinem Blog um!

Und noch eine Anmerkung: die von mir beschriebenen Symptome müssen nicht bei jedem MS-Patienten auftreten. Es KANN sein, aber muss nicht! Zum Glück!

Viel Freude und ganz viel Verständnis beim Lesen wünsche ich Ihnen!

Heike Führ

Urteile nicht nach dem äußeren Schein, wie jemand wirkt oder zu sein scheint. Denn man weiß nie, ob diese Person nicht vielleicht gegen eine schwere Krankheit kämpft.

Es könnte jemand sein, der ständig Schmerzen aushalten muss, oder einen schwerwiegenden Kummer mit sich herumträgt.

Es können unzählige Faktoren sein, die diesen Menschen ausmachen.

Er atmet, aber vielleicht bereitet ihm das Schmerzen.

Er mag jung aussehen und wie das "blühende Leben", aber vielleicht fühlt er sich innerlich um Dekaden älter.

Er lächelt, aber sein Herz und sein Körper weinen.

Er läuft, er spricht, er kocht und macht sauber, er arbeitet, wenn er kann und manchmal auch, wenn er NICHT kann!

Dieser Mensch IST, aber er ist nicht alles auf einmal.

Dieser Mensch ist hier, ist anwesend,

aber ein Teil von ihm ist nicht da - er vermisst ihn selbst!

Dieser Teil kämpft eine Schlacht, die Du niemals sehen wirst.

Aber wenn Du Dir einen Moment Zeit nimmst und hinter das Lächeln dieses starken Menschen schaust, siehst Du vielleicht die Person, die er ist, die ihn ausmacht und zwar mit allen

anwesenden und NICHT-anwesenden Teilen.

SCHWINDEL

Doppel-Bilder

stolpern

kribbeln

SCHMERZEN

taube Gliedmaßen

MS

MERK-FÄHIGKEIT

KOPFSCHMERZEN

nervt!!!

FATIGUE

Gleichgewichtsprobleme

SEH-Störungen

Feinmotorik

Inkontinenz

Erschöpfung

laufen

kraftlos

SPRACH-Störungen

hinfallen

müde

KONZENTRATIONS-Störungen

alles fällt aus der Hand

SCHLAF-Störungen

BLEI-schwere Beine

KOORDINATION

©MULTIPLE-ARTS.com

Was ist MULTIPLE SKLEROSE?

Multiple Sklerose (Encephalomyelitis disseminata - ED) ist eine neurologische chronische Erkrankung des zentralen Nervensystems (ZNS). Sie tritt meist zwischen dem 20. und dem 40. Lebensjahr auf und betrifft mehr als zwei Drittel Frauen. Trotz intensiver Forschungen konnten bis heute weder die genaue Ursache noch eine Heilungsmethode für diese Erkrankung gefunden werden.

Man nimmt an, dass Multiple Sklerose durch eine Autoimmunreaktion hervorgerufen wird: Entzündungsherde (Läsionen) in Gehirn oder Rückenmark beschädigen die Nervenhüllen, wodurch die Weiterleitung der Signale unterbrochen wird und es in Folge dessen zu neurologischen Ausfällen kommen kann.

Die Stellen, an denen die Entzündungsherde im Gehirn und/oder Rückenmark sitzen, sind für die Art der Symptome maßgeblich und verursachen die entsprechenden Symptome und Beschwerden. Dadurch ist die Weiterleitung elektrischer Impulse zwischen den verschiedenen Nerven- und Körperzellen gestört.

Sie sind bei jedem Patienten unterschiedlich, ebenso wie Zeitpunkt und Ausmaß der eventuellen Schübe. Sie sind niemals vorhersehbar.

Für die Betroffenen, aber auch für die Angehörigen, bedeutet die Krankheit und deren Unberechenbarkeit eine große Unsicherheit für die Zukunft und löst verständlicherweise auch viele Ängste aus.

MS kann unterschiedliche Bereiche im Gehirn und Rückenmark betreffen. Dadurch können sehr viele unterschiedliche Funktionsstörungen auftreten. Wichtig zu wissen ist, dass nicht jeder Mensch mit MS von jedem Symptom und auch nicht von jedem Symptom gleich „schwer" betroffen ist. Symptome können sowohl als „akuter Schub", als auch dauerhaft in unterschiedlichen Kombinationen auftreten. Das heißt wirklich, dass die Krankheit bei jedem Menschen anders verläuft und deshalb auch die „Krankheit mit den 1000 Gesichtern" genannt wird.

YouTube: „Was ist MS?"
https://www.youtube.com/edit?o=U&video_id=xo_2uIw5TEI

MS – ein Statement

Alles, was ein MS`ler tut, kostet ihn zigmal so viel Energie, wie einen Gesunden. Ich habe dies auf einem Vortrag gelernt und fand es sehr einleuchtend. Je nachdem, wo die Entzündungsherde sitzen und je nachdem, was jeweils betroffen ist, kann es also sein, dass mehrere Regionen im Gehirn bei nur EINER Aufgabe gleichzeitig arbeiten.

Das heißt, wenn man spricht, arbeitet dann zum Beispiel das „Rechen-Zentrum" ebenfalls mit - und umgekehrt - und so verläuft das mit anderen Zentren ebenso. Deshalb ist für einen MS`ler „Spazierengehen und sich dabei unterhalten" auch oft nur kurzzeitig möglich, weil es einfach viel zu viel „Hirnleistung" kostet. Ein Gesunder läuft ohne, dass es für sein Gehirn anstrengend ist, weil es automatisch passiert. Ein betroffener MS`ler kann das oft schon nicht mehr automatisch tun. Dabei dann noch zu sprechen, ist für ein betroffenes MS-Gehirn dann Höchstleistung! Das bedeutet also, dass ein MS`ler eventuell eine mehrfach erhöhte „ARBEIT", das heißt Kraft und Energie aufwenden muss, um nur eine einzige Kleinigkeit zu tun. Deshalb ist er auch deutlich schneller erschöpft als ein Gesunder.

Wenn dann noch Fatigue oder andere Symptome hinzukommen, kann man sich ausrechnen, wie schnell ein Betroffener erschöpft sein muss und es ist ein Wunder, dass er seinen Tag schafft und sich den Umständen anpasst. Ein 12-Stunden-Tag ist für einen MS`ler also so, als wenn ein Gesunder mehrere Nächte durchmachen würde. Und das nicht nur einmal, sondern IMMER.

Eine Vorlesung etwa, eine Familienfeier oder ein Treffen im Freundeskreis unter diesem Gesichtspunkt betrachtet, ist Höchstleistung für einen an Multiple Sklerose Erkrankten. Wenn man an einen Arbeitstag denkt und die acht Stunden Arbeitszeit ungefähr verfünffacht, kann sich ein Gesunder vielleicht vorstellen, welch Kraftaufwand wir täglich betreiben und wie diszipliniert und auch ergeben wir uns dem fügen und fügen müssen.

Diese Erklärung habe ich ganz laienhaft wiedergegeben - ich habe sie zwar fachlich kontrollieren lassen, aber ich möchte in keiner Weise die Lehrbücher neu schreiben. Ich fand diese Erklärung eines Professors während eines Reha-Aufenthaltes nur sehr erklärend für Nicht-Mediziner/Laien und Betroffene. Man möge es mir verzeihen, wenn

Kleinigkeiten nicht 100%ig stimmen. Wichtig ist die Aussage, dass unser MS-Gehirn nicht mehr so arbeiten kann wie das eines Gesunden und dass dies auch oft der Grund für unsere schnellere und abgrundtiefe Erschöpfung ist.

Bei mir ist es zum Beispiel so, dass ich mich nach dem Malen oder Zeichnen nach nur einer halben Stunde hinlegen muss und völlig erschöpft bin. Ich will gar nicht wissen, welche Regionen da alle mitarbeiten. ;)

Wenn ich aber meine Texte schreibe, kann ich es eine Stunde lang schaffen - das zeigt die Unterschiede auf.

MULTIPLE SKLEROSE

M üdigkeit

U nterschiedliche Verlaufsformen

L eiden

T aube Gliedmaßen

I nkontinenz

P ermanente Schwäche

L achen

E xtreme Erschöpfbarkeit

S chwindel

K ognitive Störungen

L äsionen

E motionale Achterbahn

R uhelose Beine

O hne Energie

S chmerzen

E xtreme Koordinations-Störungen

Und Vieles mehr ...

Die möglichen Symptome der MS sind sehr vielfältig und sie trägt ihren Namen „Krankheit der 1000 Gesichter" zu Recht.

Beschwerden und die damit eventuell einhergehenden Beeinträchtigungen sind immer abhängig davon, an welcher Stelle im Körper sich die MS-Herde entwickelt haben. Und es müssen nicht alle Beeinträchtigungen bei jedem MS`ler auftreten!!!

Zu den häufigeren Beschwerden bei Multipler Sklerose gehören demnach:

- Sehstörungen (Sehunschärfe, milchiger Schleier, Tunnel-Sehen)
- Augenschmerzen
- Fatigue
- Sensibilitätsstörungen (Kribbeln, Jucken, Kälte- oder Wärmegefühl u.ä. an bestimmten Hautstellen)
- Taubheitsgefühl an bestimmten Körperstellen
- Missempfindungen oder Schmerzen an bestimmten Körperstellen (Hände, Unterschenkel und Füße besonders häufig betroffen)

Eher bei länger bestehender Erkrankung:

- Muskelkrämpfe
- Lähmungsstörungen
- Spastische Bewegungshemmungen
- Schluckstörungen
- Schwindel
- Sprechstörungen
- Zittern (z.B. der Hände bei Beginn einer Bewegung)
- Blasenstörungen
- Magen-Darm-Beschwerden
- Psychische Störungen
- Müdigkeit, Abgeschlagenheit

Kann man zu Beginn der Erkrankung den weiteren Verlauf einschätzen?

Das ist leider sehr schwierig. Nach neuesten Erkenntnissen gibt es zum Zeitpunkt der Diagnosestellung in den meisten Fällen so gut wie keine sicheren Anhaltspunkte wie sich die MS weiter entwickeln wird.

Allerdings haben Studien gezeigt, dass die MS zum Glück nicht immer einen so schweren Verlauf nimmt wie oft befürchtet wird.

Im Laufe der weiteren Jahre lässt sich dann eher sehr vorsichtig ein Verlauf abschätzen.

Oft schreitet die MS über viele Jahre fast gar nicht voran oder sie geht nach einem Schub wieder in eine ruhige Phase über.

Leider gibt es auch weniger gute Verläufe. Das ist individuell so unterschiedlich, dass man auf Grund der „1000 Gesichter" dieser Erkrankung quasi keine echte Prognose stellen kann.

Verläuft MS tödlich?

Hier zitiere ich:

„Nein, die chronischen Entzündungen bei der Multiplen Sklerose (MS) können zwar bleibende Beeinträchtigungen nach sich ziehen, führen aber in der Regel nicht zum Tod. Todesfälle kommen ganz selten bei sehr schweren Verläufen vor, stellen aber die absolute Ausnahme dar.

Viele Menschen mit MS führen ein aktives Leben und sind auch nach vielen Krankheitsjahren nicht oder nur wenig eingeschränkt. Manchmal sind die neurologischen Beeinträchtigungen zum Glück „nur" vorübergehender Natur, verflüchtigen sich also wieder nach einem Schub.

Ein Todesurteil ist diese chronische Krankheit nicht, doch muss man wegen der Nicht-Heilbarkeit lernen mit ihr umzugehen."

✓ http://www.navigator-medizin.de/multiple_sklerose/die-wichtigsten-fragen-und-antworten-zu-multiple-sklerose/prognose/525-ist-die-multiple-sklerose-eine-toedliche-krankheit.html

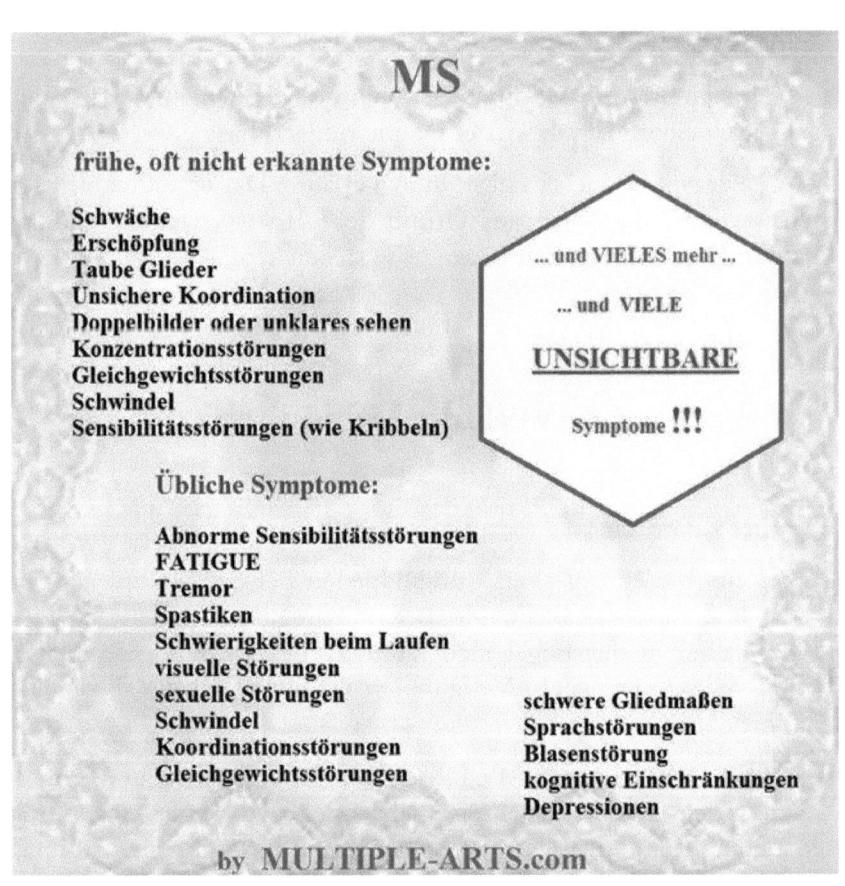

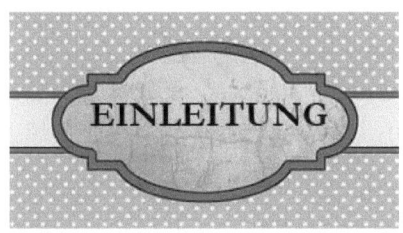

Ich starte mit einem Blog-Artikel (welche immer mit einem * gekennzeichnet sind), da er auf einen Blick die wesentlichen MS-Symptome aufzeigt. Danach widme ich mich den einzelnen Symptomen – vor allem den nicht sichtbaren Merkmalen der MS, damit Sie auch tiefgreifender informiert werden.

*Was wir alles wegstecken müssen

Tatsächlich frage ich mich manchmal, wohin ich all meine Sorgen und Ängste stecken soll!

Wenn man keine Taschen mehr zum Wegstecken hat, weil alle schon besetzt sind, hat man ja des Öfteren „Schubladen", in die wir etwas stecken können.

Aber die MS lässt sich weder in eine Tasche packen (und sei diese noch so groß), noch in eine Schublade stecken. Schubladen sagt man ja im Volksmund etwas Stereotypes nach. Man soll nicht „alles in eine Schublade" stecken.

Die MS ließe sich sowieso nicht in eine Schublade stecken, da sie ja bekanntermaßen über 1000 Gesichter verfügt. So viele und unterschiedliche Schubladen gibt es gar nicht.

Auch andere MS-Symptome lassen sich nicht unbedingt in eine Schublade pressen. Schwindel zum Beispiel: da gibt es den Dreh- oder Liftschwindel und noch viele Arten mehr. Man müsste große Schränke bauen - mit vielen Fächern. Dann könnte man die Schränke nach Themengebieten sortieren und dort dann die unterschiedlichen Symptome ablegen.

Meine Fatigue: SO groß kann kein Schrank sein, dass sie hineinpassen würde. Sie nimmt einen unermesslich großen Raum ein. Das Universum, samt Paralleluniversen ... würde vielleicht passen!

Oder meint Ihr, Herr Uhthoff würde sich in eine Schublade beordern lassen? Nie und nimmer! Dieser Herr, wir wissen das, ist sehr anspruchsvoll. Wobei ich diesen unliebsamen Gast ja am liebsten vor der Tür - möglichst im Nassen - stehen lassen würde. Für ihn wäre mir selbst noch eine Schublade zu „fein" und sei sie noch so schäbig!

Migräne: sie ist auch mit vielen Fratzen versehen und lässt sich nicht jedes Mal in die gleiche Schublade verfrachten. Sie müsste vermutlich in der Nähe von Werkzeugen gelagert werden, weil sie mit einem so heftigen Hämmern und Klopfen erscheint. Da könnte man auch gleich einmal zurückhauen.

Wo würde man die schweren Beine lagern wollen? Sie sind teilweise so schwer, dass der Schrank aus sehr massivem hartem Holze gebaut sein müsste. Zumal sie auch ab und an zucken: es braucht also Platz und es muss Gewicht ausgehalten werden können. Wo findet man einen solch kompetenten Schreiner, der dieses Monstrum zu annehmbaren Preisen konstruieren und bauen würde?

Taube Gliedmaßen: die könnte man in einer sogenannten „Krimskrams-Schublade" unterbringen: einfach hineinwerfen und unsortiert vor sich hin dümpeln lassen. Sie sind sowieso manchmal schmerzunempfindlich und taub, was soll`s?! Hinein mit ihnen!

Die lieben Gleichgewichtsstörungen: da braucht es nicht so viele unterschiedliche Schubladen, denn das Symptom ist immer gleich: ich verliere das Gleichgewicht und wackele. Vielleicht könnte man dem Gleichgewicht einen Rollator oder einen Stock mit in die Schublade legen? Für „alle Fälle"?

Und dann kommen wir auch schon direkt zur gestörten Koordination: sie würde ich auch gerne wegstecken! Das Problem mit der Selbigen ist, dass man sie nicht zu nah zu den anderen Symptomen delegieren darf, da sie sonst noch unruhiger wird als üblich und das könnte für das gesamte Schrankgefüge Konsequenzen haben. Also lagern wir sie weit ab und hoffen, dass sie sich beruhigt.

Und wo stellen wir die kognitiven Leistungsstörungen ab??? Mir fällt partout keine Tasche, keine Schublade ein. Ein Lastkraftwagen? Das könnte passen. Zur Müllhalde soll er sie bringen, diese Störungen.

Ballast abwerfen, wenn sich schon keine Tasche mehr zum Wegstecken findet.

Depressionen, die sich immer einmal wieder anmelden: da reichen kleine Taschen, aber viele! Sie habe ich nicht so oft, aber wenn sie auftreten, würde ich sie gerne wegstecken - in eine Tasche packen, die ich am liebsten auf Reisen schicken würde: weit weg! Depressionen sind im sowieso erschwerten MS-Alltag ein weiterer „Klotz am ohnehin schon schweren und tauben Bein"!

Den Schlafmangel werden wir nicht unterbekommen. Dieses schreckliche Missverhältnis zwischen extremer Müdigkeit und Schlaflosigkeit ist ähnlich groß, wie das der Fatigue: also wo nur bringen wir sie unter? Mir fällt vor lauter Erschöpfung nichts dazu ein …

Ach, all die neuralgischen Schmerzen, das Zittern, die merkwürdige Feinmotorik und die grobschlächtige Grobmotorik; passen sie in irgendwelche Taschen? So viele Taschen hat wirklich kein Mensch. Ich habe noch nicht einmal so viele Schuhe, und das will schon etwas heißen! ;)

Schicken wir sie ebenfalls auf die Reise, hinein ins Nirgendwo!

Und ich finde, Herr Uhthoff könnte sie, wenn er sowieso hoffentlich wieder geht, gleich mitnehmen. Ach, die anderen Symptome auch. Dann kann ER sich doch einmal Gedanken machen, wohin er alles stecken kann.

(Anmerkung: „Uhthoff" ist das Aufflammen bekannter Symptome bei Hitzeeinwirkung).

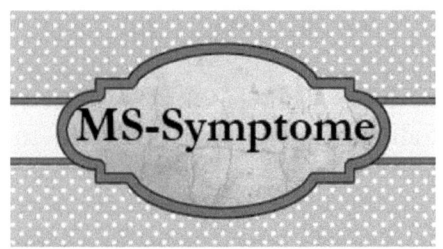

FATIGUE

Ich möchte mit dem Symptom beginnen, das bei MS am Häufigsten auftritt und das auf Grund der NICHT-Sichtbarkeit oft mit Sätzen, wie „Ich sehe Dir nichts an, also ist es auch nicht da!", „Das kann doch nicht so schlimm sein!" oder: „Müde bin ich auch!" benannt wird.

Fatigue ist dermaßen schlimm für den Betroffenen, dass man sich selbst dann nicht mehr leiden mag und einfach so abgrundtief erschöpft ist, dass es nur hilft sich hinzulegen und zu ruhen. Denn in diesem Zustand ein Glas Wasser halten zu müssen oder auf Toilette gehen zu wollen ist schier unmöglich. Fatigue nimmt Besitz von Körper, Seele und Geist und hinterlässt ein armseliges Häufchen Elend.

> **Fatigue ist willentlich NICHT beeinflussbar!**

Das ist wohl der wichtigste Satz in Bezug auf Fatigue. Wir können sie nicht steuern oder „uns mal zusammenreißen". Es geht nicht. Warum das so ist, dazu komme ich noch.

Ich werde Grafiken zum Veranschaulichen einfügen, Informationen geben und auch aus Sicht der Betroffenen berichten, so dass ein Rundum-Bild entsteht!

FATIGUE

- MS-Fatigue: vorzeitige allgemeine physische und psychische Erschöpfung. Fatigue = Müdigkeit. (DMSG.de)

- Erschöpfung, bis zur Unfähigkeit aufzustehen (behindert körperliche Bewegung und deren Ausführung)

- Es gibt die Grund-Fatigue, die immer da ist – dieses maßlose Erschöpft-Sein: Das ist immer da, als Grund-Erschöpfung und dann setzen sich noch „Fatigue-Anfälle" obendrauf!

- MS-Symptome verstärken sich, Zittern, innerliche Unruhe

- Extrem müde, ohne einschlafen zu können o. ständiges Schlafen

- Es fällt schwer, klar zu denken (auch verlangsamt), Gedanken zusammen zu halten, sich zu konzentrieren

- Motivationslos

- Behindert psychische und körperliche Belastbarkeit

- Extreme und schnelle Erschöpfung: Körperlich und psychisch

- ... Dabei auch Sprachschwierigkeiten

- Übelkeit

- Sehstörungen

- Schmerzen

- Depressionen (Traurigkeit, Verzweiflung)

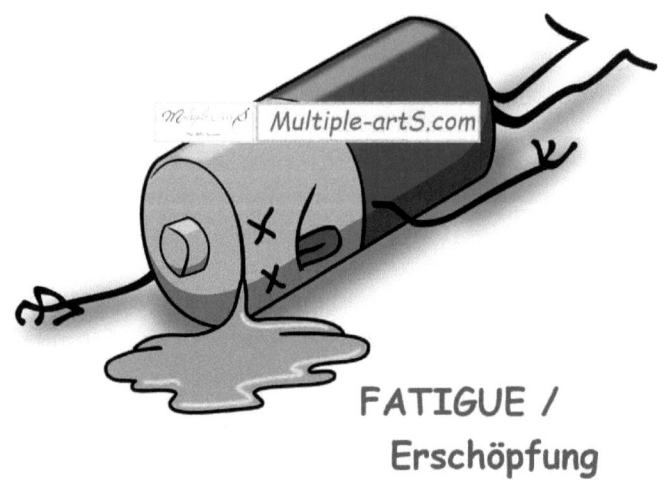

FATIGUE /
Erschöpfung

ist eines der belastendsten Symptome chronischer Erkrankungen:

Zu erschöpft, um sich mit Freunden zu treffen,

zu erschöpft und kraftlos, um den Haushalt zu schaffen,

zu ausgezehrt, um einen normalen Alltag zu packen

und vor allem viel zu ausgelaugt und dauer-erschöpft,
um arbeiten zu gehen!

Uns gefällt das selbst auch überhaupt nicht!

*Eine emotionale Erklärung

Fatigue: „abnorme Erschöpfung", so wird es gerne beschrieben in Fachbüchern. Ist es nur das?

MS`ler, oder auch Krebspatienten (die ebenfalls von Fatigue betroffen sein können), die ich kenne und die tatsächlich unter Fatigue leiden, können dieser versuchten Erklärung eines dramatischen Zustandes zwar zustimmen, aber sie beschreibt trotzdem nicht im Entferntesten, wie wir uns während eines Fatigue-Anfalls (so nenne ich es, da „es" anfallsartig kommt) fühlen.

- „Vom Laster überrollt"

- „Wie bei 40°C Fieber einen Marathon laufen müssen"

- „Das Gefühl haben, gleich in Ohnmacht zu fallen, wenn man sich nicht SOFORT hinlegen (zurückziehen) kann"

- „Übelkeit und schmerzende Gliedmaßen, die wie gelähmt sind"

- „Wie Blei im ganzen Körper" - vor allem in den Gliedmaßen (Bewegung nicht oder kaum möglich und Schmerzen)

Dies sind nur einige, vielleicht anschauliche Beschreibungen von Fatigue-Anfällen.

Ich glaube, dass es sehr wichtig ist, seinem Gegenüber ganz deutlich und klar erklären zu können, was genau Fatigue ist, da wieder einmal das Problem besteht, dass man es uns vermutlich nicht ansieht, wenn wir in solch einen Zustand fallen.

Bei mir ist das jedenfalls so. Ich sehe kein bisschen anders aus, als vorher und doch bricht für mich gerade eine Welt zusammen: dieses absolut hilflose Gefühl, das mich bei einem drohenden, sich eventuell ankündigendem Fatigue-Anfall überkommt, ist mit keinen Worten zu beschreiben!!! Es ist, wie wenn man eine Ohnmacht kommen sieht und absolut NICHTS dagegen unternehmen kann - und hilflos, machtlos und völlig allein gelassen mit ansehen muss, wie dieser Zustand ungefragt von uns Besitz ergreift! Bleiern, schwer!

Jedes Mal erwischt es mich wieder „kalt", jedes Mal bin ich erschüttert, wie allumfassend dieser Zustand meinen Körper und somit auch meine Seele besetzt, nicht locker lässt und vor allem alle altbewährten Strategien außer Kraft hebelt: Ich muss völlig machtlos mit ansehen, wie eine riesige starke zerstörende Welle über mich herein schwappt, über mich hinweg fegt, mich mitreißt, mich angreift und umhaut und weiß nicht, wann dieser „Tsunami" vorbei ist. Ich kann nichts tun, als stillhalten, aushalten und möglichst ein ruhiges Fleckchen finden und warten, bis „es" vorbei ist. Bis diese bösartige Welle in ihrer Zerstörungswut ein Häufchen Elend und eine geschundene Seele hinterlassen hat.

Mein Körper hat mit der Fatigue zu kämpfen: es ist danach, als ob ich wieder bei NULL anfange. Manchmal habe ich das Bedürfnis, mich anschließend wie ein nasser Hund zu schütteln, alles Erlebte abzuschütteln und die Hoffnung nicht aufzugeben, dass es so schnell nicht wieder passiert.

Meine Seele fühlt sich gepeinigt an, sowie völlig überstrapaziert und ich frage mich dann immer und immer wieder, warum mich meine MS damit so sehr im Griff hat?

Es ist ein wirklich schrecklicher, schauriger Zustand, der sich unglaublich schwer begreifbar machen lässt und auch mit der Häufigkeit nicht seinen Schrecken verliert. Im Gegenteil: ich glaube, diese Hilflosigkeit, mit der man den Fatigue-Anfall über sich ergehen lassen muss, dieses Nicht-Handeln können, sich ganz und gar darauf einlassen müssen, sich ausgeliefert fühlen und nicht selbst heraushelfen können inmitten dieser Welle: das ist das Schlimmste!

Wenn alles vorbei ist, (bei mir passiert das manchmal ganz plötzlich und unverhofft) - manchmal nach einer halben Stunde, manchmal auch erst nach vielen schrecklichen Stunden, dann ist es irgendwann so, als wäre „es" nie da gewesen: Wenn ich mich dann aufrappele, kommt es mir vor wie ein schlechter Traum, ein sehr schlechter Traum. Ich bin froh, wenn mich ein solcher Anfall in vertrauter Umgebung überfällt. Am besten zu Hause, wenn ich mich hinlegen kann.

Die Fatigue ist unbarmherzig: sie kündigt sich oft gar nicht an, ist plötzlich mit aller Wucht da und man „steht im Regen", erst mal noch fassungslos und dann sich plötzlich bewusst werdend: Hallo MS, hallo Fatigue - und das dringende Bedürfnis und Verlangen: ich muss mich hinlegen, schnell, sofort! Mir wird es oft übel in solchen Momenten und ich brauche absolute Rückzugsmöglichkeit.

Liebe Angehörige: wenn Ihr uns so erlebt, denkt nicht, dass wir simulieren, denkt nicht, dass wir „nur" müde und/oder erschöpft sind, dass wir uns nur hinlegen müssen: Nein, versucht bitte zu empfinden, welch starker Orkan, welch abartige, abnorme Kraft gerade von uns Besitz genommen hat, die wir weder steuern noch beeinflussen können: Wir müssen sie aushalten und fühlen uns dabei ganz klein, ganz hilfsbedürftig, ängstlich und völlig zerschlagen, in unseren Grundmauern erschüttert.

Ganz schlimm ist es, wenn wir in diesem Moment nicht hundertprozentiges Verstehen spüren. Das stresst uns dann noch mehr, weil wir dann das Gefühl haben, man würde uns nicht glauben und wir müssten uns rechtfertigen. In diesem Moment könnten wir aber noch nicht einmal das.

Wir können in diesem Moment gar nichts: nur liegen und Ruhe haben. Dies ist sicher sehr schwer zu verstehen. „Erschöpft" sind wir doch alle mal irgendwann. Aber es IST anders, es ist böse und zerstörend und lähmt uns, im wahrsten Sinn des Wortes.

Selbst Ärzten ist dieses Phänomen manchmal schwer zu erklären. Bei meiner MS nimmt diese Fatigue den Hauptanteil an Beeinträchtigungen ein. Und das, obwohl ich aussehe „wie das blühende Leben". Es trifft mich immer wieder sehr, wenn ich das Gefühl habe, dass man nicht erkennt, wie umfassend diese Behinderung, dieser Anteil der MS ist. Meine Fatigue hindert mich daran arbeiten zu gehen und ebenfalls verhindert sie andere schöne Dinge in meinem Leben. Ich bin abhängig von der Fatigue und zwar in der Hinsicht, dass ich NIE ohne sie planen kann! Keinen Start in den Tag, keine Termine, keine Treffen, keinen Haushalt, keine Telefonate! Alles wird durch sie bestimmt, weil meine einzige Möglichkeit des „in den Griff Bekommens" (was nie völlig möglich ist) das strikte Einhalten meines persönlichen MS-Energie-Managements ist. Organisieren: Ruhepausen einplanen, die entsprechend lang und ungestört sind. Nicht mehr als ein, höchstens zwei „Termine" an einem Tag.

So kann ich die Fatigue manchmal etwas austricksen, ausbremsen. Aber eben nur manchmal. Denn sie kommt auch an Tagen völliger Ruhe und es verändert auch nicht unbedingt die Heftigkeit eines Anfalls.

Und wenn sie kommt, weil man es „mal wieder übertrieben" hat, dann kann man ihr im besten Fall entgegentreten und ihr zuschleudern: „Wenigstens hatte ich mal ein schönes Wochenende" und da ich mit Dir gerechnet habe, habe ich heute auch gar nichts vor und ergebe mich.

Hallo MS, hallo Fatigue, hallo Verzweiflung, hallo Leben, hallo MS-Normalität!

FATIGUE = Erschöpfung

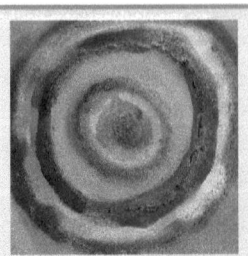

Erschöpfung =
das Gefühl absoluter
Ermüdung und
totalen Energiemangels.

Nicht zu verwechseln mit
normaler Müdigkeit und „Erschöpfung"!
Denn Fatigue lässt sich auch nicht
durch Schlaf oder Ruhe verbessern.

©2014MULTIPLE-ARTS.com

Die **FATIGUE**
setzt uns so
viele **GRENZEN!**
Gerne dürfte sie sich mal
grenzenlos Zeit
lassen,
bis sie wieder zuschlägt!

*Ich kann mich nicht erinnern, wie es sich anfühlt, nicht müde zu sein

Fatigue ist etwas völlig anderes, als einfach nur „müde sein"!

Während ein guter nächtlicher Schlaf eine „normale Müdigkeit" ausgleichen kann, funktioniert das bei dem Biest Fatigue nicht. Die Fatigue ist stur.

❖ Fatigue kann der Teil einer MS sein, der am meisten schwächt.

❖ Mit Fatigue ist es egal, ob man drei Stunden Schlaf hatte, oder zehn Stunden. Man wacht so oder so völlig erschlagen auf - so als ob man gar keinen Schlaf gehabt hätte.

❖ Fatigue kann sehr plötzlich und unerwartet kommen. Zum Beispiel ist man eben noch den eigenen Umständen entsprechend „frisch und fit" und ganz PLÖTZLICH fühlt man sich so, als ob man mitten in eine Wand gelaufen sei und dort feststeckt. Man BRAUCHT DRINGEND eine PAUSE: JETZT! SOFORT!

❖ Die Beine und Arme werden plötzlich sehr schwach und zittrig.

❖ Oder aber die Gliedmaßen werden so schwer, als seien sie mit Blei behangen. Das Gleichgewicht, die Koordination, die Motorik und Vieles mehr können ebenfalls betroffen sein.

❖ Der simple Akt, eine Gabel halten zu können, wird plötzlich zu einem Kraftakt, als ob man 10 Tonnen heben müsste.

❖ Fatigue kann Dir das Gefühl vermitteln, als seist Du ständig am Ende Deiner Kräfte und kurz davor, das Bewusstsein zu verlieren. Ein fast komatöses Gefühl.

Zu versuchen, mit Fatigue zu FUNKTIONIEREN, ist, wie zu versuchen, unter Wasser normal gehen zu wollen. Als ob man versuchen würde, sich einem unsichtbaren DRUCK entgegenzustemmen. Man schafft es nicht!

Ein MS-FATIGUE-Gehirn kann man sich wie eine schlechte und beschädigte Batterie für seinen eigenen Körper vorstellen. Diese Batterie braucht eine sehr lange und unverhältnismäßig große Zeitspanne, um sich aufzuladen und baut sich ganz plötzlich und scheinbar ohne Grund ab. Sie ist dann völlig leer - nicht nur ein bisschen, sondern plötzlich ganz leer. Und egal wie lange man sie danach wieder auflädt, sie wird NIE ihre Leistung den ganzen Tag über halten können.

Spätestens mittags muss man die Batterie wieder ans Ladegerät anschließen, auch wenn es nur für eine kleine Weile ist, sonst wird sie nicht nur energielos, sondern sie wird völlig ausgepowert sein, kaputt, zerbrochen und in sich selbst zusammenfallen. Deshalb kann Fatigue auch dazu führen, dass man auch kognitive und nicht nur körperliche Probleme bekommt. Sie hebelt sozusagen alles aus und wenn man Pech hat, auch alles gleichzeitig.

Das Sehen und die Sprache können beeinträchtigt werden, man kann plötzlich Schmerzen bekommen oder gar Depressionen. Auf jeden Fall hat man dabei immer Schwierigkeiten beim Denken und mit der Konzentration, sowie Probleme mit dem Erinnerungsvermögen.

➢ Deshalb ist Fatigue nicht nur ein kleines Symptom, oder ein momentaner Zustand, sondern Fatigue ist zerstörerisch und erniedrigend, weil man in diesem Moment nicht mehr „man selbst" ist.

UTHOFF-Phänomen

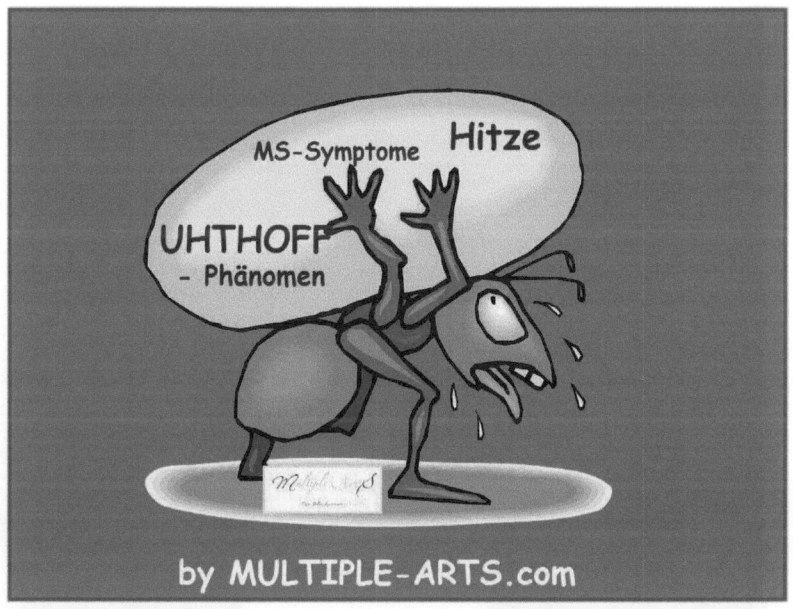

Das Uhthoff-Phänomen ist ebenso wie die Fatigue ein nicht sichtbares und auf den ersten Blick ein nicht erklärbares Symptom, was es für Außenstehende wieder so schwierig macht. Beim Uhthoff-Phänomen leidet man (auch das betrifft nicht jeden MS`ler!!!) unter Wärme: sei es die Außentemperatur (Hitze), ein zu warmes Zimmer, Fieber, baden und so weiter. Es tritt oft sehr plötzlich auf und lähmt den Betroffenen sozusagen. Bei mir geht dann NICHTS mehr. Gar nichts! Ich fühle mich dann so extrem unwohl in meiner Haut, bekomme Schweißausbrüche, mir wird übel und alle Gliedmaßen fühlen sich wie gelähmt an und mit Blei behangen. Laufen, das gerade noch einigermaßen funktionierte, klappt nun gar nicht mehr, das Sprechen und Denken fällt furchtbar schwer, das Sehen ist gestört und ich fühle mich so matt, dass ich fürchte, gleich umzukippen und nie mehr aufzuwachen. Es ist ein beschämendes schreckliches Symptom und gerade der Satz, den man dann oft hört: „Mir ist auch heiß!" – er bringt so gar nichts, denn es ist ein ANDERES Empfinden, als dass es einem nur heiß wäre. (Ähnlich wie bei der Fatigue).

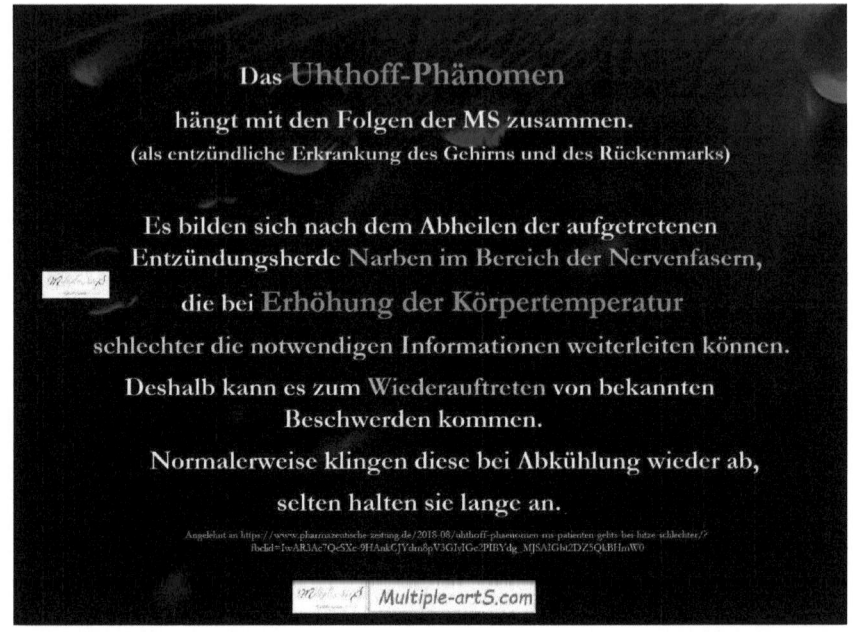

An Hand der Grafik kann man verstehen, dass das Uhthoff-Phänomen tatsächlich auf die MS zu beziehen ist. Das heißt, es ist nachgewiesen, dass Menschen mit MS tatsächlich darunter leiden können und das ist KEINE Einbildung!

Oft kommen altbekannte oder auch scheinbar neue Symptome auf. Wer das Uhthoff-Phänomen zum ersten Mal erlebt, hat Angst, es könne sich um einen Schub handeln. Deshalb wird das Phänomen auch als „Pseudo-Schub" gekennzeichnet.

Eine Vorbeugung besteht in der Vermeidung erheblicher körperlicher Anstrengungen sowie in der Vermeidung von Umständen, die die Körpertemperatur erhöhen (zum Beispiel Sauna, heiße Bäder, hohe Außentemperaturen und so weiter).

Durch das Tragen von beispielsweise Kühlwesten kann dem Uhthoff-Phänomen etwas Abhilfe geschaffen werden. Ich wickele mir feuchte kalte Handtücher um den Nacken, kühle meine Handgelenke immer wieder unter fließendem kaltem Wasser ab oder stelle meine Füße in einen Eimer mit kaltem Wasser. Auch den Kopf/Haare habe ich mir schon kalt abgeduscht und lufttrocknen lassen.

Wenn ich weiß, dass ich bei enormer Hitze außer Haus gehen MUSS, dann schlinge ich mir ein hübsches, aber kalt-nasses Halstuch um den Hals – das sieht zumindest besser aus, als ein Handtuch! ;)

Sich in kühle Räume zurückzuziehen und auch etwas Kühles zu trinken kann ebenfalls etwas Milderung bringen. Manchmal hilft aber auch einfach nichts und dann leidet der Betroffene wirklich unvorstellbar schlimm.

„Das Uhthoff-Phänomen wurde 1890 von Wilhelm Uhthoff, einem deutschen Augenarzt, als temporäre Verschlimmerung der Symptomatik bei Patienten mit einer Optikusneuritis beschrieben, als diese sich körperlich anstrengten. Weitere Forschungen zeigten auch eine Verschlechterung bei verstärkter Hitzeeinwirkung.

Das Uhthoff-Phänomen kann bei allen Erkrankungen auftreten, die mit beschädigten Markscheiden der Nervenfasern einhergehen, wie zum Beispiel bei MS.

Als Uhthoff-Phänomen im weiteren Sinne wird auch die vorübergehende Verschlechterung neurologischer MS-Symptome bei einer Erhöhung der Körpertemperatur (z. B. bei Fieber, heißen Bädern oder in der Sauna) bezeichnet. Betroffen sind mehr als 80 % der an MS Erkrankten. **Als Ursache wird auch hier eine temperaturbedingte Verschlechterung der Leitfähigkeit demyelinisierter Axone angenommen.**

Weil es von einem Erkrankungsschub abgegrenzt werden muss, bleibt das Uhthoff-Phänomen auch heute klinisch bedeutsam. Eine Verschlechterung des Zustandes von MS-Patienten aufgrund von Hitze oder Anstrengung wird auch als Pseudoschub bezeichnet.

Als Uhthoff-Phänomen im ursprünglichen Sinne wird eine nach körperlicher Anstrengung auftretende vorübergehende Verschlechterung der Sehschärfe bei MS bezeichnet. Zugrunde liegt eine reversible Blockierung der Leitfähigkeit des vorgeschädigten Sehnervs als Folge einer Erhöhung der Körpertemperatur." (1)

Das Uhthoff-Phänomen:

- Hohe Temperaturen beeinflussen die MS-Symptomatik: Uhthoff-Phänomen
- Viele MS`ler fürchten die große Hitze im Sommer und das zu Recht.
- Die MS`ler, die Wärme schlecht ertragen können, sind aber nicht zwangsläufig die, die den Winter lieben - und umgekehrt.
- Bei vielen MS`lern wird eine maximale Wohlfühltemperatur von 25° Grad angegeben.

(1)   https://de.wikipedia.org/wiki/Uhthoff-Phänomen

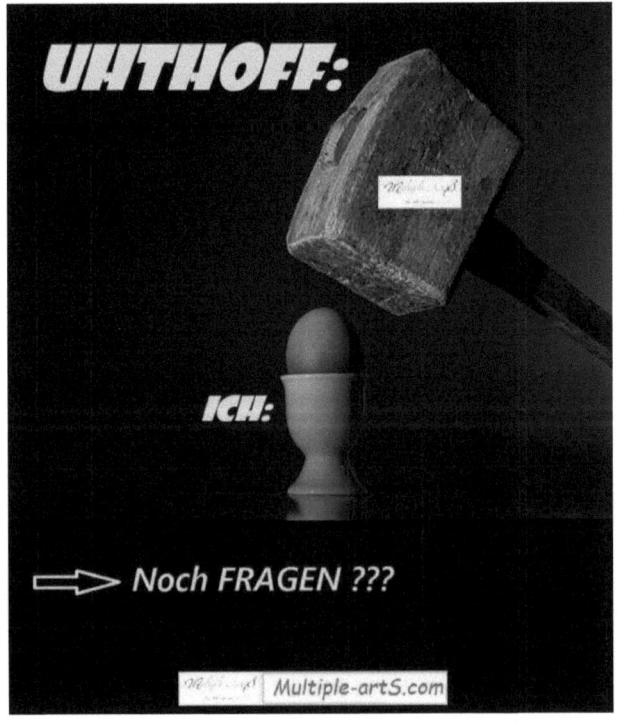

Dieser Text erklärt auch Angehörigen, wie es ist, wenn man als MS`ler von diesem Phänomen überfallen wird (Manches wiederholt sich):

Uhthoff: Eine Erklärung einer Betroffenen – auch für Außenstehende

Fangen wir vorne an: Das Uhthoff-Phänomen ein gängiger medizinischer Begriff, der die Verschlimmerung der gesamten MS-Symptomatik bei erhöhten Temperaturen beschreibt.

Bei Multipler Sklerose ist das Uhthoff-Phänomen ein häufig beobachteter Zustand und endlich erkennen auch Ärzte dieses Phänomen an.

„Schon ein kleiner Anstieg der Körpertemperatur aufgrund körperlicher Betätigung, eines heißen Bades oder einer heißen Dusche; warmes Wetter oder Fieber können – ebenso wie auch Stress oder Erschöpfung – zur Verschlimmerung der MS-Symptome führen. Sobald der Körper wieder im normal temperierten Zustand ist, verschwinden normalerweise auch die Symptome, beziehungsweise gehen auf das vorherige Niveau zurück. Dies kann von ein paar Minuten bis zu mehreren Stunden dauern." (angelehnt an: aktiv mit MS.de)

Für die Betroffenen ist dieser Zustand schlicht und ergreifend SCHLIMM, fürchterlich und grausam. Schränkt er nicht nur massiv die Lebensqualität ein, isoliert (Freunde fahren an den See…) und macht tief traurig, sondern es ist eine der vielen Symptome und eins der 1000 Gesichter der MS.

MS´ler nennen dieses Phänomen umgangssprachlich „Herr Uhthoff", sozusagen als ungebetener Gast und vor allem als unliebsamer Gast. Er schleicht sich ungefragt ein, nimmt Besitz vom Betroffenen und von einer Sekunde auf die andere ist es möglich, dass nichts mehr ist, wie es eben noch war und dass vor allem nichts mehr geht.

> ➤ **Für Außenstehende: Es ist NICHT ein Empfinden, durch das man „durch" kann, es ist nicht Einbildung, es ist auch „nicht so schlimm", sondern sehr schlimm. Es ist erniedrigend für uns, weil uns dieser Zustand lahmlegt.**

Wissenschaftlich ist erwiesen, **dass bei einem Anstieg der Körpertemperatur die Nervenimpulse verlangsamt sind.** Eingeschränkte körperliche Aktivitäten, vermindertes Reaktionsvermögen oder eine herabgesetzte Konzentrationsfähigkeit sind die Folge. Multiple Sklerose verursacht eine Schädigung der Markscheide, die die Nerven wie eine Isolations-Schicht umgibt. Damit wird die schnelle Weiterleitung der Nervenimpulse beeinträchtigt. Beim Uhthoff-Phänomen wird vermutet, dass der Einfluss von Hitze diese Vorgänge noch langsamer ablaufen lässt oder auch blockiert. Die MS-Symptome, die der Erkrankungsprozess als solcher hervorgerufen hat, werden dadurch zusätzlich betont.

> ✓ **Das heißt: wir bilden uns die Verschlechterung unser ohnehin schon zum Teil erheblichen Einschränkungen NICHT ein!**

Wir haben MS - wir haben sowieso schon verlangsamte oder zerstörte oder völlig kaputte Nerven und Nervenleitbahnen.

HITZE VERSCHLIMMERT dies bei den meisten MS'lern und uns geht es dann WIRKLICH schlecht. Wer schon einmal mit hohem Fieber bei 40°C Außentemperatur im Bett gelegen hat, nur noch vor sich dahinvegetierend, der kann erahnen, aber wirklich nur erahnen, wie zerstörerisch dieser Uhthoff-Zustand sein kann.

Denn wir sind ja von vorneherein nicht gesund, sondern schon beeinträchtigt (nicht wie ein Gesunder, der eine fiebrige Erkältung gut wegstecken kann).

Also bitte liebe Außenstehende: rollt nicht mit den Augen, wenn wir über die Hitze klagen. Es ist für uns die Hölle. Es ist ANDERS, als es ein Gesunder fühlt - dem lediglich warm ist, der schwitzt und sich vielleicht etwas unwohl fühlt. Wir dagegen fühlen uns, als ob uns ein neuer Schub angreift, als ob wir vom Laster überrollt und heiß gegart werden, als ob wir nicht mehr lebensfähig sind.

Auch Hilfsmittel wie Kühlwesten helfen nur bedingt. Wir sind dann wirklich krank und erschöpft, abgrundtief erschöpft.

Bitte glaubt uns und helft uns, diese Zustände relativ unbeschadet und vor allem mit erhobenem Haupt zu überstehen.

Kann KÄLTE im Winter MS beeinflussen?

Viele wissenschaftliche Artikel berichten davon, dass MS im Winter weniger Schübe aufweist, aber es gibt auch gegenteilige Berichte.

Die meisten MS-Seiten berichten Folgendes: Während hohe Temperaturen und intensive UV-Strahlung im Sommer die Symptome verstärken, verläuft die Erkrankung im Winter milder. Krankheitsschübe sind im Sommer häufiger als im Winter.

Fakt ist ja aber im Endeffekt immer das Gefühl, das WIR selbst haben.

Im Sommer gibt es das oben beschriebene „Uthhoff-Phänomen": hier verschlechtern sich auf Grund der steigenden Temperaturen gerne mal alle MS-Symptome.

Also könnte man sich ja, wenn man von Uthhoff betroffen ist, auf den Winter freuen – meint man.

Bei vielen MS-Betroffenen kann sich aber auch durch Kälte die MS-Symptomatik verstärken. Gefühlsstörungen lassen Hände und Füße häufig eiskalt und steif erscheinen. Niedriger Blutdruck aufgrund von MS-bedingter Fatigue oder Bewegungsmangel durch körperliche Beeinträchtigungen können das Kälteempfinden verstärken.

Viele MS'ler berichten von Schmerzen oder Spastiken, wenn die klirrende Kälte mit Feuchtigkeit Einzug hält.

Oft ist es auch problematisch, wenn man von der Kälte in die warme Wohnung kommt. Dann kann es gar passieren, dass sich urplötzlich „Herr Uthhoff" zeigt - man kann Schweißausbrüche bekommen und somit verschlechtern sich womöglich MS-Symptome.

Bei Kälte sind auch die „Anlaufschwierigkeiten" und der Muskeltonus erheblich höher.

Bei nasskaltem Wetter scheint es ganz besonders schwierig: Ein Befragter sagte, er laufe dann wie ein „Teletubby".

Viele MS`ler berichten:

- Krampfhäufungen bei Kälte

- Muskel- und Nervenschmerzen

- Muskelzittern

- Mehr Spastiken (Und sind die Muskeln steif, ist alles andere ebenfalls mehr verspannt)

- Beine fühlen sich ganz steif an und man hat ständig zermürbende Nervenschmerzen in den Beinen

- Ständiges Zittern in Händen, Armen, Beinen usw.

Es gibt sogar Berichte, dass man noch mehr als sonst mit dieser absolut bleiernen Müdigkeit (FATIGUE) zu kämpfen hat, wenn beispielsweise Schnee fällt. Dies erscheint merkwürdig, da die meisten MS`ler eher bei Hitze Probleme haben, aber bei MS ist offensichtlich alles möglich.

FAZIT: Wenn es zu kalt ist, ist dies für manche MS`ler nicht gut (wegen der genannten Symptome), wenn es aber zu warm ist, geht es ihnen ebenfalls nicht gut (Uhthoff-Phänomen).

> **Viele Betroffene haben ein sehr enges Temperaturfenster zwischen 20 und 24 Grad. Darunter und darüber geht nichts. Die ist KEINE Willkür, sondern eines der vielen MS-Symptome, absolut ernst zu nehmen und nicht als Simulation zu bewerten!**

SCHWINDEL

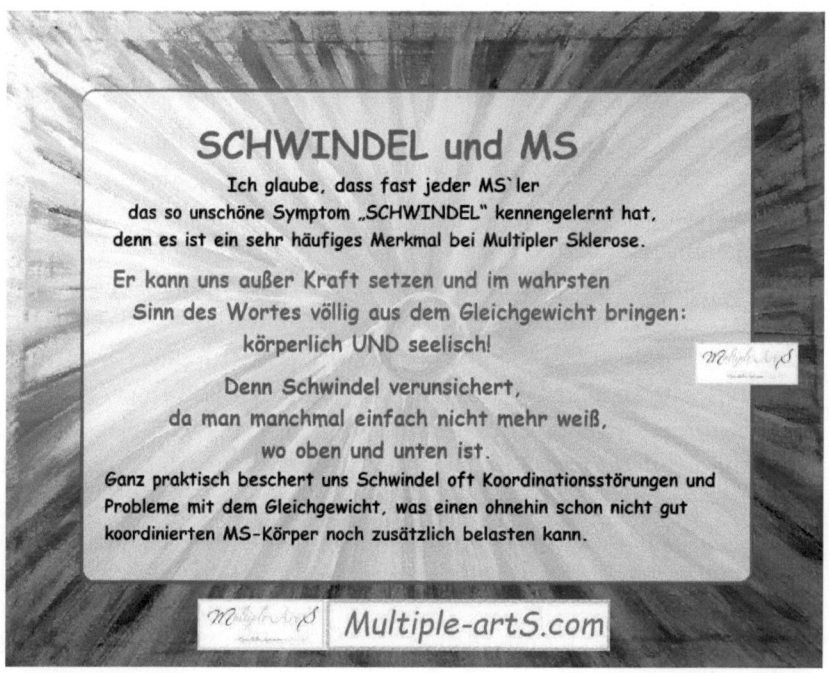

Das Gefühl von Schwindel (lateinisch Vertigo) kennt fast jeder. Allerdings irritieren Reize, die wie drehende Körperbewegungen wahrgenommen werden, den Gleichgewichtssinn normalerweise nur kurzfristig. Dagegen führen diverse gesundheitliche Störungen, wie zum Beispiel MS, zu wiederkehrenden Schwindelattacken.

Wie alle Symptome der MS hat auch das Symptom SCHWINDEL viele Gesichter und jeder Betroffene erlebt ihn unterschiedlich. Manche MS'ler empfinden nur ab und zu ein vorübergehendes Schwindelgefühl, andere erleben eine Art „Dauerschwindel" - alle haben aber eines gemeinsam: es ist ein unangenehmes Symptom und vor allem eine stark beeinträchtigende Symptomatik. Denn Vieles kann man mit Schwindel gar nicht mehr ausüben: Autofahren, Fahrradfahren und mancher Beruf sind mit Schwindel undenkbar und sehr gefährlich.

Und nicht selten ist während der Schwindelattacken sogar das Gehen und Stehen unmöglich.

Eine harmlose Befindlichkeitsstörung ist Schwindel demnach nicht, denn die Attacken belasten die Betroffenen meist sehr stark. Wer unter wiederkehrenden Schwindelattacken zu leiden hat, kennt vielleicht sogar die panische Angst, die zu Beginn eines solchen Anfalls empor kriecht.

Schwindel ist vielfältig und betrifft zwar unmittelbar das Gleichgewichts-System (oder wird durch eine Fehlleitung davon ausgelöst), aber auch Sehstörungen bis hin zur Unfähigkeit, sich von der Stelle zu rühren, gehören dazu.

Oft machen sich die Störungen erst einmal nur als Ungeschicklichkeit der Arme und Beine bemerkbar. Allerdings kann es auch zu Schwierigkeiten in der Feinmotorik kommen. Ebenfalls kann unwillkürliches Zittern aller Gliedmaßen den Alltag zusätzlich erschweren.

Zusammenfassend kann man sagen, dass Schwindel oft als eine Vielzahl von Symptomen bezeichnet werden kann, darunter zum Beispiel Doppelbilder oder Kopfschmerzen, Koordinationsstörungen und auch Ohnmachtsgefühle und allgemeine Schwankungen.

Außerdem geht das Schwindelgefühl sehr oft auch mit Übelkeit daher.

Die psychische Komponente, dass man als MS`ler mal „wieder" nicht voll leistungsfähig ist, darf sowieso nicht übersehen werden.

Der Schwindel ist also nicht nur „mal schwindelig", sondern ein sehr unangenehmes Symptom. Es betrifft auch direkt wieder Angehörige, denn während einer solchen Schwindel-Phase ist man ohnmächtig diesem Symptom ausgeliefert und braucht womöglich Hilfe. Oft muss der Angehörige auch für andere Sachen einspringen, die der Betroffene in diesem Zustand nicht leisten kann. Ich hatte einmal eine solch schlimme Schwindel-Attacke, die den ganzen Tag über anhielt, so dass ich auch nicht Gassi gehen konnte und entsprechende Hilfe benötigte.

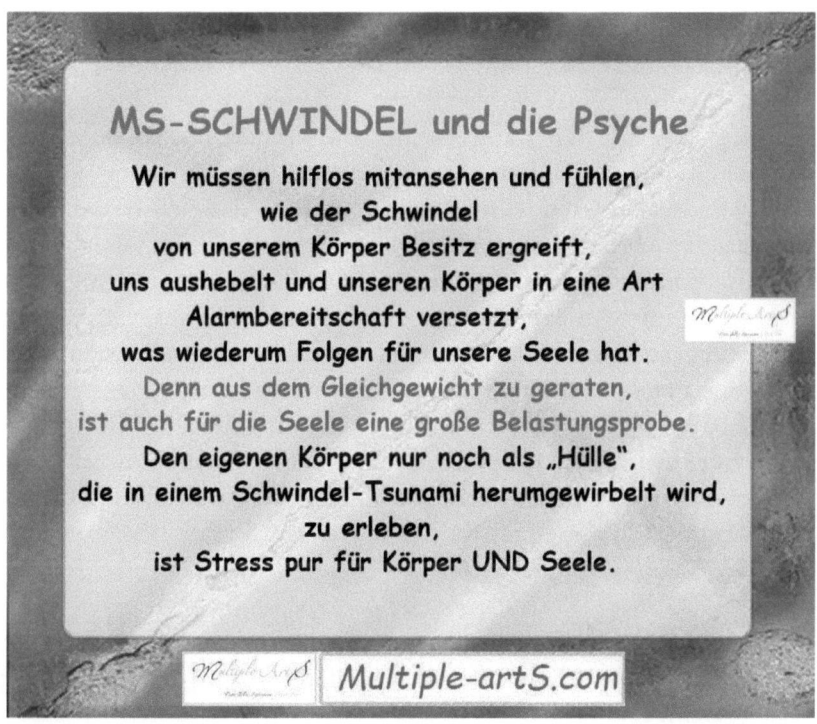

MS-SCHWINDEL und die Psyche

Wir müssen hilflos mitansehen und fühlen,
wie der Schwindel
von unserem Körper Besitz ergreift,
uns aushebelt und unseren Körper in eine Art
Alarmbereitschaft versetzt,
was wiederum Folgen für unsere Seele hat.
Denn aus dem Gleichgewicht zu geraten,
ist auch für die Seele eine große Belastungsprobe.
Den eigenen Körper nur noch als „Hülle",
die in einem Schwindel-Tsunami herumgewirbelt wird,
zu erleben,
ist Stress pur für Körper UND Seele.

Multiple-artS.com

Gleichgewichtsstörungen

➤ Oft ausgelöst durch Schwindel
➤ Ist aber auch eine eigenständige Symptomatik

Es mag vielleicht sogar mal ganz witzig aussehen, wenn wir wie ein mit Alkohol abgefülltes Teletubby durch die Gegend laufen, beziehungsweise schwanken. Aber es steckt eine ernste Problematik dahinter, die uns eher unangenehm ist. Dieses Symptom ist immerhin sichtbar, was es aber auch nicht besser macht. Wie oft hören MS'ler den Satz: „Bist Du betrunken?!?" – und das tut dann weh, denn niemand kann für diese Störung etwas. Wir würden auch lieber zielsicher Wege entlanglaufen.

Manchmal reicht es da schon, wenn man einen Arm als Stütze gereicht bekommt.

Ich hatte auf einer großen Party, auf der ich eine Rede hielt, ein schönes Erlebnis: Ich stand auf der Bühne und musste anschließend die vier Stufen der Bühne hinuntergehen (ohne Geländer) und überlegte gerade, wie ich das bewerkstellige, ohne dass ich hinuntersegele. Ich hatte zwar das Hinaufgehen vorher berücksichtigt, aber nicht das Hinunterkommen – vor allem in einem etwas aufgeregterem Zustand.

Da kam mir von einem lieben Freund die Hand ausgestreckt entgegen (völlig selbstverständlich und unauffällig) und ich konnte sicher und ohne Peinlichkeiten die Treppe hinuntergehen.

Deshalb sollte man sich wirklich niemals scheuen Hilfe anzunehmen oder sogar gleich einen Gehstock oder Rollator benutzen.

Wenn man es eher „diskret" mag, kann man sich schon vorher darum kümmern, dass einem in der jeweiligen Situation von einem lieben Menschen geholfen wird.

- Schwierig ist längeres Stehen / Schwanken,
- Anschließend Gangschwierigkeiten
- Beim Laufen / Schwanken
- Beim Treppensteigen (abwärts UND aufwärts, oft auch verbunden mit Sehstörungen)
- „Anecken" an bekannte Gegenstände (z.B. Schränke, Tische, Kommoden), Folgen: blaue Flecken, Schürfwunden, kleine Verletzungen sind möglich
- Häufiges unkoordiniertes Anstoßen (mit dem Kopf an z. B. Waschmaschine, Lampen usw./oder mit dem kompletten Körper an Möbeln)

SEHSTÖRUNGEN

Der typische erste MS-Schub zeigt sich oft mit einer Sehnerv-Entzündung. (Optikusneuritis / SNE)

Auch während des Krankheitsverlaufes machen sich bei vielen MS`lern Sehstörungen bemerkbar. Die Sehfähigkeit kann auf verschiedene Weise beeinträchtigt werden. Zum einen kann der Sehnerv selbst entzündet sein, aber es können auch Schwachstellen in den Nerven der Sehmuskulatur als Ursache für Sehstörungen bei MS möglich sein.

Ein typisches Anzeichen sind Doppelbilder und verschwommene Bilder. Aber auch Lichtempfindlichkeit, ein eingeschränktes Gesichtsfeld (spezielle Untersuchung beim Augenarzt), Schmerzen bei den Augenbewegungen, sowie reduziertes Farbempfinden sind einige der ersten Anzeichen.

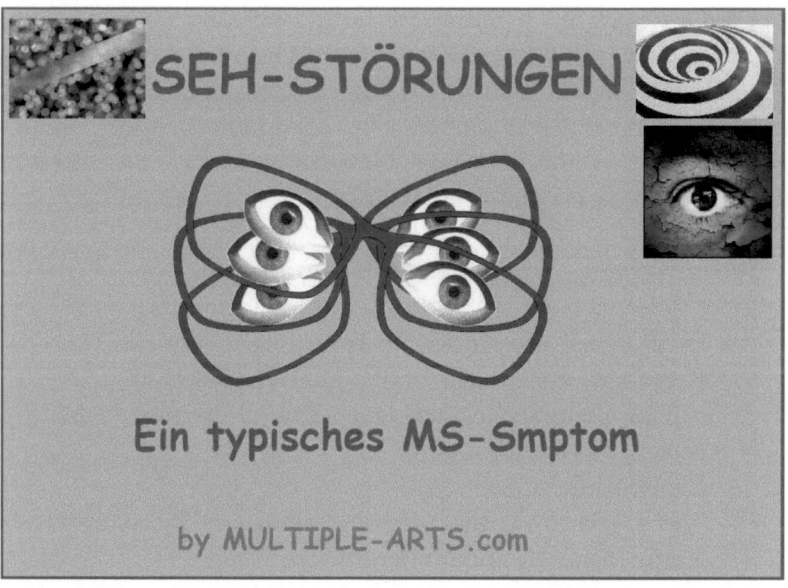

Vorübergehend können diese Symptome auch durch heiße Bäder, sportliche Betätigungen und Fieber auftreten oder sich verschlechtern (Uhthoff-Phänomen). Bei anhaltenden Problemen gilt, wie bei allen Symptomen, sich unbedingt an einen Arzt zu wenden.

Dies sind ebenfalls alles UNSICHTBARE Symptome, aber stark beeinträchtigend. Auch eine Erblindung eines Auges ist in schweren Fällen möglich – dies sieht von außen niemand, aber der Betroffene spürt es mehr als deutlich: er sieht nämlich nichts mehr!!!

Auch bleiben Schäden, wie Punkte oder Flecken im Sehfeld zurück, die dann womöglich noch bei jeder Bewegung „mitschwimmen".

Auch Filme auf einer übergroßen Leinwand (zum Beispiel im Kino) kann einen MS'ler, der mit seinen Augen Probleme hat, vor ein großes Problem stellen. Es kann möglich sein, dass er den Raum verlassen muss, da die vielen Bilder/Sequenzen, das Licht und der Lichteinfall und das schnelle Wechseln der Szenen das Auge dermaßen überfordern, dass sämtliche Bereiche der MS an getriggert werden und sich aufs Übelste in solch einem Moment äußern.

Das kann das Gleichgewichtssystem betreffen oder bis hin zu einer Fatigue und Übelkeit führen.

Ebenfalls typisch für Sehstörungen ist, dass man in Momenten, in denen die Augen aus irgendeinem Grund überlastet/überfordert sind, man dem Geschehen in einem normalen Gesprächsverlauf mit seinem Gegenüber plötzlich nicht mehr folgen kann, weil die Augen zittern und nicht mehr fixieren können. Das verunsichert enorm, da man das Gefühl hat, man könnte seinen Gesprächspartner nicht mehr richtig anschauen oder gar dem Gespräch nicht mehr folgen.

Sehstörungen - Doppelbilder besonders bei:

- Psychischer und physischer Belastung
- Reizüberflutung - sehr heftig und mit Schwindel
- Oft in Gesprächen, bei denen das „Gegenüber" direkt angeschaut werden muss
- Bei Anforderungen
- Nicht alles im „Blick" haben: schwierig beispielsweise beim Treppensteigen und im beruflichen Alltag

MS REALITÄT

- Ich bin manchmal verwirrt.
- Ich habe extreme Emotionen.
- Ich bin völlig ausgelaugt und erschöpft.
- Ich habe manchmal Probleme mit dem Sprechen.
- Ich bin sehr vergesslich.
- Ich falle oft hin.
- Ich brauche Deine Hilfe.
- Ich habe Schwächeanfälle.
- Meine Schübe können sehr unversöhnlich sein und herbe Rückschläge bedeuten.
- Ich kann Depressionen bekommen.
- Manchmal benutze ich einen Gehstock, Rollator oder Rollstuhl.
- Es kann auch sein, dass ich zu viel schlafe.
- Ich habe eine Hitze- und Kälte-Intoleranz.
- Ich fühle mich oft körperlich eingezwängt. („MS-Umarmung")
- Manchmal bereitet mir Deine Berührung Schmerzen.
- Manchmal fühle ich mich ohne Hoffnung.
- Ich taumele, wenn ich laufe.
- Ich habe Sehstörungen.
- Ich zittere.
- Ich leide unter starkem Schwindel.
- Ich habe kognitive Probleme.
- Ich habe Koordinations- und Gleichgewichtsstörungen.
- Mein Kopf schmerzt und ich habe viele verschiedene Nervenschmerzen.
- Ich muss unter Umständen sehr viele und starke Medikamente nehmen und leide unter deren Nebenwirkungen.
- Ich habe Taubheitsgefühle in den Gliedmaßen.

Dies ist nur eine kleine Liste mit Dingen, denen ich von Tag zu Tag ins Angesicht blicken muss und wenn ich mich deshalb einmal beschwere, bitte verrolle nicht Deine Augen oder seufze mit Unglauben.

Denn diese Symptome sind echt, sie sind meine tägliche Realität.

Und JA, ich LÄCHLE immer noch ... unter diesem MS-Monster bin ICH nämlich immer noch ICH selbst.

MS ist die Krankheit mit den 1000 Gesichtern und mit vielen unsichtbaren Symptomen und hinter jedem LÄCHELN steckt unbändige Kraft und viel Lebenswille und Freude.

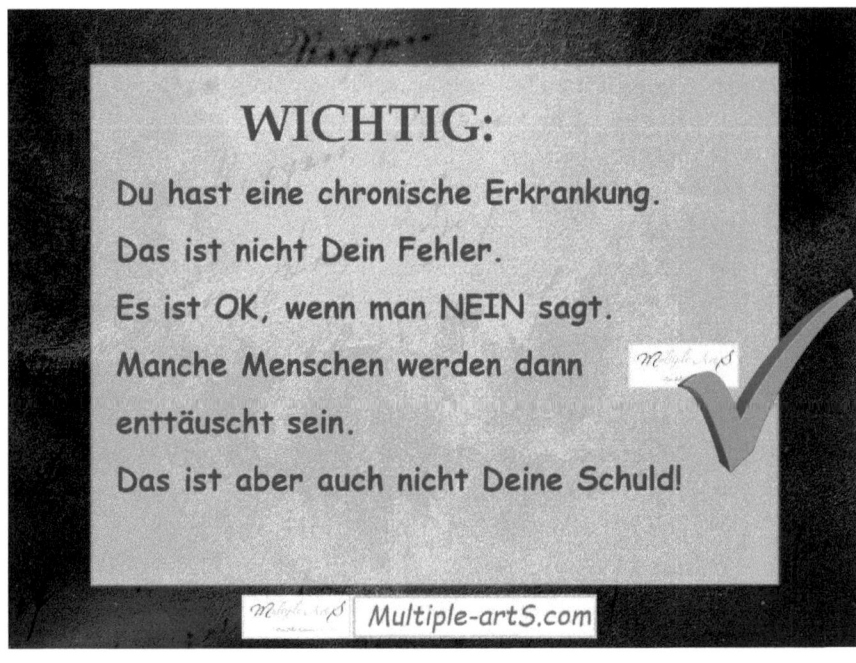

Taube Gliedmaßen / Kribbeln/ Sensibilitätsstörungen

So ein bisschen Kribbeln – könnte man meinen. Eine Hand taub, na und? Natürlich gibt es schlimmere Symptome, aber wenn - und das zählt auch zu den „Sensibilitätsstörungen" - die Haut brennt (wie schlimmer Sonnenbrand) und man deshalb keine enganliegende Kleidung tragen kann, weil das für die Haut unerträglich ist; oder wenn man mit einer tauben Hand ein Kind festhalten oder Kuchen backen will oder einem einfach alles aus der Hand fällt – dann wird es plötzlich doch zu einem Problem.

Wichtig ist hier, dass die Betroffenen unbedingt mit den/dem Angehörigen Klartext reden müssen, um genau zu beschreiben, was geht oder was auch nicht geht; was schmerzt, was kribbelt und wie es beeinträchtigt!

Sensibilitätsstörungen sind im kompletten Körper überall möglich; zum Beispiel:

- Händen
- Handgelenken
- Armen
- Beinen
- Fußgelenken
- Gesicht
- Auch Mundpartie / verschwommenes Sprechen durch taube Mundmuskulatur
- Besonders auffallend und schlimm nach Anstrengungen, Anforderungen, sowohl psychisch, als auch körperlich
- Füße, bzw. Fußsohlen fühlen sich oft so „dick" an, wie „auf Watte laufend" oder „Strümpfe aus Glaswolle an"
- Gefühl, wie ein Ameisenhaufen, der piekend und stechend über die Körperteile läuft.
- Sensibilitätsstörungen, die sich z. B. so anfühlen, als ob sie einem die Luft zum Atmen nehmen
- Außerdem schmerzt die Kleidung auf der Haut, sodass da man das Gefühl hat, es wäre zu eng und das ist beklemmend

Beim Duschen kann das kalte Wasser, das vielleicht erst mal unbedacht läuft, die Beine so zusammenzucken lassen, dass die Beine wegsacken.

Oder beispielsweise ein Fußbecken im Schwimmbad:

Manche MS`ler können wegen des Wärmeunterschiedes nicht hindurchlaufen, weil ihre Beine dann zusammenbrechen - und hier hilft auch keine Fußmassage oder Sonstiges - es ist einfach ein Symptom, das man nicht sieht, mit dem der Betroffene aber leben und sich darauf einstellen und auch eventuell Umwege in Kauf nehmen muss, die wiederum seinen Beinen und dem hart erprobten Energie-Management nicht wirklich guttun.

Manche MS`ler
haben eine
Überempfindlichkeit,
was Berührungen ihrer
Haut betrifft.
Sie können sogar das Tragen ihrer
Kleidung kaum aushalten
und eine sanfte Berührung oder
eine Temperatur-Schwankung
können stechende und brennende
Schmerzen verursachen! (=Allodynie)

©2014MULTIPLE-ARTS.com

Spastik

Dieses Problem kann in allen möglichen Stufen vorkommen. Von leichter Muskelschwäche bis hin zu Lähmungserscheinungen sind Symptome denkbar. Den Lähmungen liegt meistens eine Verkrampfung (Spasmus) der Muskulatur zugrunde. Als Spastizität bezeichnet man eine erhöhte Muskelsteifigkeit. Diese kann leider mit Schmerzen verbunden sein - zum Beispiel, wenn sich die Muskeln unwillkürlich verkrampfen.

Eine Steifigkeit und ein Spannungsgefühl in den Beinen ist eine leichte Spastizität. Der Gang kann dadurch hölzern (steif) und ungelenk werden. In manchen Fällen zittern die Beine auch nach großer Anstrengung.

Im Verlauf der MS kann die Muskelkraft in Armen und Beinen abnehmen. Diese Symptome können sich nach und nach verschlechtern und dazu führen, dass man eine Gehhilfe benötigt.

Für den Betroffenen ist dies wirklich ein sehr unangenehmes und auch teilweise schmerzhaftes Symptom.

Es kann auch „peinlich" werden, wenn man beim Einkaufen nicht mehr stehen kann, wenn man beispielsweise eine Nachbarin getroffen hat. Auch hier gilt: man muss es kommunizieren, denn sonst sacken die Beine noch weg oder man fällt schlicht und ergreifend um.

Manchmal ist es auch so, dass solch ein Vorfall dazu führen kann, dass die kommenden Tage extrem anstrengend werden - man bekommt sozusagen die Quittung dafür. Bei mir hat einmal ein sehr langes Stehen an der Haustür dazu geführt, dass ich wochenlang Schmerzen und Spasmen hatte.

Könnt Ihr Euch vorstellen wie es mit einer chronischen Erkrankung ist?

Könnt Ihr Euch vorstellen ständig Schmerzen zu haben, die man von außen nicht wahrnimmt und die Menschen denken, es sei alles ok?

Könnt Ihr Euch vorstellen jeden Morgen aufzuwachen
und sich selbst immer wieder Mut zuzusprechen?

Könnt Ihr Euch vorstellen NEIN zu Eurem Kind sagen zu müssen,
weil es Eure Erkrankung nicht zulässt, sich mit ihm zu beschäftigen?

Könnt Ihr Euch vorstellen auf eine wundervolle Karriere und einen geliebten Job
verzichten zu müssen, weil Euer Körper streikt und nicht kooperieren möchte –

egal wie sehr man es versucht?

Könnt Ihr Euch vorstellen auf so Vieles verzichten zu müssen,
nur weil der Körper und der Geist überfordert sind?

Könnt Ihr Euch vorstellen wie es ist, wenn man jeden Tag
aufs Neue verurteilt wird, nur weil man nicht krank aussieht?

Könnt Ihr Euch DAS vorstellen???

KRAFT und ENERGIE

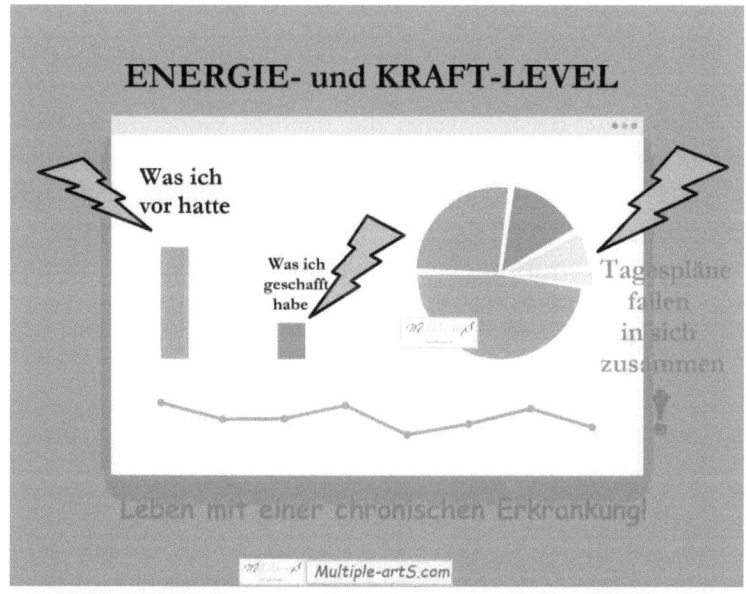

Kraftlosigkeit ist ein schreckliches Symptom, das ebenfalls erst mal niemand sieht. Wenn man mit dieser Symptomatik zu tun hat, überlegt man es sich dreimal, ob man bestimmte Dinge tut, bestimmte Wege geht oder vom Stuhl aufsteht und so weiter. Denn es kostet uns unglaublich viel Kraft, dann irgendetwas überhaupt zu tun. Das sieht uns niemand an - wir sind da auch Meister geworden: Meister im Anpassen, Vertuschen, Ausgleichen und Organisieren.

Kraftlosigkeit kommt oft auch mit Schmerzen daher und es können sich Spasmen daraus entwickeln, auch, weil man vielleicht eine falsche oder zu starre Bewegung gemacht hat.

So wie bei einem Hexenschuss, der auch oft nur auf eine falsche kleine Bewegung zurückzuführen ist, ist es auch mit der Kraftlosigkeit und den Spasmen. Das „falsche" Aufstehen vom Stuhl kann ungeahnte Folgen haben.

An Tagen, an denen es mir nicht gut geht und ich sehr unter Kraftlosigkeit zu leiden habe (bei mir variiert das enorm), versuche ich meinen Tag so bewegungsarm wie möglich zu verbringen. Jede Bewegung schmerzt und Aufstehen und sich eine Tasse Kaffee zu holen kostet so viel Kraft, dass man sich gleich wieder hinlegen muss.

Ebenso ist es mit der Energie in Zusammenhang mit der Kraft/Kraftlosigkeit. Kaum ein MS`ler hat eine normale Energie verglichen mit der eines Gleichaltrigen. Das schmerzt, denn selbst deutlich Ältere, wie beispielsweise die nächste Generation, können oft mehr an einem einzigen Tag leisten, als wir in einer ganzen Woche. Energie, Fatigue und Kraftlosigkeit hängen deshalb unter Umständen zusammen. An einem Tag, an dem ich ungewohnte Energie verspüre, habe ich in diesen Momenten auch keine Fatigue und deutlich mehr Kraft.

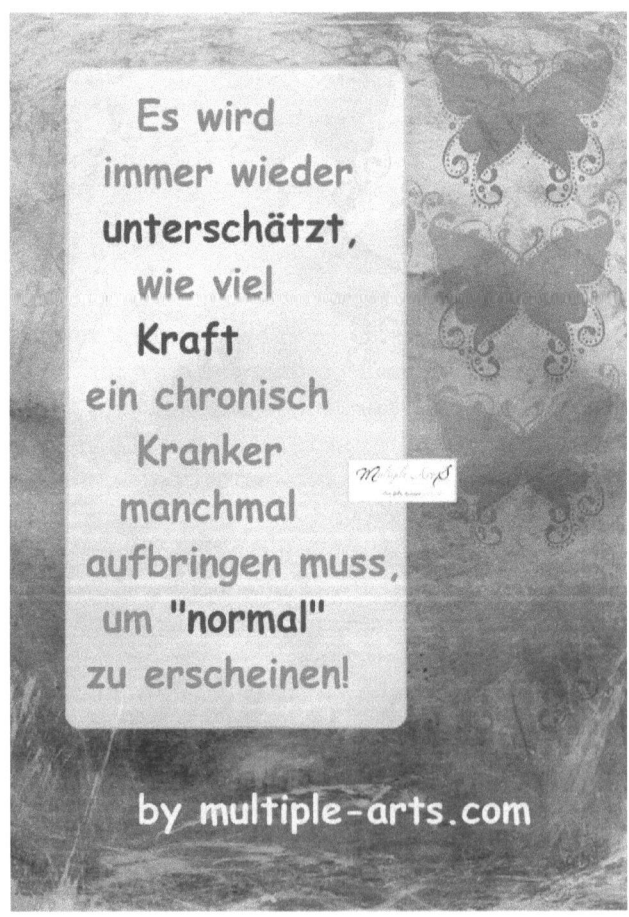

Dann gibt es noch die wundervolle innerliche Kraft, die nichts mit Muskelkraft zu tun hat! :)

Und ganz oft wird mir gesagt: „Ich beneide Dich um Deine Kraft, mit der Du immer wieder neu anfängst!" Meine Antwort ist dann: „Ich beneide Dich darum, dass Du diese Kraft nicht brauchst!"
(unbekannt)

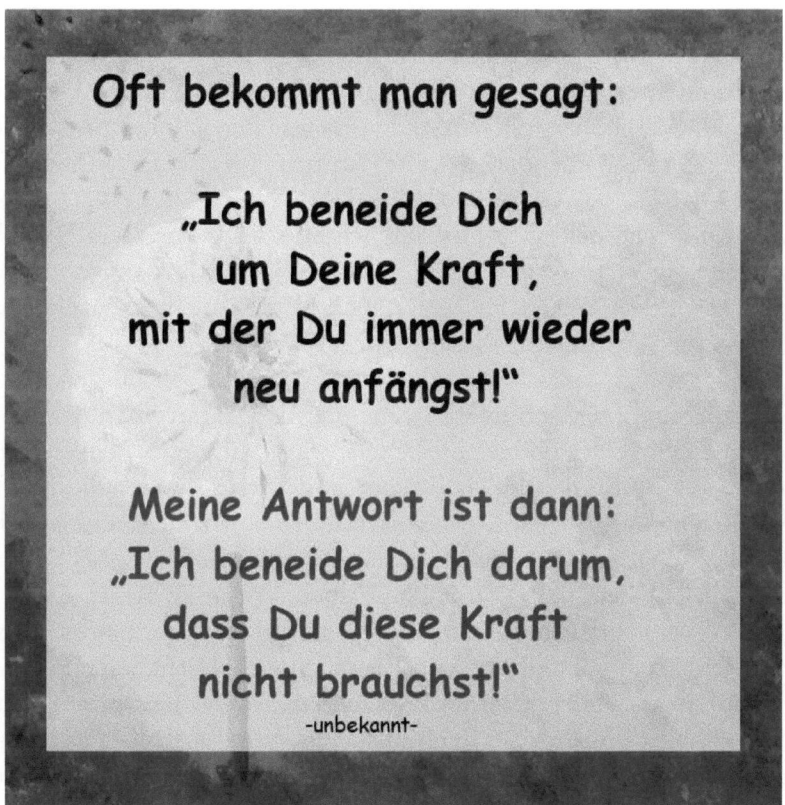

Es ist schön, wenn es überhaupt jemand bemerkt, dass wir mehr Kraft aufbringen und verbrauchen, als andere. Aber was würden wir darum geben, diese Kraft nicht nötig zu haben. Ein gewöhnliches Leben zu leben; mit den gewöhnlichen Höhen und Tiefen; mit den gewöhnlichen Krankheiten, wie Schnupfen und Bindehautentzündung und was würden wir erst darum geben keine MS zu haben. MS und Kraft: das sind zwei Wörter, die sich ausschließen.

Die meisten MS`ler, die ich kenne, klagen über eine enorme Kraftlosigkeit. Oft beginnt die MS ja auch mit diesem Symptom. Und ebenso berichtet nahezu jeder MS`ler, dass sich eine zunehmende Kraftlosigkeit im fortschreitenden Stadium einschleicht. Körperlich können wir Vieles gar nicht mehr leisten, weil uns genau diese Kraftlosigkeit daran hindert. BE-hindert! Und doch sollen und müssen wir stark sein und Kraft für unser Leben haben. Für unseren Alltag. Den MS-Alltag.

Ein Beispiel für nicht sichtbare fehlende Kraft und doch ein optisches gutes Ergebnis zu erlangen, ist Haare föhnen: wenn man kaum Kraft und auch eine gestörte Koordination hat, ist Föhnen Höchstleistung. Das Ergebnis soll sich aber sehen lassen können. Also nutzen wir all unsere morgendliche Kraft, um uns eine möglichst nette Frisur zu erschaffen. Um dann wieder wie das „blühende Leben" auszusehen! Mit Sicherheit aber mussten wir uns nach dem Kraftakt „Föhnen" hinlegen, pausieren oder Sonstiges zum Entspannen tun. Man sieht es der im besten Fall gelungenen Frisur nicht an, welch harter und weiter Weg zu eben dieser geführt hat!

Manchmal frage ich mich, woher ich diese Kraft noch nehme. Habe ich einen schier unerschöpflichen Vorrat an Kraft? Vielleicht ist es so, wie es Müttern geht, die immer und immer wieder die Kraft für ihre Kinder aufbringen. Da wundert man sich auch manchmal, wie sie das alles schaffen. Das kenne ich selbst noch gut.

Vielleicht hat „man" tatsächlich einen Vorrat an Kraft. Oder man aktiviert seine erlernten Kraft-Strategien und lernt, sie besonders sinnvoll einzusetzen. Es gibt ja auch Leute, die behaupten, jedem würde so viel auferlegt, wie er schaffen könne. Danke! Wer bestimmt das aber? Wer richtet darüber, was ICH aushalten kann, aushalten können soll und muss? Ich möchte das schon alleine entscheiden dürfen. Vielleicht kann man uns doch um unsere Kraft beneiden, mit der wir immer wieder aufstehen. Vielleicht ist es doch etwas Besonderes, dass wir es immer wieder schaffen.

Fest steht auf jeden Fall, dass wir täglich etwas Besonderes leisten und darauf dürfen wir getrost stolz sein!

DEPRESSIONEN

Leider sind Depressionen immer noch ein Tabu-Thema. Gerade deshalb ist es aber wichtig, die Symptome früh zu erkennen und zu behandeln. Eines der häufigsten Symptome der MS ist die Depression. Jeder zweite Betroffene erlebt im Laufe seiner MS-Erkrankung eine depressive Verstimmung. Eine Depression kann durch die Krankheitsmechanismen der Multiplen Sklerose selbst hervorgerufen (organische Depression) oder durch Schwierigkeiten bei der Krankheitsbewältigung sowie im Umfeld des Betroffenen ausgelöst werden (reaktive Depression).

Es ist wichtig, dass Sie auch hier offen miteinander reden, denn nur durch klare Kommunikation, kann man Feinheiten, sowie Stärken und Schwächen oder gar Defizite ausarbeiten und dann entsprechend damit umgehen. Depression ist ein unsichtbares Symptom, das ganz schwer zu erkennen ist – zumindest bis es dann auch diagnostiziert ist.

Es ist wichtig zu wissen, dass ein Depressiver manche Dinge einfach nicht tun oder ausdrücken kann.

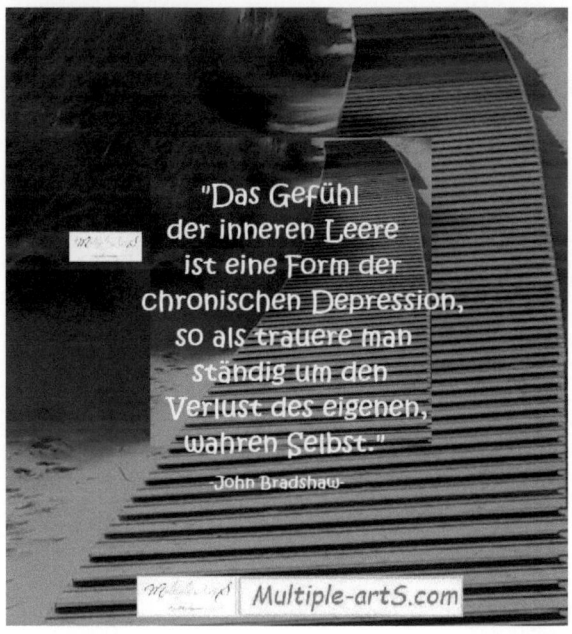

"Das Gefühl der inneren Leere ist eine Form der chronischen Depression, so als trauere man ständig um den Verlust des eigenen, wahren Selbst."

-John Bradshaw-

Multiple-artS.com

Erste Anzeichen können sein:

- Wenn man sich häufig traurig und niedergeschlagen fühlt, ab geschlagen ist und an nichts mehr Freude findet
- Appetit- und Gewichtsverlust - oder Zunahme
- Energieverlust und Konzentrationsschwierigkeiten
- Mangelndes Interesse im Alltag und an Hobbys (Antriebs- und Motivationslosigkeit)
- Schlafstörungen - sowohl Schlaflosigkeit (Ein- und Durch-schlafprobleme), als auch überhöhtes Schlafbedürfnis
- Rückzug aus dem sozialen Umfeld
- Erhöhte Emotionalität
- Übertriebene Schuldgefühle und Selbstvorwürfe, oder man-gelndes Selbstbewusstsein
- Und vieles mehr

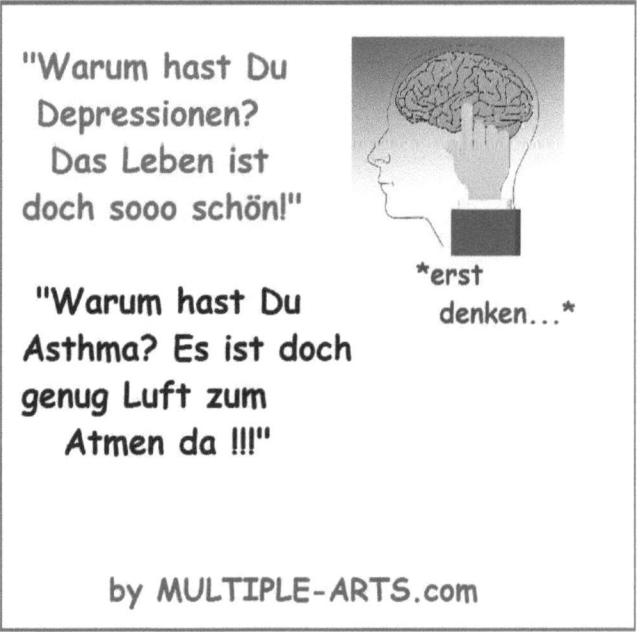

Starke Depressionen werden von den Betroffenen oft als noch quä-lender empfunden, als manch körperliche MS-Symptome, denn sie stellen auf einer anderen Ebene einen erheblichen Verlust der Lebensqualität dar. Es gibt gute Möglichkeiten, eine Depression zu behandeln. Wichtig ist, sich einem Arzt zu offenbaren und Hilfe anzunehmen.

Hier ein Ausschnitt aus meinem Buch: „Akzeptanz chronischer Krankheiten und Depressionen":

DEPRESSION - Was ist das???

Die Depression (von lateinisch deprimere „niederdrücken") ist eine psychische Störung. Ihre Zeichen sind negative Stimmungen und Gedanken sowie Verlust von Freude, Lustempfinden, Interesse, Antrieb, Selbstwertgefühl, Leistungsfähigkeit und Einfühlungsvermögen. Diese Symptome, die bei gesunden Menschen zeitweise auftreten, sind bei Depression schwerwiegender.

In der Psychiatrie wird die Depression den affektiven Störungen zugeordnet. Die Diagnose wird nach Symptomen und Verlauf gestellt. Entsprechend dem Verlauf unterscheidet man im gegenwärtig verwendeten Klassifikationssystem ICD 10 die depressive Episode und die wiederholte (rezidivierende) depressive Störung. Zur Behandlung depressiver Störungen werden nach Abklärung möglicher Ursachen und des Verlaufs der Erkrankung entweder Antidepressiva eingesetzt oder (je nach Schweregrad) auch eine Psychotherapie ohne Medikation (beispielsweise kognitive Verhaltenstherapie).

Im alltäglichen Sprachgebrauch wird der Begriff „depressiv" häufig für eine Verstimmung verwendet. Im psychiatrischen Sinne ist die Depression jedoch eine ernste, behandlungsbedürftige Störung, die sich der Beeinflussung durch Willenskraft oder Selbstdisziplin des Betroffenen entzieht." (https://de.wikipedia.org/wiki/Depression)

Weitere Definitionen:

Depressionen bei MS können unterschiedliche Ursachen haben:

> Zum einen entstehen Depressionen als Reaktion auf die Krankheit selbst
> Zum anderen sind sie eine direkte Folge der Entzündungsherde im ZNS (Zentrales Nervensystem).

Ihre behandelnden Ärzte (Hausarzt und Neurologe) sollten über dieses Problem Bescheid wissen, denn eine Depression kann mit einer Anzahl therapeutischer Maßnahmen angegangen werden. Es muss sorgfältig überlegt werden, welche Form der Depression es ist und wie sie behandelt werden soll. Man vermutet, dass eine Depression durch eine Funktionsstörung bestimmter Botenstoffe im Gehirn (sogenannte Neurotransmitter) verursacht wird.

Es ist wichtig zu wissen, dass sich eine Depression nicht nur in einem gestörten Gefühlsleben zeigt. Sie beeinträchtigt auch die Leistungs- und Urteilsfähigkeit und äußert sich in körperlichen Beschwerden wie Schmerzen, Schlaflosigkeit, Verdauungsstörungen und sexuellem Desinteresse.

Bei MS-Patienten liegt das Risiko im Laufe des Lebens an einer schweren Depression zu erkranken bei rund 50 Prozent – das Dreifache im Vergleich zur Allgemeinbevölkerung. Nimmt man weniger schwere Depressionen hinzu, steigt das Risiko auf 70 Prozent.

Das Therapieziel sollte immer sein, den erheblichen Leidensdruck der Betroffenen zu vermindern und damit der Wiederherstellung der Lebensqualität und der Lebensfreude zu dienen und der Verhütung eines Suizids vorzubeugen.

Der klinische Begriff der Depression bezieht sich auf eine genau definierte Konstellation von Symptomen, wenn das Verhalten und die Leistungsfähigkeit eines Menschen ganz wesentlich beeinträchtigt und beschränkt sind und dies alles über längere Zeit anhält.

Es gibt verschiedene Formen und Schweregrade der Depression.

> Ein Hauptsymptom ist die gedrückte Stimmung. (Gefühl von Niedergeschlagenheit, Hoffnungslosigkeit und Wertlosigkeit). Derjenige entwickelt pessimistische Zukunftsperspektiven und Zukunftsangst, die bis hin zu Suizidgedanken- und Handlungen führen können.

> Ein weiteres zentrales Symptom ist die Antriebslosigkeit. (Schnelle Erschöpfung, sehr wenige Reserven, Energielosigkeit). Außerdem können diese Menschen die Dinge, die sie normalerweise ohne Probleme oder gar mit Freude erledigt haben, nun nicht mehr bewältigen. Daraufhin ziehen sie sich oft zurück und verlieren das Interesse an anderen Menschen. Soziale Isolation kann eine Folge dessen sein. Des Weiteren können die Aufmerksamkeits- und Konzentrationsleistungen abnehmen, Entscheidungen zu fällen kann deutlich schwerer fallen.

> Auf der körperlichen Ebene ist die Depression häufig begleitet von Appetitverlust, Müdigkeit, Schlafstörungen, Verminderung des Sexualtriebes, Gewichtsab- oder Zunahme und körperlichen Schmerzen.

Nach neuesten Erkenntnissen werden Depressionen heutzutage nicht mehr nach ihren URSACHEN unterschieden, sondern nach ihrem Schwergrad beurteilt.

Deshalb gibt es die

• Leichte Depression
• Mittelschwere Depression
• Schwere Depression
• Rezidivierende Depression

Die Symptomatik einer Depression kann sich bei Frauen und Männern auf unterschiedliche Weise zeigen. Bei den Basis-Symptomen sind die Unterschiede eher gering. Bei Frauen sind eher Phänomene wie Mutlosigkeit und Grübeln verstärkt zu beobachten. Bei Männern dagegen gibt es deutliche Hinweise darauf, dass eine Depression sich auch in einer Tendenz zu aggressivem Verhalten niederschlagen kann.

Die größte Gefahr dieser Krankheit besteht in der Suizidalität. Wer sich Wochen oder Monate lang niedergeschlagen fühlt und keine Freu-de mehr am Leben hat, beginnt am Sinn des Lebens zu zweifeln.

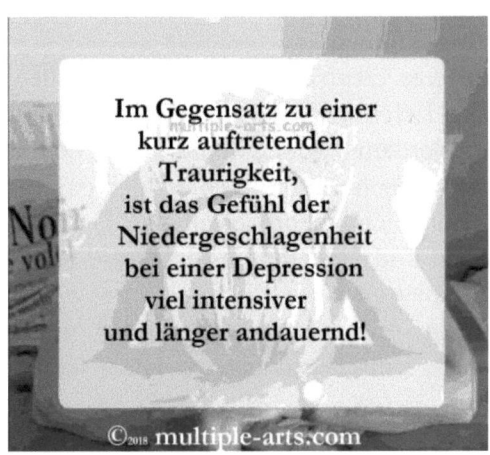

Im Gegensatz zu einer kurz auftretenden Traurigkeit, ist das Gefühl der Niedergeschlagenheit bei einer Depression viel intensiver und länger andauernd!

©2018 multiple-arts.com

Depression oder depressive Verstimmung?

Dieser vermeintlich kleine Unterschied ist gewaltig im Ausmaß und sollte deshalb gut diagnostiziert sein.

Eine „depressive Verstimmung" äußert sich meist durch Betrübtheit und Traurigkeit. Sie verschwindet jedoch wieder, sobald etwas Positives passiert oder der Betroffene aktiv gegen seinen negativen Gemütszustand vorgeht. Eine Depression hingegen ist unkontrollierbar und kann nicht mit eigener Willenskraft verhindert werden. Genauso verhält es sich übrigens auch mit der Fatigue. Sie ist überhaupt nicht kontrollierbar – die Betroffenen sind ihr ausgeliefert.

Im Unterschied zu einer gelegentlichen depressiven Verstimmung oder Traurigkeit ist es bei einer Depression kaum möglich ein normales Leben zu führen. Gedanken, Gefühle, Verhalten und auch körperliche Vorgänge sind stark verändert. Diese Depression verschwindet nicht einfach wieder und muss DRINGEND von einem Arzt behandelt werden. Ärzte können eine Therapie und/oder Medikamente dagegen verschreiben.

Eine depressive Verstimmung dagegen ist meist durch Unterstützung von Familie und Freunden aufzufangen – dieses Auffangen sollte bei einer echten Depression aber niemand laienhaft versuchen, sondern sie muss unbedingt ärztlich behandelt werden.

Depression: Unterschiedliche Formen:

- endogene Depression (bedeutet innen entstanden; infolge veränderter Stoffwechselvorgänge im Gehirn; im klinischen Alltag als eine Form der affektiven Psychose bezeichnet), die ohne erkennbare Ursache auftritt (und bei der auch eine genetische Mitverursachung vermutet wird)
- neurotische Depression (Dysthymie) – oder auch Erschöpfungsdepression – (verursacht durch länger andauernde belastende Erfahrungen in der Lebensgeschichte)
- reaktiver Depression – als Reaktion auf ein aktuell belastendes Ereignis.

Eine Depression kann Wochen und Monate anhalten. Manche Menschen haben über viele Jahre hinweg immer wieder depressive Episoden und Phasen.

Das auffälligste Merkmal einer Depression sind pessimistische und negative Gedanken. Depressive quälen sich mit Selbstvorwürfen und auch Schuldgefühlen. Oft betrachten sie ihre Depression als ihr persönliches „Versagen", stellen ihr Leben in Frage oder bewerten es als sinnlos. Das Schwierige an all dem ist, dass sie deshalb auch meist denken, man könne nichts dagegen tun, sie würden immer in diesem Zustand verharren müssen und würden nie wieder glücklich oder gar gesund werden. Da sie keine Freude mehr empfinden können, ist es ihnen in den Momenten der schlimmen Depression auch fremd, an etwas Schönes zu denken - von motivierenden Gedanken ganz zu schweigen. Sie sind gefangen im eigenen Körper. Das lässt sie umso mehr verzweifeln – sie werden noch deprimierter und vor allem HOFFNUNGSLOS. Innere Leere stellt sich ein, sie fühlen sich „abgestorben", erstarrt und leer. Ihnen fehlt absolut die Perspektive für die Zukunft. Das macht es so schwierig, auch als Angehörige, einem schwer depressiven Menschen überhaupt zu HELFEN!

Niedrigere BELASTBARKEIT

Dies ist ein sehr unsichtbares Symptom, das ebenfalls zu einigen Missverständnissen führen kann. „Stell Dich nicht so an, das wirst Du ja wohl schaffen!" ist hier ein vernichtender Satz.

Leider las man anfänglich im Netz nicht so viel darüber und deshalb habe ich damals recherchiert. Denn ich merkte mit der Zeit, dass ich nicht mehr so belastbar war wie früher. Das schlich sich ein... Erst war es nur ab und zu, dass ich einen Unterschied spürte, dann häuften sich manche Ereignisse und irgendwann war klar: Meine Belastbarkeit ist niedriger als die von gleichaltrigen Gesunden.

Niedrigere Belastbarkeit:

- Körperlich (alle typischen MS-Symptome)
- Psychisch: niedrigere Frustrationstoleranz
- Schnelleres „Nervenflattern", wie z. B. weinen
- Durchhaltevermögen
- Empfindlich gegenüber Lärm, Gerüchen, Licht, Wärme/Kälte
- Bei Telefonaten, Unterhaltungen, Lesen, Teilnahme an Feiern
- Im Haushalt und beim Einkaufen
- Beruflich

Dies führt unter anderem zu einer deutlich schnelleren REIZ-ÜBERFLUTUNG als bei Gesunden und hier können alle bekannten (alten) MS-Symptome hervorkommen und sich sehr unangenehm bemerkbar machen.

Noch dazu ist es manchmal kaum zu fassen, mit welcher Plötzlichkeit man manchmal aus heiterem Himmel von allen möglichen Symptomen angefallen wird. Eben habe ich einer Freundin noch gemailt, dass es mir heute und in den letzten Tagen „richtig gut" gehe und kaum habe ich die Mail abgeschickt, überfällt mich die Fatigue.

Ich begreife das einfach nicht und es treibt mich manchmal zum Wahnsinn. Ich bin so glücklich über jede gute Phase, ich genieße sie und die daraus resultierenden positiven Veränderungen.

Wenn ich zum Beispiel ein paar Tage hintereinander mehr Energie habe, traue ich mir plötzlich auch insgesamt mehr zu. Ich gehe dann einmal ausgiebig einkaufen oder kann auch eventuell sogar mal zwei Termine an einem Tag wahrnehmen. Telefonieren fällt mir leichter, ich brauche nicht ganz so viele Ruhepausen: herrlich! Dies ist dann auch eine vorsichtige Annäherung an mein altes „Ich". Ich spüre dann ganz intensiv, wie sich das Leben anfühlt, wie es sein könnte und wie es war ...

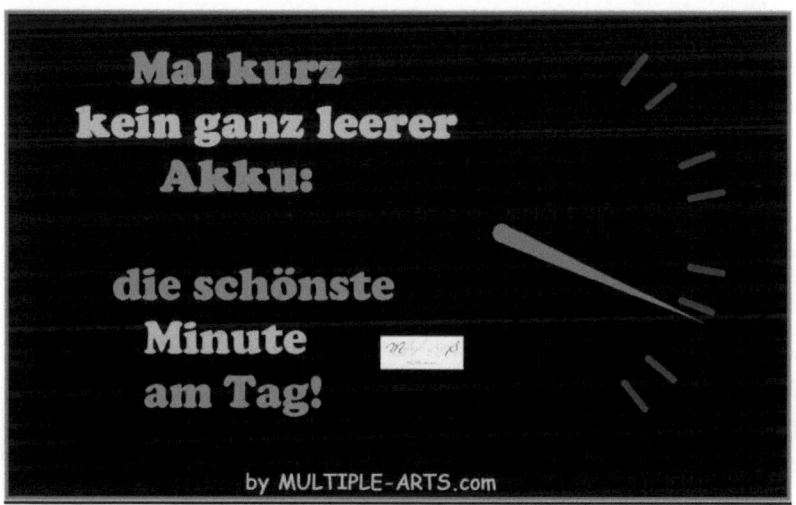

Ich bin in diesen Phasen auch mutiger irgendetwas für die kommenden Tage zu planen, habe mehr Motivation und überhaupt viel mehr Freude am Alltag. An meinem MS-Alltag, weil er in diesen Momenten nicht mehr alltäglich, sondern etwas Besonderes ist.

Und dann, plötzlich, unerwartet und drohend kommt die unliebsame Überraschung hereinspaziert. Nein, nicht spaziert: sie fällt über mich herein, ein Angriff, dem ich mich nicht erwehren kann. Meistens ist es bei mir die Fatigue, die sich dann wieder meldet. Und dann ist sie vorbei, die Phase der Energie, die Phase des kurzfristigen Erlebens meines alten „Ichs". Dann bin ich wieder die MS-Heike, die sich hinlegen MUSS, die ihre MS verflucht und verwünscht.

Und da man das ja im Laufe seiner MS-Karriere des Öfteren so erlebt, merke ich, dass mir diese energievollen Phasen ganz wichtig sind, ganz heilig und kostbar. Denn ich weiß, es kommen auch wieder diese schlechten Zeiten, in denen mich schon alleine das morgendliche Aufstehen Kraft kostet und ich noch im Bett „Hallo MS" flüstern muss.

Ich weiß das und kann auch deshalb diese Augenblicke, in denen ich Kraft spüre, in aller Deutlichkeit und Dankbarkeit genießen und endlich einmal aktiver sein. Aber ich werde es nie begreifen, warum diese schönen lebendigen Phasen so plötzlich beendet werden. Das tut weh, das „haut rein"!

Es muss ja auch keine Fatigue sein - es können Schmerzen, taube und schwere Gliedmaßen sein, die uns das Leben erschweren oder gar zur Hölle machen. Plötzlich sind sie da. Unverhofft und ungeliebt.

Aber so ist sie wohl, unsere MS: ahnungslos und vor allem unkalkulierbar. Dass ich mich nach 24 Jahren MS noch immer nicht daran gewöhnt habe, macht mich etwas argwöhnisch. Aber vielleicht liegt dies an meinem nicht wegzudenkenden Optimismus, der mich einfach immer wieder hoffen lässt, dass es doch einmal anders werden muss!

Im Endeffekt sage ich mir, dass ich schlicht und ergreifend dankbar sein möchte für diese guten Tage und Phasen. Sie erlauben mir jedes Mal aufs Neue einen winzigen, aber sehr nachhaltig schönen Blick in mein altes „Ich", in mein altes gesundes Leben voller Aktivität und dadurch fühle ich mich weniger verloren. Mich gibt es noch!

Und ich freue mich schon auf die nächste gute Phase und plane schon mal vorsichtshalber, wer weiß, was kommt.

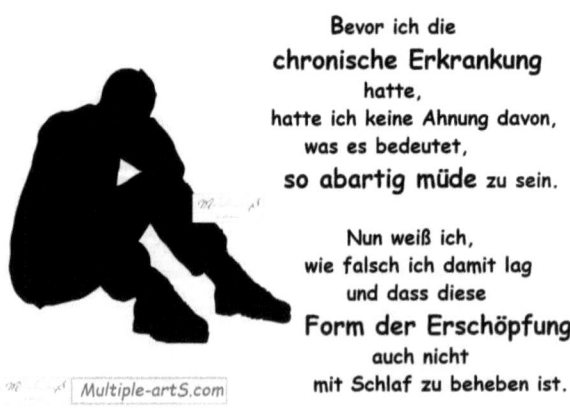

Bevor ich die
chronische Erkrankung
hatte,
hatte ich keine Ahnung davon,
was es bedeutet,
so abartig müde zu sein.

Nun weiß ich,
wie falsch ich damit lag
und dass diese
Form der Erschöpfung
auch nicht
mit Schlaf zu beheben ist.

Multiple-artS.com

Kognitive Leistungsstörungen

➢ Aufmerksamkeit und Konzentrationsstörungen (besonders bei Anforderungen und Stress, aber auch im Alltag)

Dieses Symptom betrifft sehr viele MS`ler und es ist eines, vor dem sich die meisten fürchten. Demenz – das große Wort! Es macht Angst. Oft schleicht es sich ein, dass man „mal" was vergisst oder verschusselt. Dann wird es vielleicht häufiger, man merkt es selbst oder aber das Umfeld nimmt es wahr. Die meisten Betroffenen leiden sehr darunter, wenn sie spüren, dass sie kognitive Defizite bekommen.

KOGNITIVE LEISTUNGSSTÖRUNGEN BEI MS

- Mitten im Satz den Faden verlieren ...
- Schwierigkeiten mit dem Lang - und Kurzzeit-Gedächtnis.
- Probleme, konzentriert ein Gespräch zu verfolgen, insbesondere, wenn Hintergrungeräusche da sind.
- Vergessen, was man sagen wollte ...
- Wortfindungsstörungen.
- allgemeine Vergesslichkeit ...
- Konzentrationsstörungen.
- UVM.!

by multiple-arts.com

Ganz wichtig ist:

- ✓ **Dies hat nichts mit der Intelligenz zu tun. Es ist durch eine Störung der Nervenleitbahnen oder durch einen entsprechend liegenden Entzündungsherd (=Läsion) bedingt.**
- ✓ **Niemand muss sich deswegen schämen – es gehört zum Krankheitsbild der MS dazu!**

Deshalb ist es auch für Angehörige so wichtig, über dieses belastende Symptom Bescheid zu wissen. Der Betroffene ist nicht absichtlich schusselig, vergesslich oder manchmal „daneben"! Er kann erst einmal nicht anders.

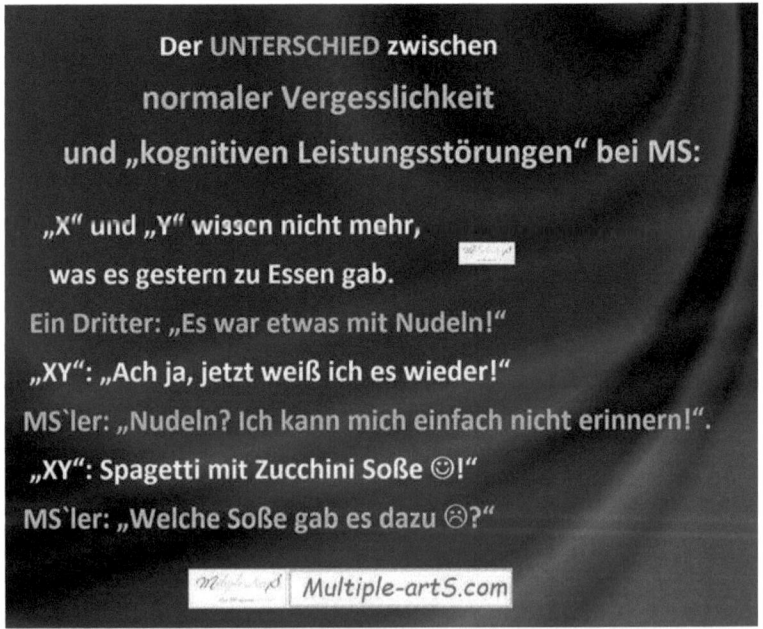

Allerdings liegt hier die Verantwortung aber auch beim Betroffenen selbst. Wenn man merkt, dass man unter kognitiven Leistungseinschränkungen leidet, dann kann man mit „kognitivem Training" (im Internet findet man Übungen) etwas dagegen tun. Auch Sudoku, Kreuzworträtsel und viel Lesen kann helfen. Wir dürfen nicht zulassen

– so lange es in unserer Macht steht – dass unser Gehirn abstumpft. Wir müssen versuchen den „Verfall" aufzuhalten. Auch hierbei kann man eventuell Hilfe von Angehörigen (und vor allem Ärzten) gebrauchen.

Ebenfalls scheint es ratsam, sich Vieles aufzuschreiben um sich einfacher zu erinnern. Ich habe beispielsweise überall Zettel liegen, worauf ich mir dann gewisse Dinge aufschreibe. Auch mein Handy hat mir schon geholfen, indem ich mir als Erinnerung zum Beispiel selbst eine Mail schicke. Man muss und darf erfinderisch sein!

Kognitive Störungen treten völlig unabhängig vom Alter auf. Es kann Kinder mit MS ebenso treffen wie ältere Jugendliche und Erwachsene. Die meisten MS'ler haben besonders vor dieser Störung Angst, da sie all das zu prophezeien scheint, was sowieso Angst macht, wenn man chronisch krank ist: in Abhängigkeit zu geraten. Zu erblinden und Gedächtnisstörungen zu haben sind die zwei größten Ängste, neben der Besorgnis, man würde unweigerlich mit MS im Rollstuhl landen.

Keiner der Betroffenen kann sich die Symptome aussuchen, sondern man ist ihnen recht machtlos ausgeliefert. Treten diese Symptome als erkennbarer Schub auf, kann man sie vielleicht mit der Cortison-Stoßtherapie einigermaßen in den Griff bekommen oder sie verschwinden sogar ganz. Aber je fortschreitender die MS ist (oder auch bei der progredienten/schleichenden Verlaufsform), können sich diese Symptome allerdings auch zunächst unbemerkt einschleichen.

Oft fällt es einem Außenstehenden auf, dass man „vergesslicher" wird - oder man spürt es selbst. Eine harte Erkenntnis.

Mein Lieblingsbeispiel ist „mein" Anschalten der Waschmaschine: Wenn ich daran denke (!) stelle ich mir schon einen Wäschekorb in den Flur, der mich daran erinnern soll, dass ich eine Waschmaschine angestellt habe (sie befindet sich im Keller). Mit noch mehr Glück schreibe ich mir noch dazu einen Zettel, den ich so deponiere, dass ich ihn auch sehe. Aber trotz all dieser Maßnahmen ist es mir schon sehr oft passiert, dass ich die Maschine völlig vergessen habe und mir mein Mann dann abends sagte: „Übrigens, im Keller ist die Waschmaschine noch an!" - und mittlerweile grinsen wir schon beide, da wir das Spiel kennen. Das ist aber ein harmloses Beispiel.

Ein schwerwiegenderes Beispiel ist, dass ich beispielsweise am Kochen war und Reis aufgesetzt hatte. In der Zwischenzeit habe ich Salat vorbereitet und wunderte mich, warum es in der Küche (in der ich mich ja befand) plötzlich so stank. Es ist mir fast peinlich, das so zu sagen, aber trotz, dass ich in der Nähe des Herdes stand, ist mir nicht der kochende Reis eingefallen. Irgendwann habe ich der dampfenden Quelle nachgespürt und habe dann natürlich den mittlerweile schon angebratenen Reis entdeckt. Ich weiß noch welche Gefühle das in mir ausgelöst hat: ich stehe dabei, nebenan und bekomme nichts mit und weiß mir kaum zu helfen... Hilflosigkeit, Ohnmacht... Wut, Scham, Verzweiflung...!

Zum Glück ist mir so etwas nicht noch einmal passiert, aber es zeigt ganz deutlich auf, wie dusselig man sein kann und selbst danebenstehend nicht mitbekommt, dass gerade etwas auf dem Herd anbrennt... Für mich ein Drama. Da ist es schon fast lächerlich, dass ich neulich, als ich einkaufen fuhr, zwar alle Fenster im Haus geschlossen hatte, aber die Terrassentür offenstehen ließ, worüber sich mein Hund sicher sehr gefreut hat. Ich bemerkte dies erst beim Nachhausekommen.

Natürlich hat es mich deshalb auch besonders interessiert, diesen kognitiven Störungen auf den Grund zu gehen, zumal ich in den vielen MS-Gruppen auf Facebook ähnliche Geschichten las.

Die Auswirkungen der kognitiven Einschränkungen auf das Leben von MS-Betroffenen hängen verständlicherweise unter anderem davon ab, inwieweit diese im Alltag auf ihre geistige Leistungsfähigkeit angewiesen sind. Deshalb ist die Grundlage für einen erfolgreichen Umgang immer eine genaue individuelle Abklärung beim Neurologen.

„Zu den kognitiven Fähigkeiten eines Menschen zählen unter anderem die Wahrnehmung, die Aufmerksamkeit, die Erinnerung, das Lernen, das Problemlösen, die Kreativität, das Planen, die Orientierung, die Imagination, die Argumentation, die Introspektion, der Wille, das Glauben und einige mehr. Auch Emotionen haben einen wesentlichen kognitiven Anteil." (https://de.wikipedia.org/wiki/Kognition)

Zu den Problemen der kognitiven Einschränkungen gehören:

- Informationen werden teilweise nur noch verlangsamt aufgenommen und verarbeitet. Bei vielen MS`lern besonders nachmittags oder bei Stress.
- Wortfindungsstörungen
- Abruf bei „Bedarf" teilweise gestört
- Kurzzeitgedächtnis, sowie Langzeitgedächtnis oftmals schwer gestört
- Merkfähigkeit teilweise gestört
- Einen Text durchlesen kann schon eine Überforderung sein, man kann nicht alles aufnehmen.
- Erinnerungsvermögen oft stark beeinträchtigt

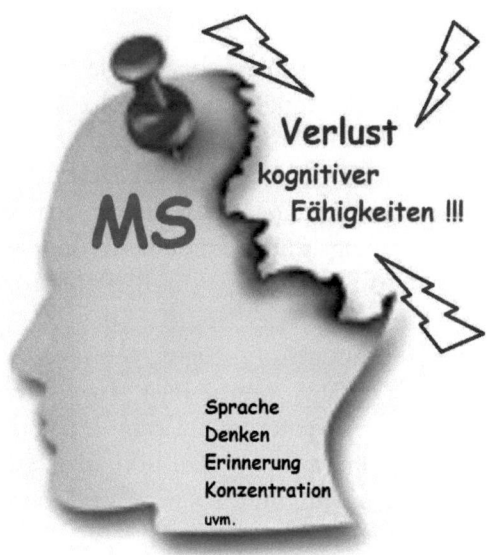

Verlust kognitiver **Fähigkeiten !!!**

MS

Sprache
Denken
Erinnerung
Konzentration
uvm.

by MULTIPLE-ARTS.com

Ein erklärender Blog-Artikel, den ich hier direkt anschließe:

*Ist es „nur" VERGESSLICHKEIT?
Kognitive Leistungsstörungen im MS-Alltag

Diesen Text habe ich 2014 geschrieben – es kann also sein, dass sich nachfolgend immer Mal etwas wiederholt, aber ich möchte ihn hier als „Ganzes" stehenlassen:

Vergessen ist der „Verlust von Erinnerung. Man vergisst über die Zeit hinweg immer wieder mal kontinuierlich etwas, wobei die Geschwindigkeit und der Umfang des Vergessens von vielen Faktoren abhängig sind (u.a. vom Interesse, von der Emotionalität der Erinnerung und „Wichtigkeit" der Information). Die genaue Funktion des Vergessens ist noch größtenteils ungeklärt."

Fakt ist, dass es sich bei MS mit der Vergesslichkeit um eine kognitive Leistungsstörung handelt.

Wenn sie sich verschlimmert, bezeichnet man sie als eine „Beeinträchtigung der Denkleistung", die über das Normale, verglichen mit Alter und Bildung des Betroffenen, hinausgeht.

Der Betroffene ist meist um seine Gedächtnisleistung besorgt („Ich vergesse immer mehr!"), die aber auch von den Angehörigen wahrgenommen wird. Er neigt zum Grübeln bis hin zur Depressivität. Es liegen womöglich objektivierbare Gedächtnisstörungen vor. Außerdem kann es zu Defiziten der Sprache, des Planens und der räumlichen Vorstellung kommen." (…. https://de.wikipedia.org/wiki/Vergessen)

Eine Demenz (Demens, ohne Geist" bzw. Mens = Verstand, de = abnehmend) ist eine degenerative Erkrankung des Gehirns, die mit Defiziten in kognitiven, emotionalen und sozialen Fähigkeiten einhergeht und zu Beeinträchtigung sozialer und beruflicher Funktionen führt. (https://de.wikipedia.org/wiki/Demenz)

Bei MS kann das vielfältige Gründe haben.

Da die kognitiven Defizite also eine erhebliche Beeinträchtigung der sozialen und beruflichen Funktionen verursachen können, stellen sie eine deutliche Verschlechterung gegenüber einem früheren Leistungsniveau und somit auch der Lebensqualität dar. Denn man ist nicht mehr die Person, die man einmal war, mit der man selbst vertraut ist/war und die Andere kennen. Das verunsichert den Betroffenen und all die, die mit ihm zu tun haben. Unsicherheit, wie man mit seinen eigenen Defiziten umgeht auf der einen und Unsicherheit des Gegenübers, wie er reagieren soll, auf der anderen Seite.

Nicht selten löst das große Ängste aus und kann auch, weil man sich schämt, zur sozialen Isolation führen. Deshalb sind soziale Netzwerke, Selbsthilfegruppen und natürlich kompetente Ansprechpartner, wie Ärzte und Therapeuten, so wichtig. Niemand muss sich schämen, wenn er kognitive Leistungsstörungen hat. Aber leider ist die Akzeptanz (wie bei Vielem, das nicht der Norm entspricht) nicht sehr groß.

Wir mit unserer MS, oder andere chronisch Kranke, machen immer wieder die Erfahrung, dass es Menschen gibt, die uns meiden oder lieber gar nicht erst fragen wie es uns geht. Dann müsste man sich ja mit uns und unserer Problematik beschäftigen und das verunsichert Viele, macht Platz für eigene Ängste und diesen geht manch Einer lieber aus dem Weg! So, wie sich Viele nicht mit dem Tod beschäftigen möchten und regelrecht Panik davor haben, so ist das auch mit Behinderungen und chronischen Krankheiten.

Bei mir ging das „Vergessen" recht harmlos los: Ich habe „Mal" etwas vergessen, konnte mich nicht mehr erinnern... Da sagte mir noch jeder, das sei normal – man hat ja „so viel um die Ohren". Aber ich habe mich beobachtet und im Laufe der Zeit festgestellt, dass es nicht mehr „normal" ist. Man hat ja immer den Vergleich zu gleichaltrigen Gesunden. Sicher vergisst jeder einmal etwas, aber bei mir sind es einfach zu viele Dinge. Oder, das wurde mir bewusst: meine Mutter hat sich beklagt, was sie alles vergisst und wie sehr es sie beeinträchtigt. Wir haben dann gemeinsam festgestellt, dass es bei mir fast genauso ist. Meine Mutter ist 75 Jahre alt! (Stand 2014). Also machte ich mir Gedanken um meinen Zustand und recherchierte.

Wichtig ist auch hier die Offenheit - sich selbst gegenüber, denn das Verdrängen dieses Symptomes ist nicht sinnvoll. Und wichtig ist die Offenheit Anderen gegenüber. Es ist schwer sich einzugestehen, dass man manchmal eine Gedächtnisleistung eines 75-Jährigen hat, aber es hilft damit umzugehen. Ich schreibe mir nun noch mehr auf und lagere die Zettel alle an einem Ort, damit ich nicht auch sie noch suchen muss.

Einkaufszettel sind Pflicht, Kalender ebenso – möglichst noch mit Handy-Erinnerung - und eine To-Do-Liste ist auch notwendig. Ich vergesse wirklich innerhalb von Minuten was ich tun wollte.

Ich weiß nicht mehr, ob ich diesen und jenen Film gesehen habe und kann mich schon kaum an die Handlung erinnern. Dies alles gepaart mit schwerem Laufen, oder Nicht-Laufen-Können ist eine besondere neurologische Herausforderung, die uns MS`lern leider zu eigen ist. Wir können nicht mehrfach in den ersten Stock laufen, um nicht mehr zu wissen, warum wir dort hin gegangen sind, wieder hinunter gehen und das gleiche Spiel wiederholen. Wir müssen zusätzlich unsere Kräfte einteilen - was es komplizierter macht.

Wortfindungsstörungen, Probleme mit der Sprache (oft auch gekoppelt durch eine taube Mundmotorik) sind weitere Folgen kognitiver Leistungsstörungen.

Wenn man all dies im Gesamtpaket betrachtet – als komplexes Symptom, dann wundert es nicht, wenn wir uns manchmal hilflos, klein, unfähig und sehr deprimiert fühlen. Trost ist es, dass es zig MS`lern genauso geht, dass wir nicht alleine in unserem Dilemma sind und somit wissen, dass es innerhalb unseres Lebens schon wieder „normal" ist, solche Störungen zu haben.

Wichtig ist, dass wir unser Gehirn trainieren: mit Lesen, Schreiben, speziellen Übungen (die oft auch im Internet angeboten werden), mit Sudoku und mit allem, was sich einem bietet. Manche MS`ler sind sehr kreativ und malen oder musizieren, häkeln und Vieles mehr! All dies ist gut, weil unser Gehirn arbeiten muss, beschäftigt ist und sich so Synapsen verknüpfen können.

Und am aller Wichtigsten ist es, niemals aufzugeben, sich möglichst nicht zu schämen und offen und wertfrei über die Probleme zu reden. Manchmal muss man sich seinem Gegenüber auch einmal „zumuten", mal Klartext reden – ohne Schuldzuweisung, ohne Verbitterung, sondern einfach ehrlich….

Nur so können wir auf Verständnis hoffen!

Und die BITTE an alle Angehörigen wäre: bagatellisiert diese Störung nicht, denn sie nimmt uns tatsächlich Eigenständigkeit, unsere Authentizität und ein Stück unseres Selbstbewusstseins…! Es ist nicht gut für uns, wenn man so tut, als wäre es normal, denn dann fühlen wir uns noch schuldig dazu…

Wie immer ist es die Gratwanderung, die für keinen Angehörigen einfach ist, die es im Endeffekt aber ausmacht: nicht bagatellisieren, aber auch nicht dramatisieren.

MitGEFÜHL, statt MitLEID und Hilfe, da wo es angebracht ist, ohne zu bevormunden.

Ein Balance-Akt für alle, die mit uns und unserer MS zu tun haben.

DANKE an all die Angehörigen, die sich mit uns auf diese schwierige Reise begeben.

Auszug aus meinem Buch:
„Gedächtnisstörungen bei MS"

Wie merkt man, dass man unter kognitiven Einschränkungen leidet?

Da dieser Prozess oft sehr langsam vonstattengeht, bemerkt man vielleicht in der ersten Phase erst einmal nicht viel. Erst durch eine Häufung, oder wenn Außenstehende gar etwas bemerken, wird es einem bewusst. Beim genauen Hinschauen spüren aber die meisten Betroffenen an sich selbst eine Verlangsamung ihrer Denkvorgänge. Das heißt, man überlegt länger bis man Entscheidungen trifft, braucht länger um komplexe Zusammenhänge zu verstehen, oder benötigt plötzlich deutlich mehr Zeit zum Beantworten von Fragen und so weiter.

Wenn dann noch das Unvermögen hinzukommt, beispielsweise kurzfristig Informationen im Gedächtnis zu behalten (das sind Dinge, wie zu vergessen, was man einkaufen wollte, oder andere „Kleinigkeiten"), dann merkt man es oft sehr schnell und ist erschrocken.

Diese sogenannte „Störung des Arbeitsgedächtnisses" geht häufig noch mit Einschränkungen der Aufmerksamkeitsspanne einher. Auch dies kann sich erst unbemerkt einschleichen und wird gegebenenfalls eher durch das engste soziale Umfeld bemerkt.

DIAGNOSE

Es gibt verschiedene neuropsychologische Testverfahren, mit denen man die kognitive Leistungsfähigkeit beurteilen kann.

Eines der größten Probleme für die Diagnose ist, dass der Einfluss von MS auf die Kognition im Alltag zunächst ja oft übersehen wird. Denn dieser Prozess verläuft meistens sehr langsam und am Anfang oft unbemerkt – er schleicht sich sozusagen ein. Manche Betroffene denken, dass ihnen irgendetwas „Schusseliges" passiert, weil sie „einfach nur abgelenkt" waren und nehmen somit dieses Problem nicht als Störung wahr. Auch eine gewisse Vergesslichkeit oder Zerstreutheit kann man jahrelang mit sich „herumschleppen", ohne sich bewusst zu werden, dass es eine beginnende kognitive Leistungsstörung sein könnte! Außerdem sind leichte kognitive Schwierigkeiten weniger auffällig als körperliche Symptome.

Besteht allerdings der Verdacht an einer kognitiven Störung zu leiden, kann der Neurologe unterstützend helfen und die richtige Diagnose stellen.

Leider weiß man, dass MS-Patienten von den Risiken verstärkten Hirnschwunds betroffen sind. Ein MRT ist in der Lage, den Abbau der Hirnsubstanz zu dokumentieren. Allerdings zeigen diese den Verlust erst auf, wenn er bereits weit vorangeschritten ist. Deshalb ist eine klare Diagnose heutzutage leider noch sehr schwierig.

Die kognitive Leistungsfähigkeit kann mittels „standardisierter neuropsychologischer Testverfahren wie u. a. FST (Faces Symbol Test), MUSIC (Multiple Sclerosis Inventory Cognition) oder BRB-N (Brief Repeatable Battery of Neuropsychological Tests in MS) erfasst werden. Mithilfe der neuropsychologischen Tests lassen sich verschiedene kognitive Leistungskomponenten, insbesondere Aufmerksamkeit, Gedächtnis, Sprache, Flexibilität im Denken und Problemlösefähigkeit sowie deren Auswirkungen auf den Alltag und auf das Wohlbefinden der Patienten besser beurteilen. Um die kognitiven Störungen von Depressionen und Fatigue abzugrenzen, werden standardisierte Fragebögen sowie strukturierte Interviews eingesetzt."

(Quelle:
http://www.msundich.de/fuer-patienten/leben-mit-ms/geistige-fitness/kognitive-stoerungen/)

Noch etwas zum Schmunzeln:

Heute live:
    Spülmaschine angestellt -
    ohne Pulver und Wasser.
    Kaffemaschine angestellt -
    ohne Kaffeepulver.

    Pizza in Backofen gestellt -
    nicht an geschaltet.

    Seien Sie LIVE dabei,
    wenn ich Altglas rausbringe -
    ohne Flaschen..!!!

by MULTIPLE-ARTS.com

Wenn **Gewicht verlieren**
    so **einfach wäre,**
wie gewisse Dinge zu **verlegen,**
wie mein Handy und die Schlüssel,
oder gar mein **Gedächtnis,**
    dann wäre ich
sehr sehr MAGER!!!

by MULTIPLE-ARTS.com

Blasen- und/oder Darmprobleme
(Kontinenz Probleme)

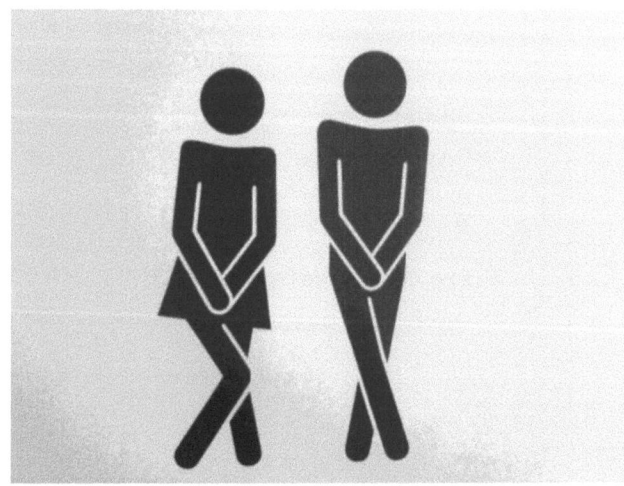

Dieses Symptom ist den meisten MS'lern unglaublich peinlich. Es kann das Leben der Betroffenen erheblich einschränken – und wieder sieht man es nicht!

Es gibt viele Möglichkeiten aus ärztlicher Sicht (bitte unbedingt mit Ihrem Neurologen und/oder auch Urologen besprechen), dieser Kontinenz abzuhelfen, aber nicht für jeden funktioniert das gleichermaßen gut - nicht jeder kommt mit all den Hilfsmitteln (wie Katheter) zurecht und vor allem bringt es nicht bei jedem den gleichen Erfolg.

Inkontinenz:

- ☐ Teilweise unwillkürlicher Urinabgang
- ☐ Häufiger heftiger Blasendrang (sehr belastend im Beruf und auch soz. Umfeld)
- ☐ Oft nur durch operative Eingriffe, Botox-Behandlungen und künstliche Ausgänge behandelbar (alles NICHT sichtbar, aber enorm belastend)
- ☐ Restharnbildung - dadurch häufigere Harnwegsinfekte

Oft kündigt sich eine MS auch schon mit kleinen inkontinenten Problemen an: beim Hüpfen oder Rennen... *tropf tropf* und das kleine Malheur ist da.

Es ist peinlich, scheinbar wieder ins Kleinkindalter zurückgeworfen zu werden und plötzlich keine Kontrolle über den Harnabgang zu haben.

Noch unangenehmer wird es, wenn man den Stuhlgang nicht einhalten kann. Und deshalb wundert es auch nicht, dass es ein Tabu behaftetes Thema ist. Leider, denn würden sich Betroffene offen austauschen, könnten sie über viele Hilfsmittel berichten.

In meinem Buch „Alltags-Tipps bei MS" schreibe ich ausführlich darüber: hier der Ausschnitt:

Menschen mit MS leiden häufig unter
Inkontinenz und Blasenstörungen.

Bei Betroffenen mit MS kommt es oft zu einer Überaktivität der Blase, so dass sich Symptome der Dranginkontinenz zeigen. Die Restharnbildung entsteht in der Regel durch eine sogenannte komplexgestörte Blase, da die nötigen Muskelgruppen nicht mehr richtig zusammenarbeiten können. Im Extremfall kann es bei Patienten mit MS auch zu einer vollständigen Inkontinenz durch eine inaktive Blase kommen, das heißt, dass eine enorme Schwäche oder komplette Lähmung des gesamten Blasensystems vorliegt.

Unterschiedliche Formen der Harninkontinenz
(Quelle: aktiv-mit-ms.de)
Mediziner unterscheiden je nach Lage der Läsion drei verschiedene Formen von Blasenstörungen:

• hyperaktive Blase
Häufig kommt es zu einer Überaktivität der Blasenmuskulatur: Sie beginnt schon bei geringen Urinmengen in der Blase, sich zusammenzuziehen. Dies äußert sich in starkem Harndrang bei noch nicht gefüllter Blase, der so stark sein kann, dass es zu einem ungewollten Uri-

nabgang kommt (imperativer Harndrang). Deshalb nennt man diese Form einer Blasenfunktionsstörung auch Drang- oder (englisch) Urge-Inkontinenz.

• komplexgestörte Blase

Bei einer komplexgestörten Blase ist das Zusammenspiel der beteiligten Muskelgruppen für Blasenentleerung und Blasenverschluss gestört. Bei dieser Form der Harninkontinenz kommt es daher auch häufig zu Restharnbildung. Diese stellt ein großes Risiko für Harnwegsinfekte dar und bleibt bei MS-Betroffenen wegen gleichzeitiger Sensibilitätsstörung oft unbemerkt.

• inaktive Blase

Bei der dritten Form der Harninkontinenz ist eine Schwäche bis hin zur Lähmung des Schließmuskelsystems der Blase die Ursache für die Inkontinenz.

Die Theorie ist die eine Sache, es auszuhalten ist etwas ganz anderes. Und wieder einmal ist es ein unsichtbares Symptom, das den Alltag erheblich beeinflusst und erschwert.

Ich kann hier nicht detailliert auf die Behandlungsmethoden eingehen, aber neben einer Medikamentengabe steht auch das Blasentraining mit an vorderster Stelle. (Ziel dieser Selbstbehandlungs-Strategie ist es, die Blasenentleerung zeitlich zu steuern. Man soll lernen, wie beim Wasserlassen ein fester Zeitplan eingehalten werden kann. Beispiel: alle zwei oder drei Stunden zur Toilette gehen).

Beckenbodentraining

ist ein weiteres sinnvolles Mittel. Starke Beckenbodenmuskeln unterstützen die Blase und sind für eine gute Blasenfunktion unerlässlich

Elektrostimulation

Mit elektrischem Strom wird der Muskel um die Blase gestärkt. Diese Therapieform ist völlig schmerzlos.

Selbst-Katheterisierung:

Katheter sind oft das einzige wirkungsvolle Mittel gegen Restharnbildung. Wenn Medikamente und/oder Beckenbodentraining alleine nicht weiterhelfen, sorgen die Katheter dauerhaft für eine vollständige

Entleerung der Blase. So ist die Sorge vor ungewollten Abgängen geringer. Betroffene lernen damit den eigenständigen Umgang. Viele Betroffene, die diese Technik anwenden, haben immerhin das Gefühl, wieder ein Stück Kontrolle und eine gewisse Selbständigkeit gewonnen zu haben.

Vorlagen/ Einlagen

Vorlagen sind in der Regel anatomisch geformt und werden durch Netzhosen oder Schutzhosen fixiert. Dadurch können sie zwar leichter verrutschen, aber sie lassen durch ihre geringere Größe mehr Luft an den Intimbereich.

Einlagen sind Hilfsmittel bei Inkontinenz, die vor allem bei leicht ausgeprägter Blasenschwäche verwendet werden. Sie ähneln einer Damenbinde und werden ebenso im Slip befestigt und platziert.

Aufsaugende Hilfsmittel

Dies können beispielsweise Windel-Slips, Pants oder Einlagen mit Hüftgürtel sein. Diese einteiligen Systeme haben den Vorteil, dass sie sehr sicher und eng am Körper liegen. Zweiteilige Systeme können beispielsweise aus einer Vorlage/Einlage und einer Fixierhose bestehen, oder aber Betroffene nutzen Vorlagen in Kombination mit enganliegenden Hosen.

Besprechen Sie mit Ihrem Urologen und/oder Neurologen, was für Sie und Ihre Lebensgewohnheiten am besten ist. Vielleicht kann man ja auch etwas kombinieren.

Pants/ Trainers/ Inkontinenzhosen

All diese Hilfsmittel sind in verschiedenen Größen und mit unterschiedlichen Saugstärken erhältlich. Sie werden eher bei leichter bis mittelmäßig stark ausgeprägter Inkontinenz eingesetzt.

Die Pants werden wie normale Unterwäsche an- und ausgezogen, haben allerdings den Nachteil, dass sie nicht so einfach gewechselt werden können. Daher eignen sie sich nicht als Hilfsmittel für Patienten mit starker Inkontinenz.

Windel-Slips / Erwachsenenwindeln

Windel-Slips ähneln stark einer Baby-Windel. Dafür kann sie aber deutlich größere Mengen an Urin auffangen. Deshalb werden sie eher bei schwereren Formen der Inkontinenz eingesetzt.

Sie sind sehr bequem und bieten so sicheren Schutz, dass sie sogar oft freiwillig von MS`lern mit leichter oder mittlerer Harninkontinenz getragen werden

Matratzen-Auflage

Sie dient zum Schutz des Bettes und der Matratze. Die Auflagen bestehen aus mehreren Lagen Zellstoff, in denen der Urin aufgefangen wird und einer Folie, die das Durchnässen verhindert.

Vaginaltampons, Pessare, Plugs

Diese Hilfsmittel werden in die Scheide eingeführt, wo sie durch Druck dafür sorgen, dass Harn nicht unverhofft entweichen kann. Der Harnröhren-Plug verdichtet den Kanal nicht in der Scheide, sondern direkt innerhalb der Harnröhre.

Zusammenfassung:

- Trinken Sie lieber tagsüber viel und abends wenig. Am besten trinken Sie Wasser (mindestens zwei Liter täglich).
- Trinken Sie möglichst keinen Alkohol! Auch Koffein kann schädlich sein, da Bier, Kaffee und Cola den Harndrang erhöhen.
- Versuchen Sie regelmäßig und täglich die Blase alle zwei bis drei Stunden zu entleeren.
- Pflegen Sie den Genitalbereich ohne Seife – die Haut könnte sonst austrockenen und anfälliger für Bakterien werden.
- Achten Sie bei Ihren Hosen darauf, dass sie nicht zu eng sind und womöglich auf die Blase drücken."

Schmerzen und MS

Chronische Schmerzen

sind wie die Gliederschmerzen
und enorme Erschöpfung
bei einer schweren Grippe.
So, wie man sich nach einem
sehr harten und langen Arbeitstag fühlt.
Es schießen stechende Schmerzen ein,
wie wenn Dich ein Auto rammen würde
und Du fühlst Dich insgesamt,
wie von einem Laster überrollt.
Und doch sind diese Symptome
UNSICHTBAR!
Das bedeutet,
dass sich viele Leute gar nicht
vorstellen können,
was man in diesem Moment durchlebt.

Schmerzen sind ein nicht zu unterschätzendes Symptom bei MS. Schmerzen gehören zu den unsichtbaren Symptomen der Multiplen Sklerose und werden infolgedessen hinsichtlich Ausprägung und Häufigkeit in der Regel weit unterschätzt. Es wird leider immer noch darüber gestritten, ob MS Schmerzen „auslösen" kann, ob sie „einfach da sind" oder doch irgendwie zusammenhängen. Das ist die wissenschaftliche Seite.

Fakt ist aber, dass ich keinen MS-Patienten kenne, der KEINE Schmerzen hätte. Die sogenannten Nervenschmerzen können äußerst schmerzhaft einschießen und auch verweilen. Mich überfallen oft ganz plötzlich auftretende heftige stechende Schmerzen in den Beinen oder Händen. Viele MS`ler kennen das auch vom Trigeminus-Nerv im Gesicht. Kopfschmerzen kennt auch fast jeder MS-Patient und auch diese können bis hin zur Migräne zerstörerisch sein.

Da wir mit diesen Schmerzen, sowie auch mit unseren anderen Symptomen leben MÜSSEN, können wir es auch im Berufsalltag nicht erlauben, dann „mal zu Hause" zu bleiben. Denn diese Schmerzen sind Teil von uns und oft kann man sie medikamentös auch nur schwer behandeln oder in den Griff bekommen. Wie oft unterhalte ich mich mit Jemandem und mir schießt solch ein Nervenschmerz ein... Und wie oft würde ich mich am liebsten auf dem Boden zusammenkrümmen und mich meinem Schmerz ergeben. Aber wie häufig mache ich genau das Gegenteil und reiße mich zusammen - wieder einmal - und versuche den Schmerz zu ignorieren und mein Gegenüber nicht damit zu belasten.

Auch wenn ich zu lange stehen muss bekomme ich fürchterliche Schmerzen in den Beinen, die so weit gehen können, dass ich anschließend kaum noch laufen kann. Und nein: das ist nicht mit „ein bisschen Training" wegzubekommen.

Gerne kommen dann in solchen Momenten nämlich auch noch Spastiken hinzu.

Langes Sitzen, womöglich noch stillsitzen, ist eine Qual, da hierbei ebenfalls Schmerzen auftreten können. Wenn ich nach meinen Schmerzen ginge, und mich von ihnen beeinflussen lassen würde, müsste ich jeden Kaffeeklatsch nach einer halben Stunde abbrechen, jede Party nach einer halben Stunde verlassen.

Und selbst Liegen ist nicht immer entspannend, da sich die Schmerzen auch nicht an der „vermeintlichen Entspannung" orientieren und uns in Ruhe lassen. Oft wache ich nachts auf, gepeinigt von stechenden Schmerzen.

Es sieht niemand, da ich mir selten etwas anmerken lasse, aber es kostet mich so unendlich viel Kraft, das auszuhalten und so normal wie möglich zu wirken und an all dem teilhaben zu können, was mir das Leben lebenswert erscheinen lässt. Und Kraft und Energie ist ja etwas, das wir sowieso nur äußerst selten haben und mit der wir gut „hauswirtschaften" müssen.

Jeder MS'ler wird noch eine Vielzahl von Schmerzen aufzählen können. Wichtig zu wissen ist für Außenstehende im Endeffekt, dass wir oft und auch „nicht nur mal kurz" Schmerzen haben, sondern sie tapfer ertragen müssen.

Die MS hat 1000 Gesichter und so ähnlich verhält es sich auch mit der Vielfalt der Schmerzformen. Noch dazu kommt, dass die Schmerzwahrnehmung individuell äußerst unterschiedlich ist. Auch die Häufigkeit ist sehr ungleich.

„Untersuchungen sprechen von bis zu 75 oder gar 80% der MS-Patienten, die im Zusammenhang mit ihrer Erkrankung Schmerzen entwickeln. Etwa 1/4 von ihnen sogar als frühes Symptom und ca. 1/3 als das eigentlich störende Symptom ihrer Erkrankung. Es tritt bei ihnen zumeist nicht nur eine einzelne Schmerzform auf, sondern neben den MS assoziierten Schmerzen leiden MS-Patienten in der Regel noch an zwei bis drei anderen Schmerzformen (z.B. Arthrose, Rückenschmerzen, Migräne, Blasenschmerzen).“ (1)

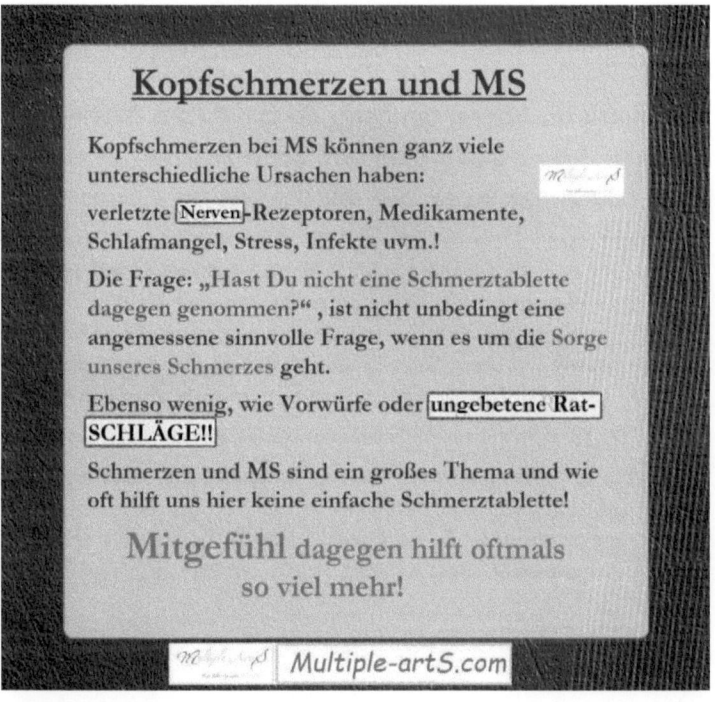

Leider geben viele Ärzte „Schmerzen bei MS“ oft nicht die Bedeutung, die ihnen zusteht und dementsprechend wird teilweise auch nur schlecht diagnostiziert oder gar behandelt.

Was man weiß, ist, dass der neuropathische Schmerz ein typischer MS-Schmerz ist:

„Schmerz, der durch die Schädigung schmerzleitender Nervenfasern oder schmerzverarbeitender Nervenzellen (bei der MS im Rückenmark oder Gehirn) entsteht. Durch die Schädigung können die

Fasern gereizt werden und einen Schmerz verursachen, ohne dass ein üblicher Schmerz auslösender äußerlicher Reiz vorhanden ist." (1)

Dieser Schmerz ist übel und kann auch als schmerzhaftes Brennen oder Sensibilitätsstörungen auftreten.

Und: es können auch die zur Therapie eingesetzten Medikamente zu Schmerzen führen.

(1) https://www.amsel.de/multiple-sklerose-news/medizin/schmerzen-und-multiple-sklerose/

Wenn Du Schmerzen hast, darfst Du das äußern.

Wenn Du chronische Schmerzen hast, darfst Du weinen und es rauslassen.

Oder einfach das tun, was DIR hilft, den Tag zu überstehen.

Vielleicht hast Du das Gefühl, dass Du damit manche Leute nervst, oder sie sagen Dir, dass Du aufhören sollst Dich zu beschweren, weil es ja immer noch Menschen gibt, denen es schlechter geht als Dir….

Aber diese Menschen werden nie verstehen wie es ist, jeden Morgen mit einer chronischen Erkrankung und Schmerzen aufzuwachen.
Und Dich Tag für Tag einfach nur schwach und elend zu fühlen.

DU lebst mit dieser Erkrankung und DU kennst DEINE Limits!

Diese Erkrankung wird nicht wieder weggehen und manchmal hilft DARÜBER zu REDEN einfach nur, um den Tag zu überstehen und zu schaffen! Es ist wichtig, dass Du Verständnis erfährst und weißt, dass es völlig ok ist, darüber zu reden!

Was sind
„Anfallsartige (paroxysmale) Symptome"?

Besonders die MS`ler, die schon länger mit der Krankheit zu tun haben, werden es kennen: Die paroxysmalen Symptome!
Was aber genau ist das?
„Paroxysmale Symptome ist der Sammelbegriff für Beschwerden, die überfallartig, kurz (maximal wenige Minuten), aber wiederkehrend auftreten.
Meist handelt es sich um einschießende Schmerzen in einer bestimmten Körperregion, es kann sich aber auch um plötzliche Gefühls-, Sprech- oder Bewegungsstörungen handeln, seltener auch Juckreiz. Das häufigste paroxysmale Symptom ist die MS-bedingte Trigeminusneuralgie, die im Gegensatz zur „normalen Trigeminusneuralgie" oft beidseitig auftritt. Außerdem werden das Lhermitte-Zeichen und das Uhthoff-Phänomen zu den paroxysmalen Symptomen gerechnet.
Paroxysmale Symptome werden durch verschiedene Reize ausgelöst: plötzliche Bewegungs- oder Haltungsänderungen, Sprechen, Lachen, Schlucken, heißes oder kaltes Essen und andere, können aber auch spontan entstehen." (Quelle: www.amsel.de).
Manchmal schießt beispielsweise ein Schmerz ein, der zwar sehr heftig und drastisch sein kann – aber bis man ihn „verarbeitet" hat, ist er schon wieder verschwunden. Ich finde das immer lästig und man ist auch hilflos - aber wiederum kann man sehr froh sein, dass es keine langanhaltenden Schmerzen sind, mit denen sowieso viele MS`ler zu kämpfen haben.
Das Uhthoff-Phänomen ist natürlich ein Symptom, das auch länger anhalten kann und es kann zusätzlich durch Schmerzen, alle möglichen MS-Symptome, Schwäche und Kraftlosigkeit gekennzeichnet sein.
Wenn man sich all dessen bewusst ist und weiß, dass solche Symptomatiken auftreten können, aber KEINEN Schub bedeuten, kann man versuchen, sich und sein Leben besser darauf einzustellen, um die Lebensqualität nicht leiden zu lassen.
Des Weiteren kann es helfen, eine Art Tagebuch zu führen, um zu erkennen, in welchen Situationen paroxysmale Symptome auftreten.

Denn eventuell lassen sich solche Situationen dann reduzieren oder gar vermeiden.

Es gibt auch medikamentöse Therapien, die man mit seinem Neurologen besprechen kann. Hier gilt es sicher gut abzuwägen, wie beeinträchtigend diese paroxysmalen Symptome sind und ob man sie medikamentös bekämpfen sollte oder ob sie aushaltbar sind.

Was bedeutet das „Lhermitte-Zeichen"?

Das Lhermitte-Zeichen (auch Lhermitt´sches Phänomen – nach Jacques Jean Lhermitte / ein frz. Neurologe und Psychiater) ist ein klinisches Zeichen, das in der neurologischen Untersuchung eine Rolle spielt, aber von den Betroffenen auch spontan bei Alltagsbewegungen mit mehr oder minder starker Beugung des Nackens wahrgenommen werden kann.

Es äußert sich durch ein unangenehmes bis schmerzhaftes „elektrisierendes" Gefühl, wenn der Kopf vom Arzt langsam gebeugt, also Richtung Brust bewegt wird. Da es sehr unangenehm und oft auch sehr schmerzhaft ist, können sich Betroffene nur noch schlecht bücken.

Als „positiv" wird es dann bezeichnet, wenn man ein elektrisierendes Gefühl in Armen, Rumpf oder Beinen verspürt, das im typischen Falle vom Nacken her dorthin ausstrahlt.

Sexuelle Störungen

Multiple Sklerose bringt, das wissen wir, Veränderungen auf jeder Ebene unseres Lebens mit sich. Betreffen diese unter Umständen auch die Sexualität, kann das besonders verwirrend und emotional aufwühlend sein.

Das zentrale Nervensystem (ZNS), beziehungsweise die Weiterleitung der Nervenreize, spielt natürlich auch im Hinblick auf das Sexualleben eine bedeutende Rolle. Durch Funktionsstörungen bestimmter Nervenbahnen kann deshalb das Sexualleben beeinträchtigt werden.

Sexualität und MS müssen sich nicht ausschließen!

Vorweggenommen sei, dass Sexualität bei MS keinesfalls schadet, sondern dass das Gegenteil der Fall ist: Oft gehen Partner von MS-Erkrankten davon aus, dass die eigenen sexuellen Bedürfnisse für den Erkrankten eine Zumutung seien und möchten sie deshalb auch nicht offenbaren. So kann sich aber eine psychische Kluft zwischen den Partnern aufbauen, die die Beziehung - die ja ohnehin durch die MS schon oft vorbelastet ist - noch zusätzlich belastet.

Eine weitere Ursache von sexuellen Störungen bei MS können psychische Probleme sein. Auch bei Gesunden ist kaum ein Gebiet so intim, Scham- und Angst besetzt, wie die eigene und vor allem die Paar-Sexualität. Und kaum etwas anderes in einer Beziehung macht uns so verletzlich. Wenn es sich um das Thema Sexualität handelt, wird manch Wortgewandter plötzlich stumm, schweigsam und verschlossen. Es ist schwer, sich sprachlich so auszudrücken, dass man nicht einsilbig oder zu ausschweifend wird. Zugeknöpft und reserviert zu sein, weil man nicht die richtigen Worte findet, löst das Problem nicht: ein heikles Unterfangen, sogar zwischen festen Sexualpartnern.

Andererseits ist Sexualität aber auch eine wundervolle Möglichkeit, Nähe zum geliebten Partner herzustellen und zu halten oder in schwierigen Lebensphasen nicht den „Kontakt" zueinander zu verlieren.

Gerade, wenn ein Paar mit der Diagnose MS (eines der Partner oder auch beider Partner) leben muss, versteht man wie wichtig es ist, sich gegenseitig zu begreifen, zu verstehen. Denn durch fehlende Sexualität auf Grund der MS, kann sich sowohl auf der körperlichen als auch auf der Beziehungsebene so Vieles verändern. Davor hat natürlich jeder in der Beziehung Angst.

Aber MS führt nicht zwangsläufig zu sexuellen Funktionsstörungen. Wenn aber die Nervenbahnen, die zu den erogenen Zonen und Genitalien führen, durch die Krankheit beeinträchtig sind, kann es unter anderem zu **Sensibilitätsverminderung** in diesem Bereich kommen.

Oft treten Probleme mit der Sexualität erst im Laufe der MS-Jahre ein und so auch oft erst im Laufe der bestehenden Beziehung. Das hat sicherlich den Vorteil, dass man schon auf viele Jahre befriedigender Sexualität zurückschauen kann und auch schon eine gewisse Nähe und Intimität aufgebaut hat. Dies kann ein Gespräch über neu auftretende Beeinträchtigungen erleichtern.

Single mit Multipler Sklerose und Sexualität

Schwieriger ist es für MS`ler, die gerade keine Beziehung haben, sich aber einen Lebenspartner wünschen. Denn hier ist die Angst, sich auf Grund ihrer sexuellen Problematik auf eine neue Beziehung einlassen zu wollen, verständlicherweise enorm hoch. Viele MS`ler stellen sich die Frage: „Kann man denn Nähe entstehen lassen, wenn man Streicheln nicht ertragen kann, oder an den üblichen erogenen Zonen nichts mehr spürt?"

Dies ist eines der Hauptprobleme in Bezug auf dieses Thema – das haben meine Recherchen und Interviews ergeben.

Eine neue Beziehung einzugehen ist immer aufregend und auch für Gesunde etwas Besonderes. Eine sexuelle Beziehung daraus zu machen, ist ein nächster Schritt, der im besten Fall völlig unproblematisch abläuft. Wenn man aber weiß, dass man sexuell nicht mehr aktiv sein kann, (oder nicht mehr in dem Ausmaß, wie das früher der Fall war), ist es eine große Hürde, eine neue sexuelle Beziehung eingehen zu wollen. Diese Barriere braucht viel Selbstvertrauen, Mut und Selbstbewusstsein um überwunden zu werden. Sie setzt ein besonders großes Vertrauen - fast schon einen Vertrauensvorschuss - in den neuen Partner voraus.

Von außen betrachtet:

Auch Außenstehende haben viele Fragen im Kopf in Bezug auf Sex und Behinderung. Zum Beispiel: „Kann jemand, der an Multipler Sklerose erkrankt ist, eine Erektion bekommen? Hat er dabei Schmerzen?" Und Vieles mehr...

Oft ist anderen die Vorstellung, dass Behinderte Sex haben, sogar peinlich und unvorstellbar.

Da Sex ja auch eine Fortpflanzungsmöglichkeit ist und somit eine Weitergabe der Gene bedeutet, ist dieser Aspekt eine weitere Überlegung von vielen Betroffenen. Zum jetzigen Wissenstand geht man bei MS davon aus, dass sie nicht vererbbar ist, es allerdings eine genetische Disposition gibt. Aber oft wird den Betroffenen auch die Verantwortung als potentielle Eltern nicht zugetraut.

Man sieht an all den aufgeworfenen Fragen also, dass dieses Thema Sexualität ein sehr weites Spektrum umfasst.

> ➢ Fakt aber ist: Zu einem selbstbestimmten Leben als Mensch mit Behinderung gehört auch die selbstbestimmte Sexualität!

Behinderte Menschen sind selbstbestimmte Menschen!

Auch für MS`ler gilt, dass es grundsätzlich keine Unterschiede in den sexuellen Bedürfnissen gibt, denn es ist ein Grundbedürfnis, das bei fast allen Menschen gleich ist. Flirten, Freundschaften, Beziehungen, sowie Zärtlichkeiten und Sexualität gehören zu einem erfüllten Leben. Mit oder ohne MS!

Manche MS`ler leiden darunter, dass ihr Bedürfnis nach Zärtlichkeit und sexueller Lust unerfüllt bleibt und ihr Sexualleben eingeschränkt ist, obwohl sie in ihren sexuellen Empfindungen nicht beeinträchtigt sind. Selbst wenn sie durch die MS benachteiligt sind, kennen sie vielleicht das Gefühl der Lust und würden es gerne wieder erleben. Doch Sexualität, Liebe und Partnerschaft, Schwangerschaft und Familienplanung, Verhütung und Kinderwunsch haben oft wenig Raum in der Lebenswirklichkeit von Menschen mit Behinderung. Dies ist sehr schade. Deshalb ist ein offener Umgang mit diesem Thema, auch in der Öffentlichkeit, umso wichtiger.

Häufige sexuelle Probleme bei MS

• Verringerte Libido
• Kein Lustempfinden mehr
• Kraftlosigkeit
• Beim Mann: keine Erektion, oder keine anhaltende Erektion
• Bei der Frau: Schmerzen beim Geschlechtsverkehr, trockene Vagina, Scheidenkrämpfe
• Spastiken
• Keine Energie
• FATIGUE und ständige Müdigkeit
• Generelle Schmerzen
• Jedes „Anfassen" ist unerträglich
• Orgasmus-Probleme
• Inkontinenz
• Blasenstörungen
• Bewegungseinschränkungen
• Taubheit der Geschlechtsorgane und der entsprechenden Regionen
• Taube Mundpartie, oder auch Gesichtshälfte, die das Küssen beeinträchtigt
• Kribbeln, das vom Empfinden ablenkt
• Veränderungen der Aufmerksamkeit und Konzentration

Mit viel Glück treten sexuelle Schwierigkeiten auch nur zeitweise, oft auch „nur" im Rahmen eines Schubes, auf. Leider bleiben sie manchmal auch dauerhaft.

Empfindungsstörungen bei MS
Schmerzen beim Geschlechtsverkehr bei MS

Frauen mit MS betrifft sehr häufig eine verminderte (oder gesteigerte, schmerzhafte) Empfindsamkeit in der Genitalregion. Dies kann zu Trockenheit der Vagina führen, was wiederum äußerst schmerzhaft ist (hier helfen z. B. Gleitmittel, Cremes) – und wie immer, das **Gespräch mit Partner und Ärzten.** Ich erwähne das bewusst, weil ich in meinen Interviews festgestellt habe, dass dies einfach oft nur vergessen oder gar nicht in Betracht gezogen wird.

Bei MS`lern, die unter Inkontinenz-Problemen leiden, können verständlicherweise aus Angst vor unkontrolliertem Urin- oder Stuhlabgang aufkommende Probleme mit der Sexualität die logische Folge sein. Bei Harn-Inkontinenz kann es helfen, vor dem Sex weniger Flüssigkeit zu sich zu nehmen und auf jeden Fall die Blase vorher zu leeren.

Schwierigkeiten bei der Sexualität mit MS

Diese Symptome können eine direkte Folge von Entzündungsherden im Gehirn oder Rückenmark sein. Sie können aber auch Begleiterscheinungen von Blasenstörungen, Spastik oder Schmerzen sein.

Erektile Dysfunktion, vermindertes sexuelles Verlangen, Schmerzen während des Geschlechtsaktes

Sexuelle Störungen betreffen sehr viele MS-Patienten und können verschiedene Ursachen haben. Oft gehen sie auf neurologische Veränderungen oder typische körperliche MS-Dysfunktionen und Beeinträchtigungen zurück. Natürlich können dabei ebenso MS-bedingte Veränderungen der Körperwahrnehmung eine große Rolle spielen. Dies wiederum bedingt oftmals, dass sich die Einstellung zum eigenen Körper verändert. Seelische und soziale Schwierigkeiten können aber ebenfalls sexuelle Störungen bei MS verursachen.

Das Problem besteht insofern „unsichtbar" und sozusagen doppelt: zum einen ist es für den Betroffenen nicht schön, auch auf diesem Gebiet nicht mehr „voll funktionstüchtig" zu sein, Schmerzen aushalten zu müssen oder eventuell auch gar keine Lust mehr zu empfinden. Dann kommt hier noch der Partner hinzu, der damit ja auch umgehen können muss und sich zwar im besten Fall darauf einstellt und man trotzdem eine zufriedene und befriedigende Partnerschaft führen kann - aber belastend ist es allemal.

Des Weiteren fühlt sich der Betroffene oft minderwertig, nicht mehr attraktiv oder begehrenswert. Das ist ein psychisch ernstzunehmendes Problem und auch wenn man es nicht „sieht", geht es unter die Haut und tut weh.

Weiterhelfende LINKS:

- http://multiple-arts.com/mythen-bei-sexualitaet-und-ms/
- http://multiple-arts.com/unsicherheiten-im-umgang-mit-sexualitat-bei-ms/
- http://multiple-arts.com/intimitat-ist-mehr-als-sex-multiple-sklerose-und-sexualitat/
- http://multiple-arts.com/sexualitaet-mit-ms-empfindungsstoerungen/

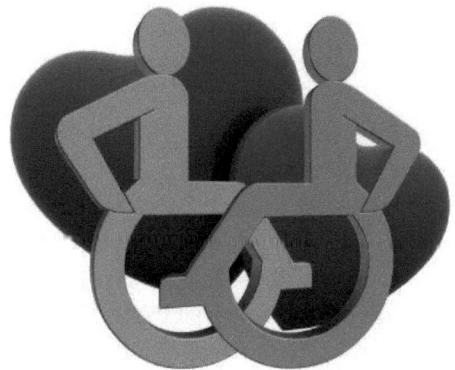

ANGST

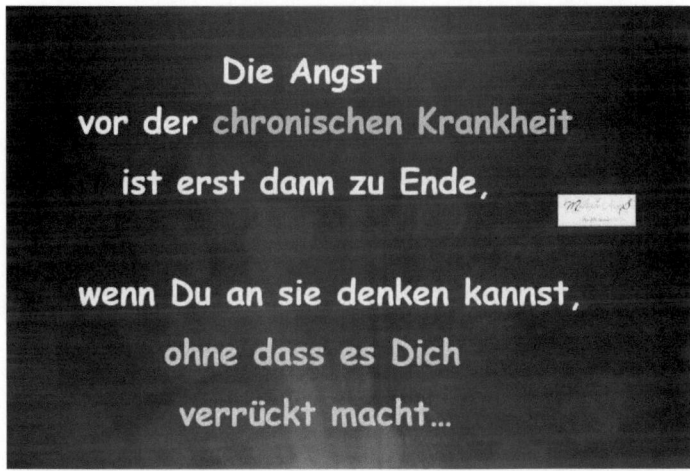

Die Angst
vor der chronischen Krankheit
ist erst dann zu Ende,

wenn Du an sie denken kannst,
ohne dass es Dich
verrückt macht...

Dass Menschen, die eine bislang noch nicht heilbare und vor allem eine so unkalkulierbare Erkrankung haben, auch Ängste haben, ist wirklich logisch. Wie schon im Kapitel „Depressionen" beschrieben, gehen Ängste/Depressionen mit der MS meistens einher.

Menschen, die Panikattacken, Depressionen oder chronische Krankheiten haben, durchleben manchmal tiefe und begründete Ängste. Und mitunter haben sie das auch nicht mehr ganz unter Kontrolle und sind auf Hilfe angewiesen. Es ist wichtig für sie, dass man ihnen das Gefühl gibt, dass man in genau diesem Moment für sie da ist, sie unterstützt und sie auch weiterhin mögen wird.

Das heißt also wieder: REDEN, Fragen stellen und Antworten geben, Erwartungen und Wünsche gegenseitig (!) äußern. Nur so kann ein Angehöriger ernsthaft und sinnvoll helfen. Als Außenstehender kann man manchmal schwer begreifen, was genau denn gerade so ängstigend ist und es scheint manchmal nach außen hin auch unbegründet. Deshalb ist eine ehrliche Kommunikation einfach enorm wichtig – ebenso, wie sich professionelle Hilfe zu suchen!

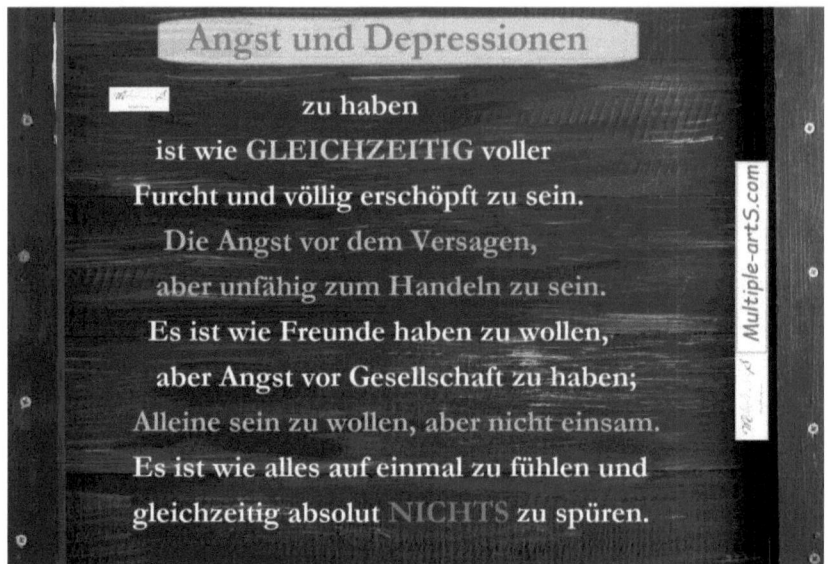

Angst und Depressionen

zu haben
ist wie GLEICHZEITIG voller
Furcht und völlig erschöpft zu sein.
Die Angst vor dem Versagen,
aber unfähig zum Handeln zu sein.
Es ist wie Freunde haben zu wollen,
aber Angst vor Gesellschaft zu haben;
Alleine sein zu wollen, aber nicht einsam.
Es ist wie alles auf einmal zu fühlen und
gleichzeitig absolut NICHTS zu spüren.

Multiple-artS.com

Ein erklärender Blog-Artikel:

*Angst

Angst ist oft einfach da und kann unser ständiger Begleiter sein. Sicherlich muss jeder Mensch Angst haben, auf der Straße überfahren zu werden. Das haben wir auch, und unsere Wahrscheinlichkeit ist statistisch gesehen sogar noch höher, da wir nicht so gut „zu Fuß" sind. Aber ZUSÄTZLICH zu den normalen Alltagssorgen haben wir die Angst, dass sich unser Zustand verschlechtert und uns noch mehr behindert, lähmt und uns Lebensqualität nimmt. ZUSÄTZLICH, das ist der kleine, aber sehr feine Unterschied.

MS: Ob es sich wirklich jemand vorstellen kann, der es nicht selbst kennt, wie es ist, mit der Angst zu leben, dass Dich täglich ein neuer Schub treffen kann, der Dein Leben von heute auf morgen auf den Kopf stellt?

Oder wie bei anderen Verlaufsformen, wenn sich die MS schleichend verschlechtert? Diese kriechende Angst, die so zerstörerisch ist.

Angst ist ein Grundgefühl, das sich in bedrohlichen empfundenen Situationen als Besorgnis oder Kummer äußert. Als Auslöser können sich erwartete Bedrohungen oder auch plötzlich auftretende Bedrohungen in „Angstgefühlen" ausdrücken.

Krankheit ist in der Regel nicht zu „erwarten", plötzliche Erkrankungen erst recht nicht. MS ist zwar eine chronische Erkrankung, aber doch überfällt die Plötzlichkeit eines Schubes oder einer Verschlechterung den Betroffenen sehr tiefgreifend. Erst einmal ist Angst nur eine Gefühlsregung, aber das, was die Angst mit uns macht, ist mehr. Deutlich mehr.

Sie kann unser Selbstbild auf den Kopf stellen, unser Selbstwertgefühl gehörig ins Wanken bringen und uns körperlich eine Art Bedrängnis und Enge bescheren.

Auf jeden Fall beschert es dem Betroffenen eine große Unsicherheit, die zu bewältigen nicht einfach ist und schnell zu einer Depression führen kann. Und die Angst vor Veränderung, die Angst vor der Endgültigkeit nehmen in solch einem Moment Besitz von dem Erkrankten und es kommt sicherlich auf die seelische Konstitution, das soziale Umfeld und andere Faktoren an, wie man solch einen Verlust der Gesundheit handhaben kann.

Verlust des Vertrauens in eine sichere Zukunft.

Und bitte, das alles ist wirklich nicht zu verwechseln mit der Angst, mit der jeder Mensch lebt, dass er nicht von einem „Auto überfahren" wird. Unsere Angst ist DA. IMMER! Sie ist greifbar und leider erlebbar. Sie ist nicht unreal oder überflüssig, sondern BEGRÜNDET. Wir müssen lernen mit ihr zu leben und sinnvoll mit ihr umzugehen - und zwar so, dass wir sie zulassen, es aber nicht zulassen, dass sie uns zerstört. Und ab und an brauchen wir deshalb bitte MITGEFÜHL und Hilfe. Ein „In-den-Arm-nehmen" eventuell ebenso, wie eine Psychotherapie.

Was bedeutet „Reizüberflutung"
bei MS?

Dieses Symptom ist ein sehr einschneidendes Krankheitszeichen, das leider von den Ärzten oft noch nicht als solches bewertet wird. Spricht man aber mit MS`lern, kennen sehr viele diesen Zustand und beschreiben ihn als sehr kräftezehrend und unangenehm – zumal man dieses Anzeichen wieder einmal nicht sieht. Wenn man weiß, worum es sich handelt, kann man besser damit umgehen, zumal man sich dann auch nicht mehr für „verrückt" erklären muss! ;)

Für Angehörige ist es sehr schwierig, dieses Symptom zu verstehen und nicht als Empfindlichkeit abzutun. Deshalb ist es auch wieder sehr wichtig, sich zu informieren und untereinander auszutauschen um Missverständnissen vorzubeugen.

Reizüberflutung und MS

Reizüberflutung ist eine umgangssprachliche Metapher für einen angenommenen Zustand des Körpers,
in dem dieser durch die Sinne
so viele Reize gleichzeitig aufnimmt,
dass sie nicht mehr verarbeitet werden können
und beim Betroffenen zu einer
psychischen Überforderung führen.

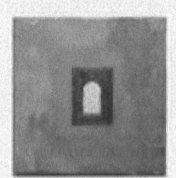

Diese Überforderung des (menschlichen) Organismus
bzw. Nervensystems durch Sinneseindrücke
betrifft die Sinne (Hören, Sehen, Riechen, Schmecken und Tasten) einzeln,
in Kombination, für einen kurzen Zeitraum und auch langfristig.

MS-Betroffene reagieren dabei besonders stark.

**Anhaltende Reizüberflutung kann
dauerhafte Konzentrationsschwierigkeiten und Vieles mehr bewirken.**

Beispiele für mögliche Auslöser sind:

- *Gehör:* Lärm, mehrere gleichzeitige akustische Quellen (z. B. Gerede inmitten Menschenmasse)

- *Augen:* Vielzahl von Farben, blinkende Lichter, schnelle Bewegungen

- *Geruchs- und Geschmackssinn:* Reizüberflutung kann auch bei einem bunt gemischten Essen auftreten, das die Geschmacksrichtungen süß, sauer, bitter, salzig und umami zugleich enthält, so dass die Geschmacksrichtungen nicht mehr einzeln empfunden und zugeordnet werden können.

©2014 MULTIPLE-ARTS.com *(Quelle: Wikipedia.de)*

Reizüberflutung ist nicht nur ein Wort, sondern ein Zustand!

Meine Form der MS, die noch gekoppelt ist mit Hochsensibilität (HSP), reagiert auf zu viele Reize sofort: mit Fatigue und Sehstörungen. Wenn es „ganz dicke" kommt, dann gerne auch mit allen bekannten und auch neuen MS-Symptomen – sie bringt dann sozusagen noch Herrn Uhthoff mit.

Es war ein langer Weg bis mir klar wurde, dass ich nicht einfach nur empfindlich bin…. Mir nicht immer selbst die „Schuld" gegeben habe, wenn mich etwas überfordert hat (so nach dem Motto: „Stell Dich nicht so an!"). Nein, es ist ein Tatbestand, dass dies auch ein Symptom der MS ist, allerdings liest man darüber sehr wenig und ich musste mich auf amerikanische Studien verlassen.

„Reizüberflutung eine umgangssprachliche Metapher für einen angenommenen Zustand des Körpers, in dem dieser durch die Sinne so viele Reize gleichzeitig aufnimmt, dass sie nicht mehr verarbeitet werden können und beim Betroffenen zu einer psychischen Überforderung führen.

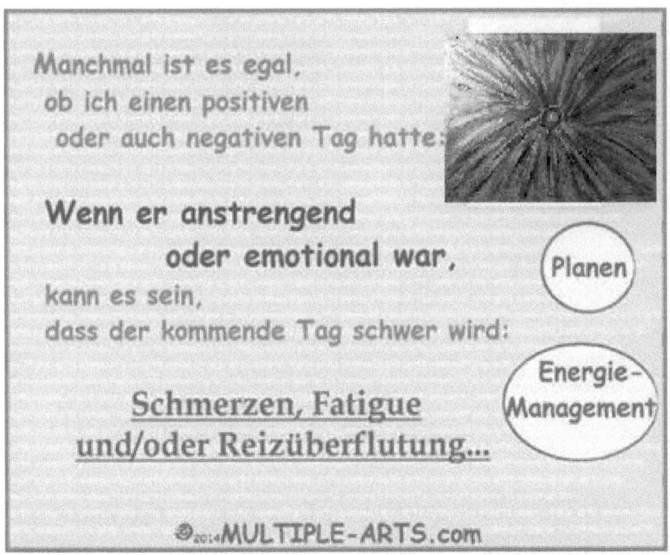

Manchmal ist es egal,
ob ich einen positiven
oder auch negativen Tag hatte:

Wenn er anstrengend
oder emotional war,
kann es sein,
dass der kommende Tag schwer wird:

Schmerzen, Fatigue
und/oder Reizüberflutung…

Planen

Energie-
Management

©₂₀₁₄MULTIPLE-ARTS.com

Diese Überforderung des (menschlichen) Organismus - beziehungsweise des Nervensystems - durch Sinneseindrücke betrifft die

Sinne (Hören, Sehen, Riechen, Schmecken und Tasten) einzeln, in Kombination, für einen kurzen Zeitraum und auch langfristig."
(https://de.wikipedia.org/wiki/Reizüberflutung)

MS-Betroffene reagieren dabei besonders stark. Anhaltende Reizüberflutung kann dauerhafte Konzentrationsschwierigkeiten bewirken.

Es gibt wohl kaum einen Bereich des Körpers, der hierdurch keine Defizite erleiden würde. Die hierzu passenden Krankheitsbilder: Das Chronical Fatigue oder das Burn-Out-Syndrom (bei MS wäre das dann die FATIGUE) und Beschwerden, die direkt im Zusammenhang mit einer Reizüberflutung auftreten: Tinnitus oder Migräne etwa. Auslöser dieser Überforderungen sind meistens Hektik, Stress und die damit einhergehende Unfähigkeit abzuschalten. Zahlreiche psychosomatische Krankheiten werden auf ein Übermaß an äußerlichen Reizen zurückgeführt.

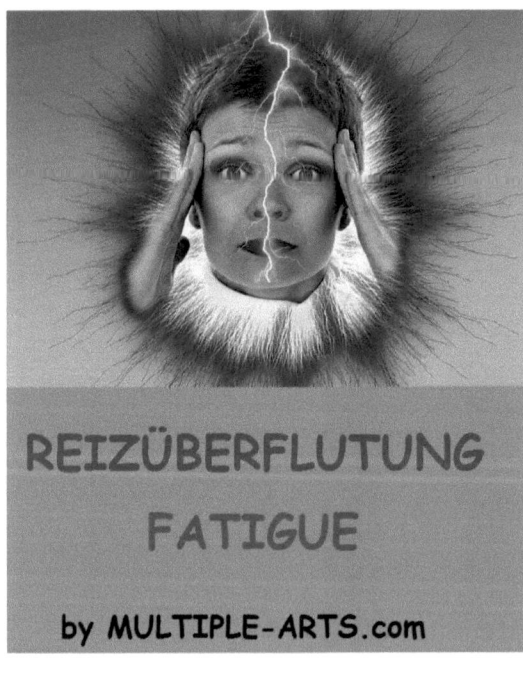

Reizüberflutung und MS

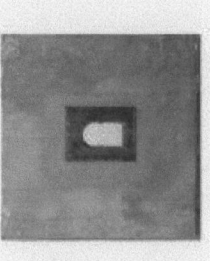

Reizüberflutung ist eine umgangssprachliche Metapher für einen angenommenen Zustand des Körpers,

in dem dieser durch die Sinne so viele Reize gleichzeitig aufnimmt, dass sie nicht mehr verarbeitet werden können und beim Betroffenen zu einer psychischen Überforderung führen.

Diese Überforderung des (menschlichen) Organismus bzw. Nervensystems durch Sinneseindrücke betrifft die Sinne (Hören, Sehen, Riechen, Schmecken und Tasten) einzeln, in Kombination, für einen kurzen Zeitraum und auch langfristig.

MS-Betroffene reagieren dabei besonders stark.

Anhaltende Reizüberflutung kann dauerhafte Konzentrationsschwierigkeiten und Vieles mehr bewirken.

Beispiele für mögliche Auslöser sind:

- *Gehör:* Lärm, mehrere gleichzeitige akustische Quellen (z. B. Gerede inmitten Menschenmasse)

- *Augen:* Vielzahl von Farben, blinkende Lichter, schnelle Bewegungen

- *Geruchs- und Geschmackssinn:* Reizüberflutung kann auch bei einem bunt gemischten Essen auftreten, das die Geschmacksrichtungen süß, sauer, bitter, salzig und umami zugleich enthält, so dass die Geschmacksrichtungen nicht mehr einzeln empfunden und zugeordnet werden können.

(Quelle: Wikipedia.de)

© 2014 MULTIPLE-ARTS.com

Beispiele für mögliche Auslöser sind:

> ➤ Gehör: Lärm, mehrere gleichzeitige akustische Quellen (zum Beispiel Gerede inmitten Menschenmasse)
> ➤ Augen: Vielzahl von Farben, blinkende Lichter, schnelle Bewegungen
> ➤ Geruchs- und Geschmackssinn: Reizüberflutung kann auch bei einem bunt gemischten Essen auftreten, das die Geschmacksrichtungen süß, sauer, bitter, salzig zugleich enthält, so dass die Geschmacksrichtungen nicht mehr einzeln empfunden und zugeordnet werden können.
> ➤ Erhöhte Außen-Temperatur (bei MS = „Uhthoff-Phänomen")
> ➤ Drogen aus der Gruppe der Psychedelika und Dissoziativa

> ✓ **Sicher ist, dass Reizüberflutung kurzfristig zu STRESS, Hektik, aggressiven Reaktionen und schneller Erschöpfung führt.**

Oft entlasten bereits Entspannungsübungen und Ruhe das übermäßig aktive Gehirn und reduzieren die Anfälle. Schlaf wäre hier eine besonders effektive Medizin. Trotzdem kommen die meisten Patienten nicht ohne Medikamente aus. Heilen können diese Mittel die Zustände allerdings nicht. Sie lindern lediglich die Symptome.

Hilfreich bei Schmerzen auf Grund der Reizüberflutung - sowohl für die Diagnose als auch die Therapie - ist beispielsweise das Führen eines Kopfschmerztagebuches, das Zeitpunkt und Umstände des Anfalls dokumentiert.

Wir nehmen die Welt über unsere Sinne wahr: sehen, hören, riechen, schmecken, fühlen. Am meisten allerdings beherrschen uns die visuellen und akustischen Eindrücke.

Man weiß, dass von den Sinnesorganen die Reize über Nervenbahnen direkt in unser Gehirn gelangen, wo sie auch verarbeitet werden. Da jedes Sinnesorgan einem eigenen Zentrum im Gehirn zugeordnet ist, können problemlos mehrere Eindrücke verschiedener Sinnesorgane gleichzeitig verarbeitet werden. Von einer *Reizüberflutung* wird nur dann gesprochen, wenn so viele Eindrücke, meist desselben Sinnes, auf den Menschen einwirken, dass das Gehirn die gesehenen oder gehörten Informationen nicht mehr verarbeiten kann. Insbesondere durch die Technisierung und Modernisierung der heutigen Welt ist die akute und chronische *Reizüberflutung* ein aktuelles Thema. (Beispiel: blinkende und laute Großstadt). (1)

Solange unser Gehirn also in der Lage ist, all diese unterschiedlichen Reize aufzunehmen und zu verarbeiten, scheint kein großes Problem zu entstehen. Selbst kurzfristige Reizüberflutungen lassen noch keine psychische Überforderung entstehen. Das Gehirn schafft es die Eindrücke bis zur nächsten Erholungsphase zu verarbeiten.

Hingegen können langfristige Reizüberflutungen ein Problem darstellen. Durch die dauerhafte Überforderung von Sinnen und Gehirn wird der Körper in einen Stress-Zustand versetzt - der Sympathikus wird aktiviert. Das bedeutet: unser Körper schaltet auf Aktiv-Modus. Bei langfristigen Reizüberflutungen ist der Körper des Menschen in einem Dauer-Stress-Zustand: Katecholamine werden ausgeschüttet und Kortison produziert. Folgen sind erhöhter Blutdruck, Muskelanspannung, Kopfschmerzen, Verdauungsprobleme. Doch das ist nicht das Einzige. Körper und Psyche sind eng miteinander verwoben, daher sind viele Menschen auch von psychischen Problemen betroffen.

Das Aktionspotenzial jeder Zelle im Körper arbeitet mit Höchstleistung. Der Körper, insbesondere das Gehirn, ist irgendwann erschöpft, ähnlich einem Schlafentzug. Daher kann er Kompensationsmechanismen nicht mehr oder in nicht ausreichendem Maße anwenden, mit der Folge, dass psychische Auffälligkeiten durch die Überforderung vermehrt zutage treten: Kraftlosigkeit, Schlafstörung, Hemmungen, Realitätsverlust, Aggressivität. Auch psychische Erkrankungen mit all ihren Symptomen zeichnen sich in erhöhtem Maß bei chronischer Reizüberflutung ab. (1)

Wenn man sich dies bewusst macht, wundert es nicht, dass unser Körper RE-agiert!

Auch wenn aus einer dauerhaften Reizüberflutung keine Störung erwachsen MUSS, kann es auf Dauer schädigen, oder gerade Patienten, die an neurologischen Erkrankungen leiden, noch eins „oben drauf" setzen.

Wichtig ist also, sich seiner individuellen Reizüberflutung bewusst zu werden, wahrzunehmen, WAS GENAU uns überfordert und ob wir dies abstellen können. Das wäre die Ursachenbehebung, die allerdings nicht immer einfach ist, da wir nicht alle Reize, die uns begegnen, beeinflussen können. ☺

Machen Sie sich notfalls eine Liste mit den störenden Reizen und einer Lösungsmöglichkeit. Sollte Sie seit Wochen Baustellenlärm in der unmittelbaren Nachbarschaft stören, werden Sie nicht umziehen wollen, aber Sie können sich bewusste Atempausen nehmen und gönnen. Beispielsweise durch Spaziergänge, Yoga oder Meditation. Sie können in dieser Zeit auch weitere Reize wie Medienkonsum meiden. So kann jeder für sich herausfinden, was störend und was umwandelbar ist.

Die wichtigste Regel bei psychischer Überforderung durch Reizüberflutung lautet: **weniger ist mehr!**

Ziehen Sie sich zurück, schauen Sie genau hin, was Ihnen guttut und was nicht. Laute Musik, grelles Licht, Gerüche… Vieles kann man wirklich in besonders schlimmen Phasen meiden.

LINKS:

(1) Angelehnt an
    http://www.gesundheit-und-wohlbefinden.net/psychische-ueberforderung-durch-reizueberflutung/

YouTube / Reizüberflutung:
https://www.youtube.com/edit?o=U&video_id=nD-s2QkYAQk

Stress und MS
Kann Stress einen Schub auslösen?

Ich widme mich der Angelegenheit „STRESS und MS", weil es ein wichtiges Thema ist und Betroffene klare Aussagen machen, was Stress für sie und ihre MS bedeutet. Natürlich kann man weder Stress immer meiden noch aus dem Weg gehen und zudem gehört ein gewisser Stress-Level scheinbar einfach zum Leben. Es ist auch eine individuelle Sache, WIE man mit Stress umgehen kann – aber auch hier kann man sich notfalls professionelle Hilfe holen.

Ich habe schon viel über Stress und MS geschrieben und gesprochen – deshalb hier mal eine Zusammenfassung meiner Veröffentlichungen:

Blog:
Nervenbelastung und Auswirkung auf die MS:
http://multiple-arts.com/nervenbelastung-und-auswirkung-auf-die-ms/,

YouTube-Videos:

- Können Stress und Infektionen einen Schub auslösen?

  https://www.youtube.com/watch?v=Rs2yT9e2XrU

- Stress und MS – kein gutes Paar:

  https://www.youtube.com/watch?v=5gpDfvKlEyQ)
  3dbd1957fb56cc25d929e43c5ac25a76 300x169

Die Gelehrten sin sich uneinig, ob ein Schub von Stress ausgelöst werden kann. Klar ist, dass dauerhafter Stress langfristig krank macht. Das gilt im besonderen Maße für Menschen mit MS und klar scheint auch, dass akuter Stress das Schubrisiko erhöhen kann.

Daher sollten MS-Betroffene die gefährlichen Stressauslöser meiden und sehr sensibel auf Anzeichen von Stress in ihrem Körper achten.

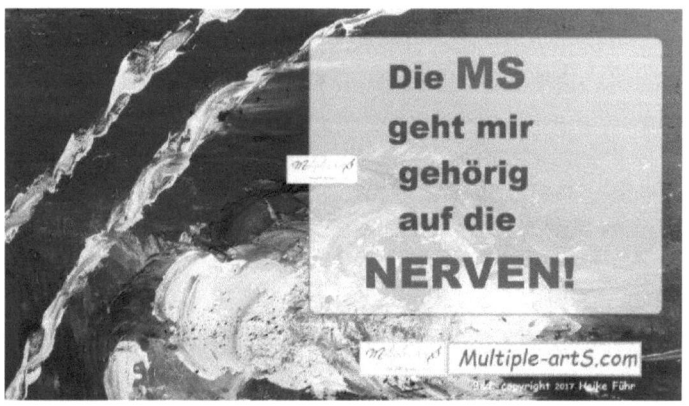

Stress ist das Gefühl, sich einer Situation ausgeliefert zu sehen, die man glaubt, nicht beeinflussen zu können.

Die Wahrnehmung von Stress kann individuell sehr unterschiedlich sein. Das heißt, ob eine Situation bei jemanden Stress auslöst, hängt davon ab, wie derjenige diese beurteilt.

Viele Menschen mit Multipler Sklerose beschreiben eine Zunahme der MS-spezifischen Symptome während sie unter Stress stehen. Diesen Umstand führen Experten auf den vermehrten Verbrauch an Energie zurück, der in solch einer Situation entsteht.

Es gibt keine klaren wissenschaftlichen Beweise dafür, dass ein Schub durch Stress ausgelöst werden kann.

Aber ich kann und konnte bei mir einfach immer feststellen, dass ich nach Stress – auch emotionalem Stress, wie heftigem Streit – mit MS-Symptomen reagiere.

Bei mir sind immer erste Anzeichen Sehstörungen und oder Fatigue. Dicht gefolgt von tauben Gliedmaßen und Sensibilitätsstörungen, bis hin zu schweren Beinen, sodass mir das Laufen kaum noch gelingen mag.

Ein bisschen Spaß darf sein:

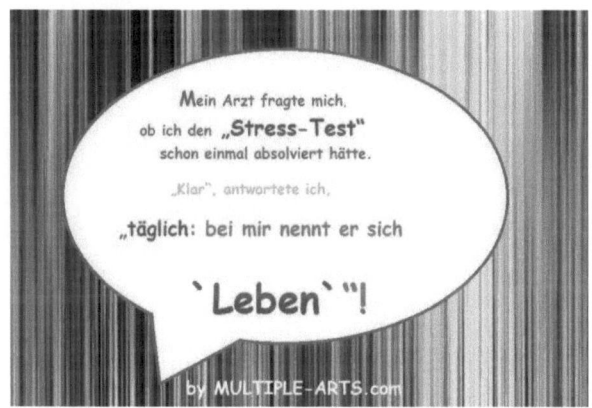

Ähnlich ist es bei Uhthoff-Phänomen bei STRESS: er erzeugt manchmal gar einen „Pseudo-Schub" (= Uhthoff-Phänomen).

Andere MS`ler berichten mir das Gleiche!

Von daher erscheint es mir folgerichtig zu sagen, dass Stress ein Auslöser für einen Schub, zumindest aber für einen Pseudo-Schub sein kann.

Meine großen Schübe hatte ich immer direkt nach sehr großen stressigen Erlebnissen.

Es ist wichtig, Stress zu meiden – aber sind wir mal ehrlich: so einfach geht das manchmal nicht. Manche stressigen Auslöser sind definitiv nicht beeinflussbar. Unser Umgang damit macht es aus. Aber auch hier kommt es immer darauf an, wie sehr uns der Stress-Auslöser trifft, wie existenziell er ist. Manchmal kann man im Nachhinein etwas besser damit umgehen. Ich analysiere dann immer, warum genau mich das jetzt so aushebelt und an welchem Ereignis es eventuell andockt (antriggert) – dann finde ich besser aus dieser Situation heraus, auch wenn berechtigte Angst und Sorge bleiben.

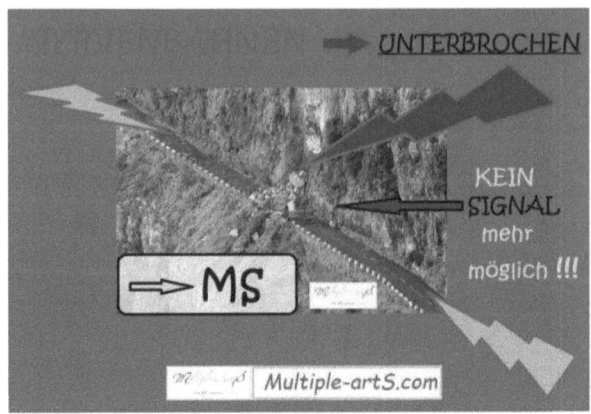

Wie hier in der Grafik zu sehen, bin ich der Meinung, dass unser Gehirn mit so existenziellen Emotionen wie Angst und Sorge wirklich gefordert oder gar überfordert ist. Dass das etwas mit unseren ohnehin schon zerstörten Nervenbahnen macht, ist eigentlich kein Wunder, oder?

Schlafstörungen bei Multipler Sklerose

> ## Du weißt, dass Du eine
> ## chronische Erkrankung hast,
> ### wenn sogar EINE einzige Stunde
> ### SCHLAF,
> ### die Dir fehlt,
> ### solche Auswirkungen hat,
> ### als wenn Du
> ### eine ganze Nacht verloren hättest.
>
> -nach „The world according to Lupus"-

Schlafstörungen bei MS sind nicht selten – wenn auch oft nicht erkannt. Für Betroffene und Angehörige ist es deshalb wichtig zu wissen, worum es geht und dass es unter Umständen keine Phrase ist, wenn ein MS`ler sagt, dass er wieder nicht gut geschlafen habe. Dass Schlafmangel eine Fatigue begünstigen kann, ist eine logische Folge.

Da ich selbst seit einigen Jahren an massiven Schlafstörungen (vor allem Einschlafstörungen) leide und mich keiner meiner Ärzte so wirklich ernst nimmt, habe mich auf die Suche nach wissenschaftlichen Erkenntnissen in Bezug auf „MS und Schlafstörung" gemacht.

Auf Grund meiner Blogger-Tätigkeit habe ich ja täglich mit ganz vielen MS`lern zu tun und habe somit auch gesehen, dass ich mit meinem Problem nicht alleine bin. Das beruhigt natürlich erst einmal, aber auch hier konnte ich nur erfahren, dass man lediglich (wenn überhaupt) Schlaftabletten verschrieben bekäme. Aber selbst darum muss ich leider kämpfen und finde das traurig.

Ich bin kein Neurologe und kenne natürlich nicht die neurologischen Zusammenhänge im Gehirn – deshalb kann ich mir keine medizinische Bemerkung erlauben. Was ich aber bei der Weigerung meiner Ärzte, mir für besonders schlimme Nächte – oder wenn große Ereignisse bevorstehen und ich fit sein will – mal Schlaftabletten zu verschreiben, nicht verstehe, ist Folgendes: Ich habe jahrelang 3x wöchentlich ein Interferon gespritzt. DAS hatte solch schlimme Nebenwirkungen (NW) gehabt, dass ich nach sechs völlig erschöpften, ausgelaugten Jahren das Medikament absetzte. Meine Leber und die Nieren waren mittlerweile heftig von diesem Medikament angegriffen und sonstige NW waren dermaßen heftig, dass ich wirklich nur noch dahinvegetierte. „Leben" konnte man das nicht nennen. (Nach Absetzen der Spritzen wurde ich zum Glück wieder lebendiger hatte kaum noch mit den NW zu kämpfen …).

Wenn man also „ohne mit der Wimper zu zucken" solch ein heftiges Medikament gegen MS verschrieben bekommt, wo noch nicht einmal feststeht, OB es überhaupt hilft, warum kann man dann nicht mal Schlaftabletten verschreiben?

Fakt ist also, dass viele MS'ler Schlafstörungen HABEN!

Es gibt diese zwei Problematiken: Manche MS`ler schlafen immer und überall und auch einmal ungewollt ein, andere schlafen so gut wie gar nicht.

Woran also liegt es, dass die Nicht-Schlafenden sicherlich – gemessen am Rest der Bevölkerung – mehr und härtere Schlafstörungen haben, als vergleichbar Gesunde?

Fakt ist, dass über den Schlaf von MS-Erkrankten in der Praxis leider eher weniger gesprochen wird – obwohl Schlafstörungen ein nicht zu unterschätzendes Problem darstellen und wahrscheinlich häufiger anzutreffen sind, als vermutet wird.

Hierzu habe ich einen Link gefunden: (1)

Demnach sollen rund 50% der MS-Patienten eine Beeinträchtigung der Schlafqualität haben!!! Werden diese im Schlaflabor untersucht, so fällt eine Störung der Schlafarchitektur insbesondere durch vermehrte Weckreaktionen auf.

Ursachen können natürlich auch nächtliche Schmerzen – vor allem bedingt durch Spasmen sein oder Blasenstörungen bis hin zu depressiven Verstimmungen. Die Depression selbst verursacht Veränderungen der Schlafstruktur!!!

Ebenso belastet das Restless-Leg Syndrom (RLS) besonders MS`ler häufig. Als Ursache werden Läsionen im Bereich des Rückenmarks, aber auch Nebenwirkungen von Medikamenten verantwortlich gemacht. Deshalb ist es auch kein Wunder, dass dieser abnorme RLS-Bewegungsdrang zu Ein- und Durchschlafstörungen führt und es wird sogar als (Mit)Ursache einer Fatigue-Symptomatik gesehen.

Außerdem – und das finde ich besonders interessant – sei anzunehmen, dass auch ungünstig gelegene entzündliche Läsionen im Bereich der Schlaf/Wach-Zentren des Gehirns zu Schlafstörungen führen können. (1)

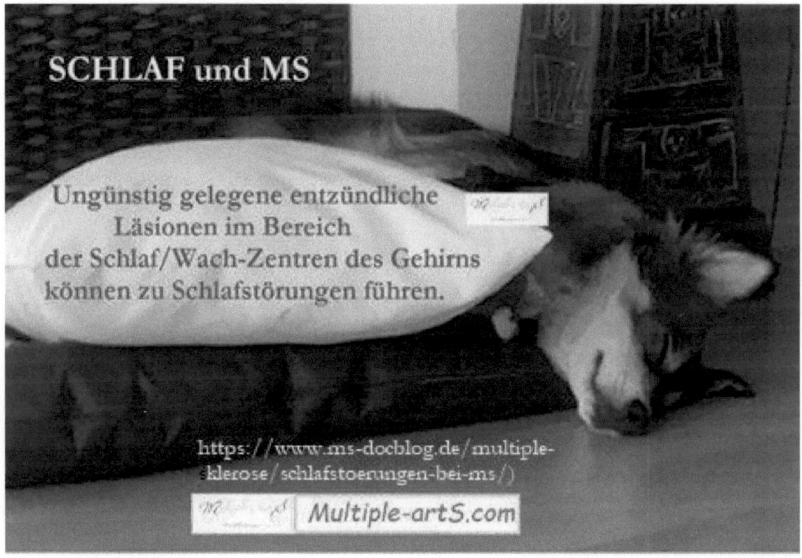

Wenn also auch „auch ungünstig gelegene entzündliche Läsionen im Bereich der Schlaf/Wach-Zentren des Gehirns zu Schlafstörungen führen können" - warum interessiert sich niemand dafür?

Warum wird man als Hypochonder abgestempelt, warum heißt es so gut gemeint: „Führen Sie mal ein Schlaf-Protokoll: Sie werden merken, dass Sie an Tagen, wenn Sie aktiver waren, auch besser schlafen!".

Ganz ehrlich: ich kann diesen Satz nicht mehr hören! NEIN, bei mir hat es damit GAR NICHTS zu tun, sondern eher sogar, wenn ich zu viel erlebt habe – dann bin ich so überreizt, dass trotz vermehrter Bewegung (und dem eigentlichen Müde-Sein) nichts mehr geht. Abschalten ist schwer und Symptome wie beispielsweise Restless Legs machen mir dann das Leben zur Hölle.

Denn logisch ist doch auch: Die genannten Beschwerden können zu quälenden Ein- und Durchschlafstörungen und teils ausgeprägter Tagesmüdigkeit und Tagesschläfrigkeit führen. Und eine Tagesmüdigkeit und Tagesschläfrigkeit, bedingt natürlich eine erhöhte Gefahr für Unfälle.

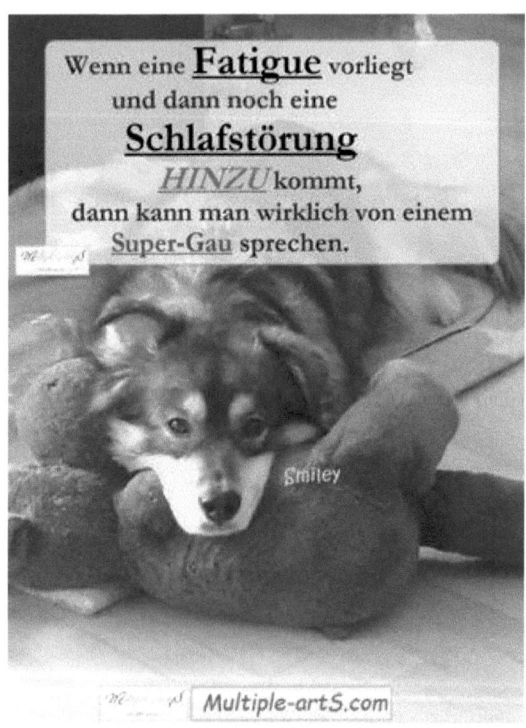

(1) https://www.ms-docblog.de/multiple-sklerose/schlafstoerungen-bei-ms/

(2) http://multiple-arts.com/schlafstorungen-bei-multipler-sklerose-ms/

FATIGUE und Schlaf bei MS

Wenn eine Fatigue vorliegt und dann noch eine Schlafstörung HINZU kommt, dann, ja dann kann man wirklich von einem Super-Gau sprechen.

Denn FATIGUE bedeutet, dass man 5x mehr erschöpft ist, als ein Gesunder (siehe S. 14 im Buch)! Wenn also Fatigue bedeutet, dass sich ein Gesunder so fühlen würde, als wenn er drei Tage und Nächte „durchgemacht" hätte: WIE soll sich dann ein MS`ler mit Schlafstörungen fühlen, wenn er genau DIE oben beschriebene Fatigue-Symptomatik PLUS Schlafstörung hat???

Dann nämlich ist die Batterie leer.... und kann nicht mehr so schnell aufgetankt werden!!!

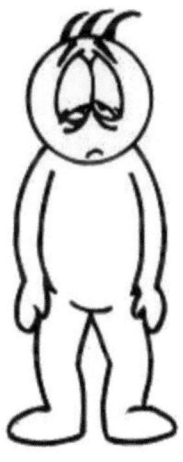

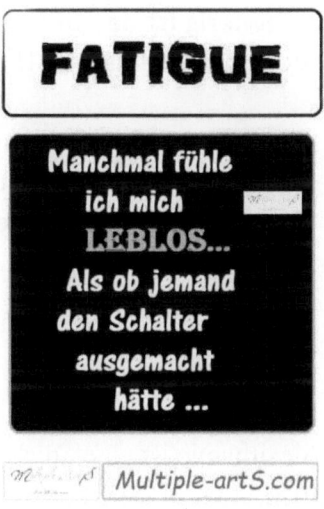

Alexithymie bei MS
„Gefühlsblindheit"

Ein schwieriges Wort und ebenso schwierig ist das GEFÜHLS-LEBEN für denjenigen, der damit belastet ist!

Dies ist ein eher seltenes Symptom bei MS, aber es schadet nicht, Kenntnis davon zu haben, damit man im Bedarfsfall reagieren kann.

Alexithymie ist eine „nicht angemessene" Reaktion auf belastende Ereignisse oder auf das Verhalten seines Gegenübers, sowie eine unangemessene Eigenwahrnehmung.

Das Komplexe daran ist, dass dies der Betroffene selbst oft gar nicht wahrnimmt, da er ohnehin Probleme mit der „Wahrnehmung" hat.

Bei MS'lern taucht dieses Problem immer mal wieder auf. Viele Ärzte allerdings stellen den Zusammenhang zwischen dieser „Störung" und einer vorliegenden MS nicht her, weil es noch zu selten fachlich thematisiert wird.

Es gibt unterschiedliche Auffassungen und Interpretationen dieses Wortes, aber alle sind sich dennoch einig, dass es sich um eine Gefühlsblindheit handelt – es benennt die Unfähigkeit einer Person, die eigenen Gefühle adäquat wahrzunehmen und sie in Worten zu beschreiben.

Manche Ärzte gehen noch weiter und sagen, dass diese Personen auch die Gefühle ihres Gegenübers nicht adäquat wahrnehmen und auch deren Körpersprache nicht deuten können. Auch Mimik und Verhalten der anderen Person werden dann nicht sinngemäß „übersetzt" und gedeutet. So können zahlreiche Missverständnisse entstehen und in einem Beziehungsgeflecht zu Zerwürfnissen führen.

Es ist zwar ein nicht so häufiges Symptom bei MS, aber diese Unfähigkeit, Stimmungen oder Gefühle bei sich selbst (und seinem Gegenüber) zu erkennen und auszudrücken, IST unter Umständen ein Symptom der MS.

Studien zeigen, dass bei Personen mit geringer „emotionaler Intelligenz" beispielsweise Übelkeit und Herzklopfen nicht als Ausdruck von Angst erkannt, sondern rein körperlich gedeutet werden.

> Intelligente Menschen trifft diese Erkrankung aber genauso, wie kognitiv weniger Intelligente. Das eine hat mit dem anderen nichts zu tun. Die EOMOIONALE Intelligenz ist ein Gebiet für sich.

Betroffene können zum Beispiel Menschen, denen sie erstmalig begegnen, schlecht einschätzen und einstufen! Selbst nach mehrmaligen Kontakten ist es möglich, dass der Betroffene noch ein völlig falsches/verzerrtes Bild von dieser Person hat und sich dann wundert, warum Andere (beispielsweise Freunde) anders reagieren oder ihn gar vor dieser Person warnen.

Fälschlicherweise behaupten diese Betroffenen dann von sich auch gerne, sie seien „halt wertfrei und vorurteilsfrei", ohne aber zu bemerken, dass sie schlicht und ergreifend unkritisch sind und momentan über keine ausreichende emotionale Intelligenz verfügen. (Dies hat meist Wurzeln in der Kindheit).

Es muss sich niemand schämen, der sich mit dieser Erkrankung plagen muss. Es ist ein Symptom wie Schmerzen oder Zittern – nur, dass es manchmal peinlich ausarten kann oder böse Folgen haben kann.

Wer sich selbst nicht adäquat wahrnehmen kann und somit auch nicht seine eigenen Emotionen begreifen, deuten und widergeben kann, wie es der „Normalo" machen würde, hat logischerweise dann auch Probleme, die Verhaltensweisen des Anderen zu deuten. Es besteht sozusagen keine angemessene Balance.

Deshalb ist es so wichtig, dass sich Betroffene mal kritisch hinterfragen und vor allem beobachten.

Ein Warnsignal wäre beispielsweise, wenn man schon mehrfach auf jemanden „hereingefallen" ist, sich für ihn aufgeopfert hat und feststellen muss, dass ihn Andere schon lange und längst gewarnt haben. Es ist oft immer wieder die gleiche Falle in die man tritt.

Darum ist es bei dieser Erkrankung auch so enorm wichtig, dass Betroffene und deren Partner, Freunde oder Bezugs- und Hilfspersonen ein gutes Verhältnis zueinander haben, um dem Patienten eine bestmögliche Lebensqualität zu sichern.

Sicherlich ist es bei normaler kognitiver Intelligenz schwer, sich selbst eingestehen zu müssen, dass man nur über eine holprige emotionale Intelligenz verfügt.

Aber wie gesagt, das sind völlig „getrennte Paar Schuhe" und genauso, wie man ein Antidepressivum nimmt, zu einem Neurologen/Urologen geht, oder auch zu Psychotherapeuten – ebenso verhält es sich mit dieser Störung: sie muss beachtet und „behandelt" werden. Wobei es wohl äußerst schwierig ist, diese ernsthaft zu behandeln. Wenn man aber liebevolle Menschen um sich herum hat - Freunde, Partner, Familie…- dann hat man eine große Chance durch immerwährendes Feedback, sich selbst sein Defizit bewusst zu machen und sich dann auch therapeutische Hilfe zu holen. Erster fachlicher Ansprechpartner wäre der Hausarzt oder Neurologe.

Seiner eigenen Wahrnehmung nicht trauen zu können, ist für Außenstehende, die dies bei dem Betroffenen beobachten, sicherlich auch erst einmal fremd. Hochsensible Menschen, die eine ÜBER-Empathie haben, haben es nämlich auch nicht immer leicht, weil sie alles schon im Voraus erkennen.

Davon kann ich selbst ein „Liedchen singen"! Alles sofort wahrzunehmen, fast schon Menschen zu „diagnostizieren", ist zwar eine besondere Gabe, die mir in meinem Beruf äußerst hilfreich war, aber es ist simple eine Reizüberflutung, besonders für ein MS-Hirn. Auch damit muss man umgehen lernen.

Nicht viel wahrzunehmen, oder vielleicht „verzerrt", ist das Gegenteil davon und dies nennt sich Alexithymie.

Also, wenn Sie nun so eine Störung bei Ihnen selbst oder Ihrem Angehörigen vermuten: beobachten Sie sich, reden Sie mit Freunden und betrachten Sie mal Ihr Leben – ob sich vielleicht manche Ereignisse; (zum Beispiel jemandem kennenzulernen, sich sicher und geborgen fühlen und dann doch enttäuscht oder ausgenutzt worden zu sein ….) häufen, nach einem bestimmten Muster ablaufen… Und schämen Sie sich nicht – niemand kann etwas für solche Symptome – seien Sie offen und fragen Sie eine vertraute Person, ob ihr so etwas bei Ihnen aufgefallen sei und wenn ja, dann liegt es ein klein wenig in Ihrer Hand mit einem Facharzt darüber zu reden, oder zumindest bei der nächsten Begegnung vorsichtiger zu sein.

Ich möchte jeden Leser ermutigen, selbstkritisch, aber völlig wertfrei mit sich selbst umzugehen. Da ich eine sehr liebe (und sehr intelligente) Freundin habe, die wohl davon betroffen ist, weiß ich, wie schwer es für beide „Parteien" ist. Das Eingestehen eines solchen Symptoms würde mir auch nicht leichtfallen. Aber wenn man als Freund danebensteht und seine liebe Freundin immer mal wieder ins „Unglück" laufen sieht, ist es ebenfalls schwer und tut weh. Deshalb ist der offene vertrauensvolle Umgang damit so wichtig – für alle Beteiligten.

Können Infektionen
einen Schub auslösen?

Ich halte dieses Thema für äußerst wichtig, denn der Satz: „Nun stell` Dich mal nicht so an, so eine kleine Erkältung wird Dich nicht umbringen!" kann fatal enden.

Diese Grafik zeigt es klar und deshalb ist es auch unmittelbar einsichtig, dass es notwendig sein kann, sich vor einer Infektion zu schützen und sie ernst zu nehmen.

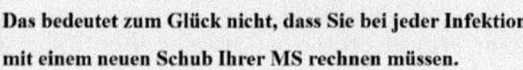

Können Infektionen einen MS-Schub auslösen?

Ja.

Infektionen gelten als sogenannte Trigger-Faktoren,

das heißt, sie erhöhen das Risiko für

einen Schub der Multiplen Sklerose.

Das bedeutet zum Glück nicht, dass Sie bei jeder Infektion

mit einem neuen Schub Ihrer MS rechnen müssen.

Aber die Wahrscheinlichkeit ist statistisch erhöht.

Vor allem in der Zeit kurz nach einem Infekt,

z.B. einer Grippe oder einer Magen-Darm-Virus-Infektion,

nimmt die Schubhäufigkeit zu.

Warum das so ist, ist noch nicht endgültig geklärt.

Autorin: Dr. med. Julia Hofmann http://www.navigator-medizin.de/multiple_sklerose/die-wichtigsten-fragen-und-antworten-zu-multiple-sklerose/ms-schub/408-koennen-infektionen-einen-ms-schub-ausloesen.html

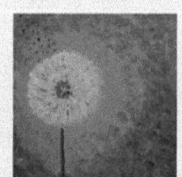

©2014MULTIPLE-ARTS.com

Grippaler Infekt und MS

"Die Ursache ist auf einen Leistungsabbau der Nervenfasern bei erhöhter Körpertemperatur, d.h. bei Fieber, zurückzuführen. Typische MS-Symptome wie Spastik, schlechteres Sehen, Schmerzen, oder auch Fatigue (anfallsartige Müdigkeit) können bei einer Grippe, oder einem Infekt so stark auftreten, dass die Betroffenen häufig zunächst an einen Schub denken.' (aktiv-mit-ms.de)

Bei MS kann es während eines grippalen Infektes sein, dass

1.: sich die alten Symptome verschlimmern
2.: Das Uthoff-Phänomen auftritt (= Pseudoschub)
3.: es auf Grund des Infektes zu einem Schub kommt und vorübergehende oder auch dauerhafte Beeinträchtigungen zurück bleiben !!!

Ein grippaler Infekt kann für einen MS'ler eine ernstzunehmende Bedrohung darstellen!

Deshalb ist es auch kein lächerliches Verhalten, sich vor Ansteckung zu schützen, sondern eine NOTWENDIGKEIT!!!

117

Sind grippale Infekte bei MS harmlos?

MS und Fieber/ Erkältung

Ein grippaler Infekt ist niemals schön. Er beeinträchtigt jeden, der sich mit ihm herumschlagen muss und man fühlt sich häufig einfach nur elend.

Ein ansonsten Gesunder steckt eine Erkältung aber gut weg: Ruhe und Medikamente und - wie der alte Volksmund sagt: „Ein Schnupfen kommt 7 Tage und geht 7 Tage" - so kann man sich auch im Normalfall darauf verlassen.

Menschen aber, die unter einer chronischen Erkrankung wie MS leiden, stecken eine Erkältung unter Umständen nicht so gut weg und vor allem lauern ernstzunehmende Gefahren. Das Immunsystem ist bei MS sowieso geschwächt (oder „überstimuliert") und greift sich selbst an. Wie also soll es „vernünftig" mit einem Virus umgehen können?!?

Im besten Fall schafft es das Immunsystem irgendwie, im schlechtesten Fall kann sich aus einer an sich harmlosen Erkältung ein heftiger Schub entwickeln, der zu einer drastischen Verschlimmerung der MS führen kann und somit großen Einfluss auf die bestehenden Beeinträchtigungen hat. Genauso können sich auch neue Handicaps entwickeln.

Des Weiteren gibt es bei Fieber oder Erkältungen noch das sogenannte Uhthoff-Phänomen: bei Wärme (wie Fieber und erhöhter Temperatur) können sich alle MS-Symptome verschlechtern. Diese können so stark sein, dass der Betroffene Angst hat, ein neuer Schub sei im Anmarsch – oft handelt es sich dann aber „nur" um einen „Pseudo-Schub": das Uhthoff-Phänomen. Und dies noch zu einem Infekt dazu aushalten zu müssen, entkräftet sehr.

Wenn man diese Zeilen liest, wird einem schnell klar, dass eine harmlose Erkältung für MS'ler eine echte Bedrohung darstellen kann.

Ich kenne viele MS'ler, die direkt nach dem Abklingen der Erkältungs-Symptome einen heftigen Schub bekamen. Kein Wunder also, wenn sich diese MS'ler vor einer Erkältung fürchten und es ist kein MS'ler ein Hypochonder, wenn er versucht, einem grippalen Infekt aus dem Weg zu gehen: Es ist eine Notwendigkeit!

Auch die Verschlechterungen der MS-Symptome während eines solchen Infektes sind schrecklich. Denn zu dem Infekt an sich, unter dem auch manch Gesunder sehr leidet, haben wir MS'ler dann noch eine sehr präsente MS!

Der Gang zur Toilette kann zum Marathon werden, da die Beine unendlich schwer sind, wie mit Blei behangen. Das Umdrehen im Bett kann ein Kraftakt werden, weil wir doppelte Schmerzen haben: die Gliederschmerzen des Infektes und die MS-Schmerzen.

Kraftlosigkeit ist sowieso eines der Symptome, mit dem viele MS'ler zu kämpfen haben. Kraft und Infekt schließen sich ebenfalls aus. Wenn sich also ein MS'ler sein MS-Leben lang sowieso schon so fühlt, als habe er eine schwere Grippe, weil er so völlig erschöpft und kraftlos ist, wie fühlt er sich dann, wenn er tatsächlich noch einen Infekt hat?! Er fühlt sich unter Umständen schlicht und ergreifend furchtbar, erschlagen, hilflos und KRANK. Doppelt krank! Ausgeliefert und kaum fähig, sich adäquat um sich selbst zu sorgen.

„Bei der MS ist es nicht ungewöhnlich, dass sich die Symptome während einer Grippe-Infektion verschlimmern können. Die Ursache ist auf einen Leistungsabbau der Nervenfasern bei erhöhter Körpertemperatur, d. h. bei Fieber, zurückzuführen. Typische MS-Symptome wie Spastik, schlechteres Sehen, Schmerzen oder auch Fatigue (anfallsartige Müdigkeit) können bei einer Grippe oder einem Infekt so stark auftreten, dass die Betroffenen häufig zunächst an einen Schub denken. Fiebermessen und eine Untersuchung beim behandelnden Arzt kann Klarheit verschaffen. Auf jeden Fall sollte eine Grippe oder ein grippaler Infekt behandelt werden." (http://www.aktiv-mit-ms.de/ms-leben/ms-ernaehrung-gesundheit/detail/artikel/echte-grippe-oder-nur-erkaeltet/)

. Husten wird zum Kraftakt und selbst eine „nur" verstopfte Nase entkräftet uns.

Deshalb ist es so wichtig, sich während eines Infektes wirklich zu schonen, zur Ruhe zu kommen und - falls man noch berufstätig ist - sich auch eine Auszeit zu gönnen. Mit MS ist ein grippaler Infekt schon längst keine Kleinigkeit mehr, sondern eine Bedrohung.

Glücklicherweise reagiert nicht jeder MS'ler so heftig auf einen Infekt, aber selbst, wenn es bis jetzt nicht so war, kann es ab heute wieder anders sein.

Und an alle Angehörigen geht meine innige BITTE: Bitte nehmt es ernst, wenn es uns während eines Infektes so elend geht. Wir leben mit einer Doppelbelastung und ein Infekt kann bei MS wirklich verheerende Folgen haben.

Danke! :)

> Es geht hierbei nicht um Schuldzuweisung oder Panikmache, aber MS`ler, die auf Infekte hin wirklich öfters einen Schub bekommen, müssen sich schützen. Das ist auf Grund des nicht wirklich intakten Immunsystems einfach eine Notwendigkeit – und keine „Befindlichkeit". Einen Patienten, der gerade Chemotherapie durchläuft und ein geschwächtes Immunsystem hat, setzt man auch niemals irgendwelchen Infektionsquellen aus, also dürfte es logisch sein, dass es bei MS auch ein Gebot ist.

Ich selbst reagierte bis jetzt zum Glück nicht mit Schüben auf Infektionen hin und muss deshalb nicht so extrem aufpassen aber das muss man erst vorsichtig herausfinden. Andererseits fühlt man sich bei einem Infekt oft dermaßen schlecht und ausgelaugt (anders als bei Gesunden), dass man ihn so oder so nicht wirklich braucht! ;)

Warum ist es mit MS besonders sinnvoll, sich vor Erkältungen und Infektionen zu schützen?

Infektionen wie Grippe, schwere Erkältungen oder Magen-Darm-Entzündungen beeinflussen das Immunsystem und können zur vorübergehenden Zunahme von Beschwerden führen Das muss nicht passieren, aber es kann passieren.

In seltenen Fällen können solche Infekte sogar einen MS-Schub auslösen.

Deshalb ist es sinnvoll, sich vor Infekten so gut wie möglich zu schützen. Hilfreich sind z.B. häufiges Händewaschen und das Vermeiden des Kontakts zu Kranken.

Allerdings sollte man es auch nicht übertreiben. Einen kompletten Schutz vor Erkältungen und ähnlichen lästigen Infekten gibt es nicht und eine Quarantäne mit Ausschluss sozialer Kontakte, bloß um sich nicht anzustecken, ist natürlich Quatsch. Um es noch einmal ganz klar zu sagen: Nicht jeder Infekt führt zu einem Schub, lediglich das Risiko ist erhöht. Es geht hier mehr darum, den offensichtlichen Ansteckungsquellen aus dem Weg zu gehen, also zum Beispiel mit dem erkälteten Freund mal ein paar Tage aufs Schmusen zu verzichten.

Autor: Dr. med. Jörg Zorn (http://www.navigator-medizin.de/multiple_sklerose/die-wichtigsten-fragen-und-antworten-zu-multiple-sklerose/alltag-mit-ms/erkaeltungen-und-andere-infekte/629-warum-ist-es-mit-ms-besonders-sinnvoll-sich-vor-erkaeltungen-und-infektionen-zu-schuetzen.html)

Schluckstörung bei Multiple Sklerose
Schluckstörungen = Dysphagie

Manchmal, wenn noch keine eindeutige Diagnose vorliegt, verschluckt man sich so plötzlich und scheinbar grundlos, dass man selbst überrascht und auch aufgeregt wird.

Mir ist das vor ein paar Jahren mal mit einem leckeren Eis passiert: kaum geschleckt, bekam ich einen ganz schlimmen Hustenanfall und musste ernsthaft nach Luft schnappen. Das macht es für alle Beteiligten echt zur Hölle – denn die Angst, dass ein Mensch keine Luft mehr bekommt, gleicht ja einem Horror-Szenario. Dann passierte es mir bei Salatsaucen und gerade im Restaurant kann das sehr unangenehm sein.

Die Logopädin, die ich deswegen während meiner Reha vor zig Jahren aufsuchte, erklärte es mir so, dass der komplette Halsbereich bei MS überstimuliert und äußerst empfindlich sei. Deshalb können scharfe, krümelige oder „brennende", saure oder kalte Speisen einen Reiz auslösen. Da viele Muskeln, die am Schluckakt beteiligt sind, in ihrer Koordination und Funktion gestört sind, kann es zu dem so typischen Verschlucken kommen. MS-Herde im ZNS können einzelne oder mehrere Phasen des komplizierten Schluckablaufs stören. Als Schutz reagiert der Körper mit Husten – und dieser kann wirklich grässlich sein. Auch vermehrter Speichelfluss kann auftreten, oder ein Gefühl „vom Kloß im Hals"!

Da das Schlucken an sich ein hochkomplexer Vorgang ist (es benötigt die Mitarbeit/Zusammenarbeit und Feinabstimmung vieler Muskeln), kann es außerdem gehäuft zu Räuspern und Husten - sogar bis hin zu schwerer Atemnot - kommen. Im Extremfall können bei diesem Vorgang sogar Bestandteile der Nahrung in die Nase gelangen. Selbst die Stimme oder Sprache können sich dabei verändern.

Und ganz so „ohne" ist eine Schluckstörung nicht, denn in schlimmen Fällen könnte es gar zu einer Lungenentzündung kommen (da Flüssigkeit und Speichel in die Lunge gelangen könnten).

Wer mit diesen Schluckstörungen zu kämpfen hat, büßt wirklich Lebensqualität ein, da es in der Öffentlichkeit immer enormes Aufsehen erregt und das möchte man ja nicht unbedingt erleben. Abgesehen davon, dass es das Essen, die Nahrungsaufnahme, einfach schwierig gestaltet.

Wenn man herausfinden kann, ob es bestimmte Nahrungsmittel sind, die die Reize auslösen, kann man immerhin versuchen sie zu vermeiden. Aber so einfach ist eine komplizierte Dysphagie leider nicht.

Was hat es mit den Stimmungsschwankungen bei MS auf sich?

MS und „Stimmungsschwankungen sind ein nicht so bekanntes Thema, aber es gibt einen Zusammenhang.

Stimmungsschwankungen hat sicherlich jeder Mensch schon einmal erlebt. Manchmal ist man niedergeschlagen und traurig, ein anderes Mal glücklich und voller Lebensfreude. Das kann je nach Lebenssituation schwanken. Meist kann man sie aber gut selbst „in den Griff" bekommen. Allerdings gibt es auch krankhafte Formen der labilen Stimmungslage, wobei der Übergang zwischen beiden leider oft fließend stattfindet.

MS als chronisch entzündliche Erkrankung des Nervensystems ruft neben anderen Beschwerden oft auch psychische Störungen mit Stimmungsschwankungen und einer reaktiven Depression hervor. Besonders, wenn man seine Stimmungsschwankungen als unangemessen stark empfindet (oder als Angehöriger feststellt), sollten sie ärztlich untersucht werden.

Wenn also Stimmungsschwankungen länger anhalten, immer wieder zurückkehren oder wenn man sich die schnell wechselnde Gemütslage nicht erklären kann; wenn sie besonders stark sind oder zusätzlich noch andere Symptome (wie Aggression, Essprobleme, anhaltende Traurigkeit) hinzukommen, dann sollte man wirklich mit einem Arzt darüber sprechen.

„Stimmungsschwankungen- und Änderungen können also möglicherweise durch Entzündungen in der Gehirnrückenmarksflüssigkeit ausgelöst werden, selbst wenn diese Entzündungen dabei nicht klinisch auffällig sind."

(https://www.deutschesgesundheitsportal.de/2018/04/11/psychische-symptome-von-multiple-sklerose-schueben-in-symptomfreien-phasen-moegliche-schubvorhersage-durch-stimmungsveraenderungen/)

Unkontrollierte Gefühlsausbrüche

MS`ler können auch plötzlich in lautes Gelächter ausbrechen – ohne aufhören zu können und genauso können wir ohne Grund in Tränen ausbrechen, als wenn uns jemand etwas Trauriges erzählen würde.

Wir sind viel schneller ängstlich oder frustriert und all das kann so schnell wechseln, dass es uns selbst fremd erscheint und wir uns in unserer Haut nicht wohlfühlen. Wir leben sozusagen in einer emotionalen Welt, die wir manchmal selbst nicht verstehen.

Dies ist auch eines der Symptome bei MS!

Unkontrollierte
Gefühlsausbrüche bei MS:

Auch das gehört
zur MS:

"Pseudobulbäre
Affektstörung"
‼‼

Die pseudobulbäre Affektstörung

gehört mit zu den störendsten Symptomen der MS.

Rund 10 Prozent aller MS-Patienten leiden an einer

so genannten pseudobulbären Affektstörung (kurz PBA).

Darunter versteht man ein pathologisches,

also der jeweiligen Situation unangemessenes

und unkontrollierbares Lachen und Weinen.

®2014MULTIPLE-ARTS.com

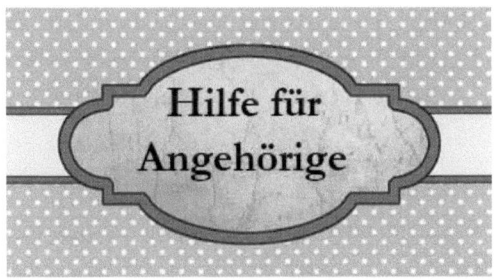

Hilfe für Angehörige

Wie schon beschrieben, trifft eine chronische Erkrankung nie alleine den Betroffenen, sondern IMMER auch sein Umfeld (Partner, Familie, Kinder, Freunde, Kollegen…) mit. Bei jeder chronischen Erkrankung werden oftmals die Angehörigen mitbetreut.

Bei Krankheiten wie Krebs, Fibromyalgie, Depressionen oder MS, die massiv die Lebensqualität einschränken können, ist es deshalb so wichtig, mit seinem nahen Umfeld offen über die Symptomatik zu sprechen, damit Angehörige die CHANCE haben, das Krankheitsbild und auch die eventuelle Erschöpfung zu begreifen und zu VERSTEHEN. Verstehen ist die Basis. Basis von Vertrauen und Hilfe geben können.

Um Missverständnisse zu vermeiden, sollten das Buch sowohl Betroffene, als auch Angehörige lesen und sich bestenfalls anschließend austauschen (auch gerne vorher Notizen machen).

✓ **Angehörige können die Belastungen durch die Erkrankung und/oder Depression besser ertragen, wenn sie sich selbst auch etwas Gutes tun, für seelischen Ausgleich sorgen und eigene Bedürfnisse nicht vernachlässigen.**

✓ **Es ist besonders wichtig, sich mit Freunden auszutauschen und eigene Hobbies zu pflegen.**

Außerdem gibt es Selbsthilfe- oder Angehörigen-Gruppen, oder auch eine umfassende und sachgerechte Unterstützung und Beratung durch Fachpersonen. (Zum Beispiel Psychotherapeuten, die dann auch weitere Rat gebende Stellen nennen können). Viele Familien stürzen durch einen kranken Hauptverdiener auch in ein finanzielles Chaos. Wenden Sie sich dafür auf jeden Fall auch an Ihren Arzt, der Ihnen entsprechende Anlaufstellen nennen kann und informieren Sie sich im Internet.

Was können Partner tun?

> **Dem Kranken zu GLAUBEN, heißt, ihm zu VER-TRAUEN und er braucht nichts mehr in solchen Momenten, als das Gefühl zu haben, dass man ihn versteht und man ihm glaubt.**

Man kann dem Betroffenen notfalls auch einmal kleinere Arbeiten abnehmen, wie zum Beispiel Arzttermine organisieren oder im Haushalt mehr Aufgaben erledigen. Des Weiteren kann er behutsam zu gemeinsamen Aktivitäten animiert werden. Eventuell ist es auch notwendig ihn dabei zu unterstützen, dass er seine Medikamente richtig einnimmt und Termine einhält. Partner von depressiven Menschen müssen dabei aber immer bedenken, dass sie auch eigene Bedürfnisse haben.

Auch wer seinen Partner liebt, darf ab und zu sauer oder enttäuscht sein. Dieses Annehmen der eigenen Gefühle ist wichtig und die Basis zum Helfen. Man kann nur GUT helfen, wenn man selbst in der Balance bleibt und nicht völlig ausgelaugt ist. Deshalb MUSS man sich selbst gegenüber mit viel Achtsamkeit begegnen und seine eigenen Bedürfnisse und auch eventuelle Stress-Symptome wahrnehmen und ihnen mit der nötigen Sorgfalt begegnen. Für seinen Partner da zu sein, heißt nicht zwingend, dass man alles aufgeben und seine eigenen Bedürfnisse zurückstecken sollte. Das würde in eine Abwärtsspirale für BEIDE führen. Sie als Angehöriger brauchen alle Kraft.

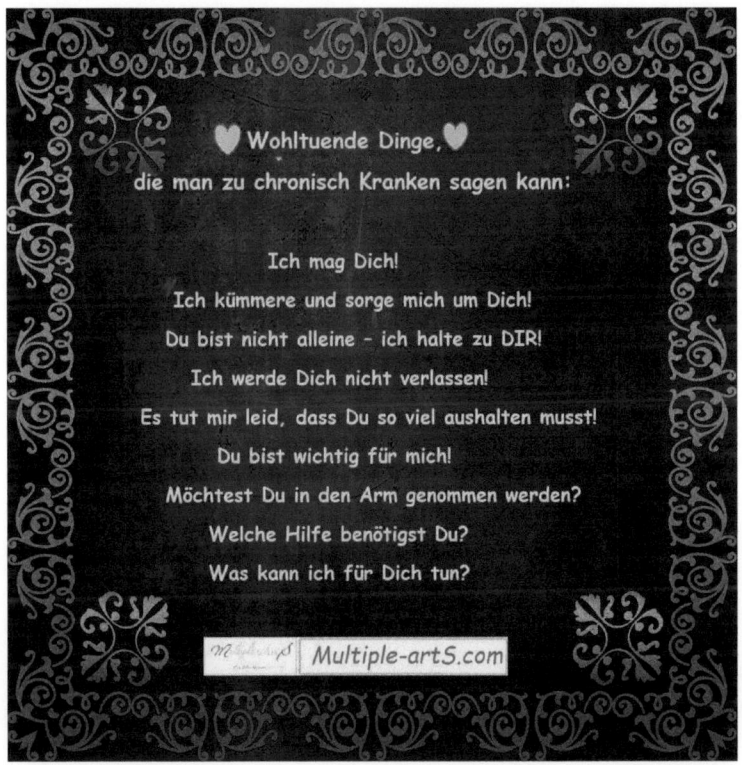

Ich habe von vielen Angehörigen gehört, dass sie ihren Partner nicht wiedererkannt haben, als er mitten in einem Schub, einer Verschlechterung oder einer schweren Depression steckte. Es kann nämlich eine Wesensveränderung stattfinden, die so ungewohnt ist, dass sie schnell auch abstoßend werden kann. Aggressionen des Betroffenen können unwillkürlich ausbrechen und den Angehörigen „überfahren" und verletzen. Dies sind ganz normale Gefühle – das müssen Sie sich klar machen. Der Betroffene ist eventuell in einem solchen Moment nicht mehr die Person, die Sie kennen- und lieben gelernt haben. Sie brauchen viel Kraft und Geduld in diesen Phasen und diese wünsche ich Ihnen. Nicht jede Beziehung verkraftet solche enormen Veränderungen. Der zuvor attraktive sportlich durchtrainierte immer lachende Partner kann plötzlich zu einem beeinträchtigten und verzweifelten Menschen werden. Und doch kann dieser Betroffene im

Falle einer echten Depression oder anderer Veränderungen nichts dafür – er ist krank. So, wie dem Diabetiker Insulin fehlt, so ist Ihr Angehöriger nun chronisch krank.

Wenn man eine nicht sichtbare Erkrankung hat,

ist es ein sehr stiller Kampf, den man gegen sie austrägt.

Niemand kennt die Schmerzen, die Du aushalten musst

oder den inneren Tumult, der in Dir tobt!

Du darfst stolz auf Dich sein,

selbst wenn Du das Gefühl hast, Du hättest „versagt"...

Jeder, der eine unsichtbare Erkrankung mit sich herumträgt,

verdient eine Gold-Medaille,

weil der Kampf echt ist

und er schwieriger ist,

als sich die meisten Menschen vorstellen können!

Der „gesunde" Partner wird auch immer mit der Frage und Ungewissheit leben müssen, was gewesen wäre, wenn … Dies sind müßige Gedanken, aber sie werden jedem, der so etwas durchgemacht hat, bekannt vorkommen. Auf jeden Fall ist es eine unschöne Abwärtsspirale, die man dringend, auch für das eigene Seelenheil, unterbrechen muss. Schuldzuweisungen bringen hier nichts, wenn man davon ausgeht, dass wirklich jeder sein Bestes gegeben hat.

Deshalb sind die Ratschläge hier auch nur so zu verstehen, dass man sie ausprobieren KANN. Jeder wird schnell die Grenzen spüren, die eine schwere Erkrankung setzen kann und wie machtlos man gegenüber dieser Krankheit, den Symptomen und deren Auswirkungen und der betroffenen Person ist. Keiner kann etwas dafür, aber alle müssen es aushalten – bis sie vielleicht nicht mehr können, oder mit viel Glück, bis sie es doch geschafft haben. Das soziale Umfeld sollte deshalb unbedingt Bescheid wissen, damit sie verstehen können, was sich gerade abspielt. Gute Freunde und Familienangehörige, auch Kinder, müssen unbedingt informiert sein, um sich niemals persönlich angegriffen zu fühlen und damit etwaige „merkwürdig" erscheinende Bemühungen oder Verhaltensweisen Ihrerseits verstanden werden.

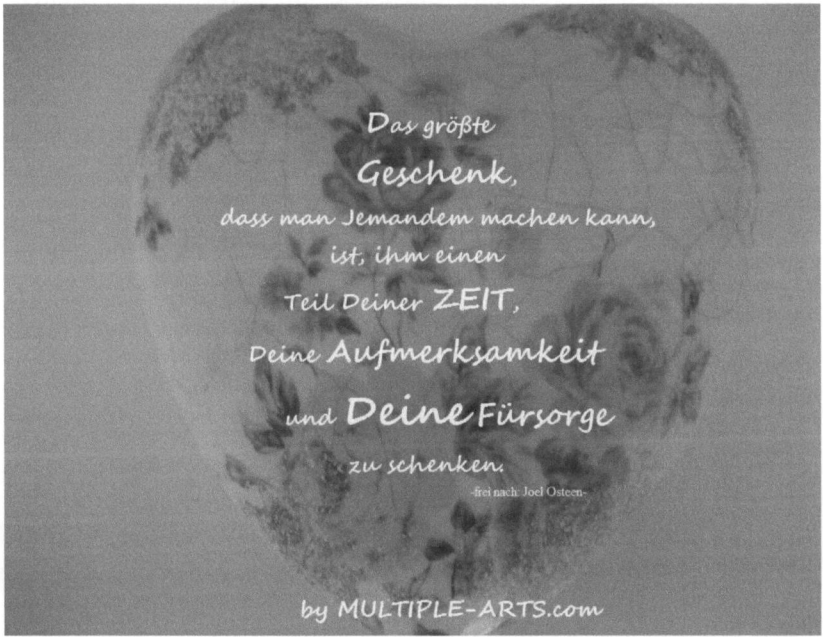

Auch folgend bediene ich mich mit Ausschnitten aus meinem Buch: „Akzeptanz und Bewältigung chronischer Krankheiten und Depressionen".

Tipps für Angehörige:

Für Sie als direkter Angehöriger wird es nun schwierig, denn Sie sind zum einen als vertraute Bezugsperson gefordert, die helfen will und soll. Zum anderen sind Sie selbst körperlich und seelisch von der neuen Situation stark betroffen. Es stürmen viele neue und unbekannte Dinge, Situationen, Gefühle und medizinische Fachausdrücke auf Sie ein. Zugleich werden Ihnen vermutlich ungewohnte, bisher vielleicht nicht gekannte Gedanken und Emotionen hochkommen. Plötzlich finden Sie sich mitten in Aufgabengebieten wieder, die Sie bislang nicht kannten. Hinzu kommt die Doppel- und Mehrfachbelastung von Beruf, Familie und gesellschaftlichem Leben – dies gilt es alles ebenso und gleichzeitig zu bewältigen. Das alles kann Sie sehr belasten, überbeanspruchen und schlicht und ergreifend überfordern. Und nicht jeder bekommt Hilfe von Freunden oder anderen Angehörigen und hat dann das Gefühl, dies alles alleine stemmen zu müssen.

Nehmen Sie deshalb gegebenenfalls - auch das wiederhole ich gerne - professionelle Hilfe in Anspruch. Wenn Sie gute Freunde haben, mit denen Sie über all das Neue reden können – tun Sie es. Sprechen Sie sich aus, sortieren Sie Ihre Gedanken. Denn ganz typisch ist gerade in einer Paar-Beziehung, dass der eine Partner den anderen nicht mit seinen Sorgen (noch zusätzlich) belasten möchte. Das ist verständlich und teilweise auch gut so, aber Offenheit unter den Partnern, auch das Äußern von Sorgen, Bedenken und Ängsten ist wichtig. Das mag mit einem eventuell schwer depressiven oder kranken Partner nur bedingt gelingen, aber versuchen Sie es. Es gibt vielleicht Momente am Tag, an denen er „ansprechbar" und gut aufnahmefähig ist.

Bei Freunden und Angehörigen werden Sie die unterschiedlichsten Reaktionen kennenlernen. Beispielsweise hat bei der Diagnose „MS" fast jeder etwas zu berichten und jeder kennt jemanden, der auch MS hat. Dieses Wort ist emotional HOCH besetzt und es ist möglich, dass sich der ein oder andere Gesprächspartner so heftig oder auch „aussichtslos" äußert, dass Ihnen „angst und bange" wird. Es ist schwer, sich davon zu distanzieren. Ebenso verhält es sich umgekehrt, wenn die eigenen Sorgen abgetan werden: „Ach MS ist doch nicht so schlimm! Das wird schon wieder!". Solche Sprüche kennen wir MS´ler zur Genüge und dies belastet uns oft noch zusätzlich. Mitgefühl ist hier wichtig und ich wünsche Ihnen, dass Sie es erhalten.

Ungebetene Ratschläge werden Sie sich ebenso anhören müssen. Auch davon können wir MS´ler „ein Lied singen". Sich dagegen zu behaupten, oder es einfach nicht zu beachten, ist ein stetiger Lernprozess und nicht einfach.

Insgesamt werden Sie vermutlich oft einen guten Selbststand aufbringen müssen, um sich und Ihren Partner zu schützen. Und ganz besonders hier werden Sie erleben, wer zu Ihnen steht, wer die wirklichen Freunde sind. Denn nicht nur Ihr Partner wird sich auf Grund der Erkrankung verändern, auch Sie selbst werden durch die komplett neue Situation leichte Veränderungen an sich feststellen. Einmal, weil diese Veränderungen eventuell für Ihren Alltag notwendig sind und dann, weil Sie einer neuen Situation gegenüberstehen und somit völlig neuen Reaktionen.

Fatigue-Patienten kennen dies ebenso. Denn Fatigue ist erstens kaum bekannt und zweitens ein **unsichtbares** Symptom, das man dem Betroffenen nicht ansieht. Hier ist man als Betroffener und als Angehöriger darauf angewiesen, dass die Freunde/Kollegen einfach GLAUBEN, was Sie berichten und sich dann freundlich gesinnt darauf einlassen.

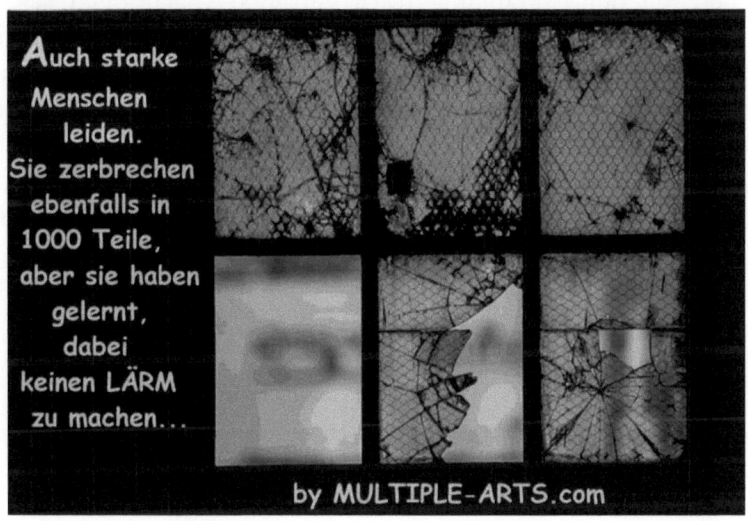

Auch starke Menschen leiden.
Sie zerbrechen ebenfalls in 1000 Teile, aber sie haben gelernt, dabei keinen LÄRM zu machen...

by MULTIPLE-ARTS.com

Wichtig ist auch, dass Sie sich rundum über die Erkrankung Ihres Angehörigen informieren. Wenn möglich, begleiten Sie ihn anfangs zum Arzt.

Sie haben Rechte:
- ✓ Aufklärung und Beratung
- ✓ Eine zweite ärztliche Meinung
- ✓ Angemessene und qualifizierte Versorgung
- ✓ Selbstbestimmung
- ✓ Vertraulichkeit
- ✓ Freie Arztwahl
- ✓ Offenlegung der Patientenakte
- ✓ Dokumentation und Schadenersatz

Wenn Sie Angehöriger eines MS'lers oder anders chronisch Kranken sind, werden Sie automatisch eine sehr wichtige Stütze für den Betroffenen. Vermutlich werden Sie, besonders bei Diagnosestellung, den Kranken und seine Krankheit ins Zentrum des Interesses stellen, sich sorgen und versuchen, alles irgendwie GUT zu machen. Aber womöglich stellen Sie Ihre eigenen Bedürfnisse zurück und/oder Sie vermeiden es über Ihre eigenen Probleme zu sprechen. Denn verglichen mit der Erkrankung Ihres Partners/Angehörigen erscheinen Ihnen Ihre Schwierigkeiten meist unbedeutend. Das ist sehr verständlich und gerade deshalb finden Sie es vielleicht unangebracht darüber zu reden. **Aber es ist gerade aus dem Grund, damit Sie selbst stark und in der Balance bleiben können, sehr wichtig, dass Sie an sich und Ihre eigenen Interessen denken.** Das wiederhole ich hier auch immer wieder, um es Ihnen deutlich zu machen. Sie können nur helfen, wenn es Ihnen selbst auch gut geht.

Die Probleme, Gedanken und Gefühle, mit denen sich Angehörige auseinandersetzen müssen, sind ENORM und sehr belastend. Es ist deshalb notwendig, dass Sie lernen, das veränderte Leben zu bewältigen.

Jemand der neu an MS erkrankt ist, erlebt sich anfangs oft als hoffnungs- und hilflos, er empfindet eine innere Leere, hat Angst und ist verzweifelt. Manche Menschen fühlen sich wie versteinert und sind nicht mehr in der Lage, überhaupt noch klar denken zu können.

Da MS ja wie beschrieben oft mit einer Depression einhergeht –
vor allem direkt bei Diagnosestellung, hier ein paar Infos:

Depressive haben oft das Gefühl,

- dass sie etwas VERLOREN haben (den Partner, Arbeits-
  platz, Anerkennung, Leistungsfähigkeit und Vieles mehr)
- dass sie keine Lösung finden können und betrachten die
  Lage als völlig hoffnungslos
- dass man sie ablehnen und gar verurteilen würde
- dass man Erwartungen an sie hätte, die sie nicht erfüllen
  können (das macht traurig und frustriert)
- dass sie selbst kleine Aufgaben nicht mehr bewältigen können (selbst der Gedanke daran erschöpft sie)
- dass eine zentnerschwere Last auf ihnen ruht

Egal um welche chronische – das heißt ANHALTENDE – Erkrankung es sich handelt: die Patienten haben oft eine Odyssee an
Untersuchungen, Therapien, Arztbesuchen und Diagnosen hinter sich
und haben dabei viel ihrer Energie und Kraft, sowie NERVEN gelassen. Vermutlich wurde in dieser Phase von Ihnen als Angehöriger
schon viel Unterstützung eingefordert und benötigt. Irgendwann ist
deshalb im Normalfall bei beiden „Parteien" der Wunsch nach
NORMALITÄT da. Beide sind froh, dass die ersten Hürden vielleicht
geschafft sind und sehnen sich danach, wieder in ihren ihnen bekannten und vertrauten Alltag zurückkehren zu können. Man möchte wieder alte Gewohnheiten aufnehmen und wieder von neuem „ankom-
men".

Und nun kommt das große Problem: die Erschöpfung und/oder
Depression erschwert diesen Prozess der Rückkehr zur Normalität
erheblich oder macht ihn gar unmöglich. JETZT nehmen spätestens
alle aus dem nahen Umfeld die Veränderungen wahr. Dies kann sich
darin äußern, dass der Patient mehr Ruhe braucht, schneller erschöpft
ist und somit an manchen Aktivitäten gar nicht mehr oder nur eingeschränkt teilnehmen kann.

Somit ändert sich nicht nur das Leben der „Familie", sondern es
ändert sich Vieles im Umfeld. Ich habe das selbst mit meiner Fatigue
erleben müssen, die sehr plötzlich in ihrer Heftigkeit in mein Leben

eintrat und ich einfach für einige „Freunde" nicht mehr die „Heike" war, die sie kannten (und schätzten). Das hat zu vielen Irrungen, Missverständnissen, zu Unverständnis und Verletzungen geführt. Diese Zeit war sowohl für mich, als auch für meinen Mann als Angehöriger sehr schwer. Wir mussten lernen, mit diesen Verhaltensweisen umzugehen, wir mussten lernen, diese bittere Realität anzunehmen und mussten uns völlig neu strukturieren. Wir haben aber auch viele sehr positive Erfahrungen gemacht und diese haben uns getragen... Leicht war diese Zeit der Umstellung und Neu-Orientierung nicht. Aber wir wurden stärker, selbstbewusster und haben zueinander und vor allem auch gemeinsam ZU meiner schrecklichen Fatigue und den daraus resultierenden Veränderungen gestanden. Viele Menschen hat unsere gesundheitliche Krise scheinbar überfordert - diese Zeit war nicht nur für uns, sondern auch für unsere komplette Familie und unsere Freunde, selbst für Kollegen, fast wie ein Prüfstand. Man muss lernen, sich und auch die Beziehung womöglich neu zu definieren. Und man muss lernen, Enttäuschungen zu ertragen. Aber es ist einfach so, dass zu den Phasen der „allmählichen Anpassung" und Erprobung der neuen Veränderungen und Gegebenheiten, nun auch Fehlentwicklungen, Enttäuschungen und Rückschläge gehören. Das ist das Leben!

Betroffene berichten immer wieder, dass es besonders in dieser ersten Phase so wichtig ist, offen mit den Einschränkungen umzugehen. Wie ich bereits erwähnte: begreifen können Außenstehende das ganze Ausmaß sicherlich sowieso nie, aber ansatzweise verstehen können sie es nur, wenn man ihnen mit Offenheit begegnet.

Das Gespräch mit dem Partner, der Familie und auch den Freunden zu suchen, ist immens wichtig. Nur so kann man auch seine eigenen Bedürfnisse mitteilen – dies gilt für den Betroffenen ebenso, wie für seinen Partner. Denn immer geht es auch um Erwartungen und wir alle kennen das Gefühl von einer „Erwartung" enttäuscht worden zu sein. Um im Vorfeld schon manch eine Erwartungshaltung klein zu halten, müssen Sie sich äußern und den Anderen genau erläutern, wie es Ihnen geht, welche Einschränkungen Sie haben und dass es auch für Sie schlimm ist. Die Gefühle, die Sie begleiten, dürfen Sie ruhig ebenfalls äußern, denn so wirken Sie noch authentischer. Und sobald spürbare Emotionen im Spiel des Beziehungsgeflechtes sind, verankert sich auch beim Gegenüber das Problem klarer und vor allem verständnisvoller.

Wenn man offen mit allem umgeht, kann man eher Missverständnisse und Unverständnis vermeiden. Dies gilt für den Partner und das Umfeld gleichermaßen. Als Partner/Angehöriger muss man sich auch auf die Äußerungen des Betroffenen verlassen können – Ehrlichkeit ist hier die Grundvoraussetzung!

Ein Code-Wort bei speziellen Symptomen, wie beispielsweise einer anfallsartigen Fatigue, zu benutzen ist ebenfalls sehr sinnvoll. So weiß der Partner gleich, dass der Betroffene gerade „außer Kraft gesetzt" ist und kann sowohl Rücksicht nehmen, als auch Hilfestellungen anbieten. Nur mit Offenheit und Ehrlichkeit lassen sich die Probleme GEMEINSAM bewältigen.

✓ **Wichtig ist für Angehörige/Partner aber immer, dass sie auf ihre eigenen Bedürfnisse Rücksicht nehmen. Überfordern Sie sich nicht in Ihrer Hilfsbereitschaft und bitte scheuen auch Sie sich als Angehöriger nicht, professionelle Hilfe in Anspruch zu nehmen.**

Es gibt sowohl die Möglichkeit von Einzeltherapien, als auch über Eheberatungen/Therapien und Familientherapien.

Sprechen Sie mit dem entsprechenden Arzt auch darüber, wie sich die einzelnen Therapiemöglichkeiten auf die Lebensqualität auswirken. Dies gilt sowohl für den körperlichen Bereich, als auch für den seelischen und rein praktischen Bereich und Tagesablauf. Viele Betroffene und Angehörige haben einfach ein besseres Gefühl, wenn sie wissen, „um was es geht"! Denn je mehr Sie über die Krankheit, über Behandlungsmethoden, Risiken, Nebenwirkungen und auch die Chancen wissen, desto weniger Angst werden Sie vor der veränderten Lebenssituation haben. So kann aus der Angst, die alle direkt und indirekt lähmt, eine Angst werden, mit der es sich leben lässt.

Wenn beide Partner/Angehörige gleichermaßen gut informiert sind, können Entscheidungen, wie es weitergehen soll, besser und bewusster getroffen werden. So kann man die Krankheit gemeinsam besser aktiv bewältigen. Im besten Fall werden Sie nach einiger Zeit nicht mehr so sehr das Gefühl haben, dass Sie der Krankheit völlig ausgeliefert sind. Das stärkt auch die Beziehung untereinander, denn dann kann endlich wieder etwas Hoffnung aufglimmen und diese Hoffnung wird Sie beide zusammen hoffnungsvoller tragen. So müssen keine unnötigen Energien mehr verschwendet werden, sondern Sie können den Kranken besser unterstützen und der Kranke weiß, dass Sie ihn verstehen und ihn unterstützen möchten. Das schafft einige Missverständnisse schon mal ab.

Leider kommt es im Alltag immer wieder einmal vor, dass für Gespräche zwischen Arzt, Patient und Angehörigen zu wenig Zeit eingeplant wird. Zu den Kernaufgaben jedes Arztes gehören allerdings die Aufklärung und das ärztliche Gespräch. Falls sich der Arzt keine ausreichende Zeit für Sie und den Patienten nimmt, bleiben Sie bitte energisch bei Ihrem Wunsch. Eventuell kann er Ihnen ja auch einen Termin außerhalb der normalen Öffnungszeiten anbieten. Gerade am Anfang einer Diagnose braucht man die Unterstützung des behandelnden Arztes.

Offenheit, Transparenz – das sind die magischen Wörter, die es umzusetzen gilt. Dass dies unter Umständen nicht so einfach ist, liegt aber ebenfalls auf der Hand. Denn nicht jede Beziehung ist so gestaltet, dass absolute Offenheit und auch Vertrauen herrschen. Zu Beginn wird es allen Beteiligten wahrscheinlich schwerfallen, über die jeweiligen Sorgen und Ängste zu sprechen. Das kann wirklich sehr ungewohnt sein und vielleicht müssen Sie erst üben, eine entsprechende Gesprächs-Kultur zu finden. Aber seien Sie mutig und auch hier dürfen Sie sich professionelle Hilfe holen. Manchmal ist es auch einfacher, wenn jeder seine Wünsche, Sorgen und Bedürfnisse aufschreibt und dem anderen vorlegt. Zuvor muss aber abgesprochen werden, dass keine Wertung stattfinden darf. Man muss das, was dem Partner/Angehörigen auf dem Herzen liegt, ernst nehmen. Daraus ergibt sich dann meistens ein Gespräch.

Für den Kranken wird es nicht leicht sein, seine Krankheit anzunehmen. Und Sie selbst möchten sicher ab und zu auch einmal über Ihre eigenen Probleme reden, merken jedoch, dass der Kranke damit Schwierigkeiten hat. Aber denken Sie immer daran, dass es notwendig ist, sich auszutauschen, um die Beziehung liebevoll und respektvoll weiterführen zu können.

Es ist wichtig, als Paar oder auch als Angehöriger eine neue gemeinsame Basis zu finden. Dazu gehört auch, die Bedürfnisse und Grenzen des Kranken zu respektieren – umgekehrt aber ebenso!!

Sie als Angehöriger dürfen den Blick auf sich selbst nicht verlieren. Dieses Aufeinander-Einspielen birgt auch Chancen – vielleicht finden Sie neu zusammen oder Ihre Beziehung gewinnt an Tiefe und Nähe. Lassen Sie sich darauf ein und beobachten Sie in Ruhe, wie sich alles entwickelt.

Behandlungen:

Es ist sinnvoll, sich auf eine Behandlungsmethode einzulassen und ihr treu zu bleiben, um keine Verwirrung zu stiften. Sie und der Betroffene merken selbst schnell, welche Methode greift und guttut. Das heißt nicht, dass begleitende Therapien oder Behandlungsansätze, wie auch alternative Heilmethoden, nicht gut wären – im Gegenteil. Aber man muss sich irgendwann entscheiden, damit man auch Frieden schließen kann. Bei MS gibt es mittlerweile zig Medikamente – hier muss jeder mit seinem Neurologen und für sich entscheiden, welches Präparat zu ihm passt, oder ob er ganz auf eine Basistherapie verzichtet. Oft ist der Entscheidungsprozess sehr anstrengend, nervenaufreibend und zermürbend. Wenn man sich dann aber entschieden hat, kann man gelassener werden. Und auch das heißt nicht, dass man sich wiederum nicht neu entscheiden kann, wenn man merkt, dass es zum Beispiel auf Grund der Nebenwirkungen doch nicht die richtige Entscheidung war. Betroffene und Angehörige sind irgendwann einfach nur erleichtert, wenn die Behandlung endlich beginnt. Beide Parteien werden es so empfinden, dass nun etwas Konkretes gegen die Krankheit unternommen wird. Das schafft Hoffnung. Stellen Sie sich aber trotzdem darauf ein, dass diese Zeit für Sie beide nicht einfach wird, denn gerade bei MS und Depressionen dauert es etwas, bis die Medikamente greifen.

Alltag

Alles verändert sich mit einer schweren Diagnose wie MS, Krebs oder Depressionen - auch mit einer Diagnose wie Fatigue. Nichts ist mehr wie es vorher war und es muss sich erst einmal alles neu einspielen. Haben Sie Geduld – mit sich und dem Betroffenen.

Vielleicht überlegen Sie, wenn möglich (je nach Zustand des Betroffenen), wie Sie gemeinsam nun den neuen Alltag meistern könnten. Was kann er weiterhin übernehmen, was ist definitiv nicht mehr möglich? Kann man gewisse Aufgaben staffeln oder langsam steigern? Am besten beziehen Sie ihn bei diesen ganzen Überlegungen mit ein.

Da ein chronisch kranker Mensch meistens nicht mehr so belastbar ist wie früher, übernehmen Sie als Angehöriger vielleicht automatisch den größten Teil der (Haus-)Arbeit. Das will aber gut überlegt sein, denn Sie haben ja weiterhin Ihren normalen (Berufs)- Alltag, den sie meistern müssen. Kein Wunder also, wenn Sie dadurch oft unter Stress geraten. Deshalb übertreiben Sie BITTE Ihre Anstrengungen nicht. Das nutzt nämlich weder Ihnen noch dem Kranken! Ein ausgewogenes Miteinander und Absprachen – das sind die Basis für adäquates und sinnvolles Handeln - in Achtsamkeit.

Es findet womöglich eine völlig neue Rollenverteilung statt. Auch das sollte Ihnen als Angehöriger bewusst werden und jeder wird Zeit brauchen, sich in seine neue Rolle einzufinden. Aufgaben müssen neu verteilt werden und zwar so, dass weder der Kranke noch Sie selbst überfordert sind – gleichzeitig aber muss der Betroffene auch gefordert werden. Dies ist eine sehr schwierige Gratwanderung. Am Anfang reicht es dem Kranken sicherlich schon, wenn er sich gedanklich und gefühlsmäßig beteiligen und einbringen kann.

Beziehen Sie ihn möglichst mit ein und fragen Sie ihn nach seinen Ideen, Vorstellungen und Ratschlägen. Es ist ein schwieriges Unterfangen, dem Betroffenen einerseits zu signalisieren, dass man „alles im Griff" hat, er sich geborgen und aufgehoben fühlen kann und ihn andererseits nicht zu bevormunden. Sollte der Kranke beispielsweise bislang der „Koch" der Familie gewesen sein, fragen Sie ihn nach seinen Essenswünschen und Rezepten um Rat. Das gibt ihm das Gefühl, dass er nicht überflüssig ist und gebraucht wird. Je nach Verfassung kann man den Betroffenen beim Zubereiten ebenfalls mit einbeziehen. Vielleicht kann er kein ganzes Essen mehr vorbereiten und kochen, aber er könnte beispielsweise Gemüse klein schneiden, oder den Salat vorbereiten (wenn dies seine Motorik zulässt). Dieses gemeinsame Tun kann für Sie beide etwas Schönes haben, aber es kann natürlich auch nerven, da Sie es nicht gewohnt sind. Das Mittelmaß herauszufinden ist sicherlich eine der schwersten Aufgaben am Anfang. Ebenso schwierig wird die Gratwanderung zwischen Ihrem Bedürfnis nach Verwöhnen und dem sinnvollen Miteinander werden. Auch das ist ein Thema, das Sie ansprechen sollten. Sehen Sie nicht alles mit der rosaroten Brille und dass alles gut wird, wenn Sie nur funktionieren, sondern stellen Sie sich auch auf Rückschläge ein. Das Zusammenleben mit einem Schwerkranken kann auch für Sie zur Hölle werden.

Alltag mit MS und/oder Fatigue

Unser Alltag ist so oder so nicht einfach. Selbst Gesunde stöhnen und klagen über ihren Alltag und den Stress im Allgemeinen. Menschen mit Beeinträchtigungen müssen noch einmal ganz anders hantieren – sie müssen ihren Alltag wohlüberlegt planen und organisieren.

Je nach Verlauf und je nach Ausprägung der „tausend Gesichter" der MS wird sich auch der jeweilige Alltag gestalten und doppelt Betroffene müssen ihr Leben entweder teilweise oder auch ganz diesen Symptomen und Handicaps anpassen. Auch wenn wir nicht möchten, dass wir uns anpassen müssen – wenn wir ehrlich sind, bleibt uns oft nichts anderes übrig. Das heißt nicht, dass wir die MS dominieren lassen - das gönnen wir ihr nicht - aber gegen sie anzukämpfen und heroisch zu behaupten, man lebe nicht mit der MS, sondern die MS mit uns – das ist zwar ein beliebter Satz, der aber seine Grenzen immer dann erfährt, wenn wir durch entsprechende Symptome ausgebremst WERDEN. Eine optimistische Grundeinstellung zu einer chronischen Erkrankung ist immer wichtig.

Das Schwierige ist, dass Sie Rücksicht auf die körperlichen UND psychischen Beeinträchtigungen nehmen müssen – ein Kraft- und Balanceakt. Für Betroffene und Angehörige.

Zu bedenken gilt aber auch, dass der Betroffene oft nicht häufig genug um Hilfe bitten möchte - aber trotzdem auf Sie angewiesen ist. Schwierig und nicht immer mit Gesprächen machbar.

ANGST

Wie bereits erwähnt, werden sich die Gedanken und Gefühle der kompletten Familie samt Freunden für sehr lange Zeit sehr stark um die Erkrankung drehen. Je nachdem wie die Behandlung und die Krankheit verlaufen, wird Ihre eigene Stimmung variieren und selbst schwanken. Die Ängste werden vielfältig sein: Angst um den Betroffenen, Zukunftsangst, Angst um die Beziehung und allgemeine mannigfaltige Angst. Der Betroffene wiederum ist ja ebenfalls von Ängsten umgeben – er fürchtet sich eventuell davor, leiden zu müssen oder Schmerzen zu haben, oder er macht sich Sorgen darüber, wie die Familie mit seiner Beeinträchtigung zurechtkommt. Deshalb ist es so wichtig, seine eigenen Ängste zuzulassen und vor allem offen über sie zu sprechen. Denn je offener Sie miteinander und mit Ihren Gedanken, Sorgen und Emotionen umgehen, desto weniger werden Sie sich durch Ihre Ängste gegenseitig blockieren. Dies bedeutet nämlich auch, dass Sie beide nicht Ihre schwache Energie dafür aufbringen müssen, dem anderen etwas „vorzumachen" – das kostet Kraft und ist unehrlich und das ist in solch einer Situation auf Dauer nicht hilfreich.

Weinen und lachen Sie gemeinsam – nutzen Sie diese Emotionen als Ventil für die Seele. Es ist tröstlich, wenn man unter Partnern gemeinsam weinen kann. Auch Ihre Kinder dürfen Sie weinen sehen. Das gehört zum Leben einfach dazu.

Und Sie brauchen Ihre Kraft, Sie müssen dafür sorgen, dass auch SIE immer wieder Ihre Batterie aufladen können. Schaffen Sie sich in Absprache mit dem Betroffenen deshalb Auszeiten.

Freunde

Um sich Auszeiten zu gönnen, auf andere Gedanken zu kommen und sich abzulenken, werden Sie mit Sicherheit auch ab und an einmal der Hilfe von guten Freunden bedürfen. Klären Sie, falls es um „Anwesenheit" oder Pflege geht aber unbedingt mit dem Betroffenen ab, wer ihm in der Zeit Ihrer Abwesenheit zur Seite stehen darf.

Umgekehrt teilen Sie Ihren Freunden am besten genau mit, was der Kranke braucht oder was Sie von ihnen erwarten, denn sie können dies nicht wissen oder ahnen. Sie möchten sicherlich helfen, aber wissen vielleicht nicht wie.

Ich habe umgekehrt meinen Freundinnen beispielsweise erklärt, dass es mir helfen würde, wenn sie mich zu meiner Entlastung irgendwo hinfahren würden, weil ich die Konzentration des Hin- und Zurückfahrens PLUS das Ereignis erleben beispielsweise nicht schaffe. Somit kann ich einen Shopping-Ausflug genießen, weil ich auf der Fahrt jeweils entspannen kann und mich um nichts kümmern muss. Solch klare Erklärungen helfen den Freunden sich selbst zu orientieren. Eine Zeitlang hatte ich auch auf Grund meiner schweren Fatigue Probleme, mich außer Haus zu treffen. Anfangs war mir das sehr unangenehm, weil viele Freunde somit recht weite Strecken auf sich nehmen mussten. Was ich dabei aber nicht bedachte, und was mir meine damalige Therapeutin erklärte: Freunde MÖCHTEN helfen und wenn die Hilfe darin besteht, dass sie zu mir kommen, um mich zu entlasten, dann fühlen auch sie sich gut. So gesehen macht es wirklich Sinn, sich deutlich auszudrücken und in eine echte Kommunikation mit den Freunden zu treten. Und auch hier hilft es offen zu sein. Fragen Sie Ihre Freunde, ob es sie nervt, wenn Sie von Ihren Problemen erzählen und es sich immer nur um das gleiche Thema dreht.

Denn auch hier ist es die Gratwanderung, das Verhältnis zwischen zu viel und zu wenig, was die Erträglichkeit innerhalb eines Beziehungsgeflechtes ausmacht.

Als Angehöriger gilt das alles gleichermaßen.

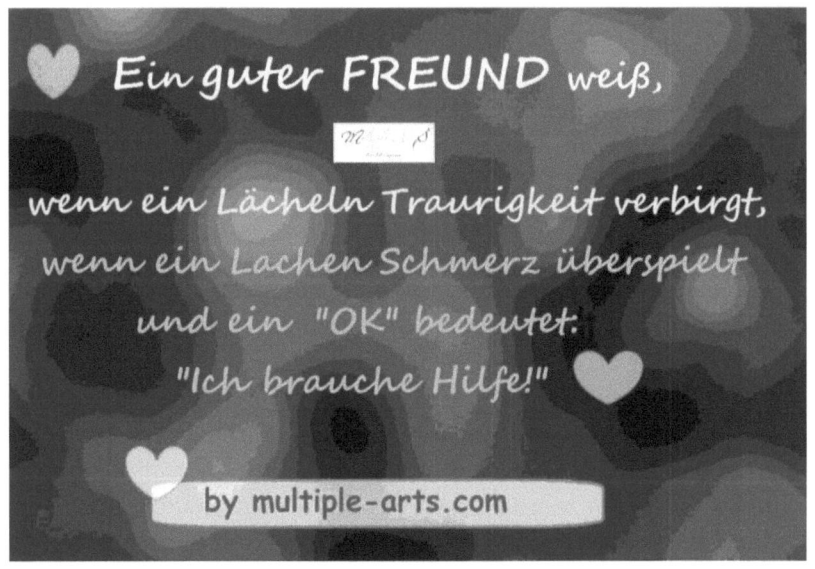

Ein guter FREUND weiß,
wenn ein Lächeln Traurigkeit verbirgt,
wenn ein Lachen Schmerz überspielt
und ein "OK" bedeutet:
"Ich brauche Hilfe!"

by multiple-arts.com

Ebenfalls darf man nicht vergessen, dass sich viele Außenstehenden schlicht und ergreifend mit solchen Themen überfordert fühlen. Krankheiten an sich scheinen etwas Abstoßendes zu haben, etwas Angst Einflößendes und manche Menschen meinen, wenn sie sich davon fernhalten würden, würde es sie auch nicht betreffen und weniger belasten. Das ist vielleicht eine Art Schutz-Mechanismus, aber er hilft Ihnen so überhaupt nicht weiter. Deswegen ist es wirklich wichtig, in Kommunikation mit Freunden, Nachbarn und Kollegen zu treten, um solche Missverständnisse klären zu können.

Es gibt auch Freunde, die einem ununterbrochen ein tolles erfüllendes Wochenende wünschen – selbst wenn der Betroffene mitten in einem schweren Schub ist. Sie möchten alles andere ausblenden. Das kann auf Dauer auch schmerzen und man muss sich entscheiden, ob man das aushalten kann/möchte, oder ob man einen dezenten Hinweis gibt! ;)

Und wie schon erwähnt werden Sie nun merken, wer zu Ihnen und Ihrem Partner steht. Sie werden Kurioses, Trauriges und Wunderbares erleben. Aber gehen Sie IHREN Weg, denn es ist Ihr Leben.

Seelen-Vampire / Energie-Räuber

Dieser Text ist ein Blog-Beitrag, den ich aber separat halten möchte: denn er sagt sehr viel darüber aus, wie empfänglich jeder Mensch und auch Angehörige, oder ein MS`ler, für Seelen-Vampire sein können und was es dann mit ihm und seiner MS „macht"!

Seelen-Vampire

Kennt Ihr sie? Diese Menschen, die uns aussaugen – wie Vampire! Hier ist ein Ausschnitt aus meinem Buch: „Hilfe Annehmen lernen, Abgrenzen & Nein-Sagen":

Wir begegnen immer wieder sogenannten Seelen-Vampiren, die uns aussaugen. Nicht unser Blut, aber unsere Energie – und sie nutzen unser Mitgefühl schamlos aus.

Deshalb hier ein paar Infos:

Wenn man sich nach dem Treffen mit einem Menschen völlig erschöpft, „blutleer" und kraftlos fühlt, dann hat man wohl die Bekanntschaft eines Seelen-Vampirs gemacht. Ich kann das tatsächlich manchmal sehr körperlich spüren (im Falle meiner MS reagiere ich oft mit heftiger Fatigue darauf), aber ich erlebe regelrecht, wie mir die Kraft ausgesogen wird und ich als leere Hülle zurückgelassen werde.

Sie sind Menschen, die sich unsere positive Energie ungefragt und übergriffig (grenzüberschreitend) einfach nehmen und zwar ähnlich wie jene mystischen Gestalten, die wir aus Büchern und Filmen kennen – nur dass sie anstatt Blut die Lebenskraft aus unserem Körper saugen.

In diesem Fall ist es das so wertvolle „Lebenselixier" ENERGIE!

Das Verzwickte ist, dass sie sozusagen getarnt auftreten: Als Freunde, Familienmitglieder, Nachbarn oder Kollegen. Und die Tarnung ist perfekt, denn sie lächeln und sehen völlig normal aus, während sie auf Energie-Jagd sind. Was sie wollen? UNSERE Energie! Aber da wir nicht wie von Blut-Vampiren im Schlaf überrascht werden, haben wir die Möglichkeit zu handeln! :)

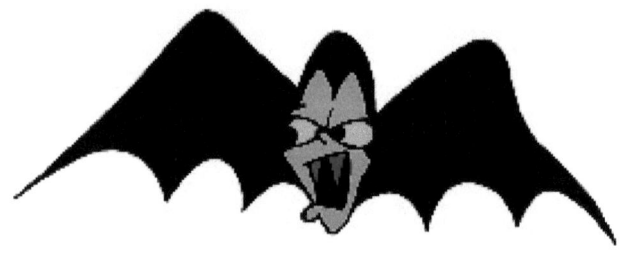

Ob diese Vampire es bewusst (absichtlich) oder unbewusst tun, sei dahingestellt. WIR müssen uns schützen! Das bedeutet, dass nicht alle Energie-Vampire schlechte Menschen sind. Denn es gibt tatsächlich unbewusste und bewusste Räuber. Indessen sind die bewussten Vampire natürlich die Schlimmsten, da sie uns rücksichtslos angreifen und gezielt unsere positive Energie für sich beanspruchen – und sie aussaugen und inhalieren wollen. Sie erledigen ihr Aussaugen hoch professionell und machen Energiearbeit im negativen Sinne. Anstatt uns Lebenskraft zu schenken (wie wir es von guten Freunden oder auch Osteopathie und ähnlichen alternativen Heilmethoden kennen), ziehen sie uns bewusst ENERGIE AB! Das Aussaugen unserer Energie erfolgt über zwei Varianten. Erstens auf körperlicher Ebene und zweitens auf psychischer Ebene.

Ich habe eine Nachbarin, die mich einmal in dieser Form ausgesaugt hat: Ich musste anschließend lange liegen/ruhen – völlig leer und kraftlos, super erschöpft – und noch dazu wütend auf mich selbst, weil ich es zugelassen hatte! Die Nachbarin wiederum hatte alles abgeladen, was ihr so auf der Seele lag, war zufrieden und trank sicherlich gemütlich einen Kaffee, während ich mich erholen musste. Das war für mich ein Schlüsselerlebnis und nun versuche ich (mal mit Erfolg, mal mit weniger Erfolg) diesen Seelen-Vampiren die Stirn zu bieten und ihnen Einhalt zu gewähren!

Die „Zähne" dieser Energie-Fresser sind ihre Handlungs-Art und ihre Worte. Und gerade wenn man chronisch krank ist, hinterlassen diese Krafträuber nicht nur seelische Blessuren bei uns, sondern dies kann sich gar körperlich auswirken!

Deshalb müssen wir lernen uns von solchen Menschen zu distanzieren und ABZUGRENZEN!

Im Falle besagter Nachbarin entwickelte ich im Laufe der Zeit meine Strategien: Wenn wir uns zufällig treffen und „es wieder los geht", breche ich kurz und schmerzlos das Gespräch ab und sage ihr, dass ich nun nach Hause gehen müsse. Wenn sie nicht aufhört unendlich viel zu reden, gehe ich trotzdem weiter und lasse sie reden. :)

Wenn ich ihr bei einem Nachbarschaftsfest begegne, setze ich mich definitiv NICHT neben sie oder ich stehe auf (unauffällig), wenn sie sich zu mir setzt. Ich möchte das nicht mehr ertragen – ich habe weder die Kraft, noch die Nerven oder LUST dazu. PUNKT!

Seelen-Vampire wirken zwar ruhig und abgeklärt, aber tatsächlich haben sie ein (meist schweres) Problem. Mit Sicherheit sind sie nicht gut selbstreflektiert, haben unterschwellige oder bewusste Schwierigkeiten und verdrängen diese vermutlich. Ganz banal kann es auch sein, dass jemand einfach niemand zum Reden hat und bei uns alles abladen möchte. Dafür sind wir aber NICHT verantwortlich. Wir sind uns selbst, unseren eigenen Gefühlen und der eigenen Gesundheit verpflichtet!

Energie-Vampire brauchen Bestätigung von außen und sind äußerst unsensibel. Oft brauchen sie auch das „Drama" – eventuell auch deshalb, um sich selbst zu spüren. Sie haben verlernt, sich die nötige eigene Energie in produktiver Weise selbst zu beschaffen; sie leiden unter energetischen Blockaden, die beispielsweise durch traumatische Erlebnisse oder Krankheiten hervorgerufen wurden; sie kämpfen häufig selbst mit Minderwertigkeitskomplexen, Verlust- und Existenzängsten.

Es gibt viele verschiedene Sorten von Vampiren und somit auch unterschiedliche Beweggründe, warum sie so kraftraubend agieren. Der typische Vampir ist der „Ignoranz-Vampir", der ununterbrochen redet und zwar Fragen stellt – aber bei den Antworten kaum zuhört! Das erzeugt dann das uns bekannte Gefühl von Leere und Energielosigkeit nach so einem Gespräch!

Die Krux ist ja, dass Vampire jagen MÜSSEN! Und das macht es für ihr Umfeld schwierig, anstrengend und gar gefährlich. Interessant ist dabei, dass auch diese Vampire andere Menschen brauchen (zum Aussaugen), da sie sich sonst selbst leer fühlen!

Vampire können Selbstdarsteller sein oder sie versuchen zu manipulieren. Im schlimmsten Fall versuchen sie, uns von ihnen abhängig zu machen. Das heißt, wenn sie wirklich ernsthafte Probleme oder eine Persönlichkeitsstörung haben, dann beschimpfen oder beschuldigen sie ihre Gegenseite oder versuchen sie klein zu machen. Sobald sie uns zu einer Rechtfertigung nötigen, müssen wir allerspätestens aufhorchen und diese merkwürde Kommunikation beenden.

Seelen-Vampire sind auch von uns abhängig – denn sonst könnten sie nicht überleben!

Diese Spirale gilt es zu unterbrechen.

Dazu gehört erstens, dass wir sie erkennen und zweitens, dass wir uns distanzieren und klar abgrenzen.

Das heißt, sobald uns jemand nicht guttut, sollten wir auf unsere Intuition vertrauen und die Sachlage beobachten.

Und es gilt:

Nicht die Probleme an sich sind entscheidend, sondern vielmehr wie wir mit ihnen umgehen.

Das ist nur eine kleine Zusammenfassung des Themas. Wenn man einem schlimmen Seelen-Vampir gegenüberstehen muss und ihm nicht ausweichen kann (Kollegen, Familie), dann sollte man sich nicht scheuen auch professionelle Hilfe in Anspruch zu nehmen.

Ein guter Tipp, der überall im Internet zu lesen ist: Nach Möglichkeit nicht alleine einem Energie-Vampir gegenüberzutreten – aber auch das ist natürlich nicht einfach.

Hilfe annehmen:

Es ist wichtig, dass Sie lernen Hilfe anzunehmen. Ich weiß aus eigener Erfahrung als MS`ler, dass dies nicht einfach ist – vor allem, wenn man jahrzehntelang vor Kraft und Energie strotzend alles gemeistert hat. Sich einzugestehen, dass man Hilfe braucht kann schwierig sein. Um aber Ihre Kräfte als Angehöriger zu sparen und um diese sinnbringend dem Betroffenen und sich selbst zu Gute kommen zu lassen, ist es notwendig, Hilfsangebote anzunehmen. Sei es ein Einkauf, den eine Nachbarin oder Freunde für Sie mit übernehmen, seien es bürokratische Dinge, die jemand für Sie erledigen kann und Vieles mehr. Gute Freunde (sowie auch ernst gemeinte Angebote von Nachbarn) meinen es tatsächlich ernst und gut. Überlegen Sie mal, wie Sie selbst reagieren würden, wenn Ihr Nachbar Ihrer Hilfe bedürfte – Sie würden ihm ebenfalls Hilfe anbieten.

Als der Sohn meiner Nachbarin vor vielen Jahren durch einen Unfall tragisch verstarb (und ich noch fit war), habe ich sie zum Beispiel des Öfteren irgendwo hingefahren, da sie selbst in dieser schweren Zeit kein Auto fahren wollte. Ihr war direkt geholfen und ich hatte das Gefühl helfen zu *können*. Umgekehrt genieße ich es mittlerweile auf Nachbarschaftsfesten, dass man mir fürsorglich einen bequemen Stuhl bereitstellt und mich „bedient". Das war nicht einfach, aber durch das Einsparen meiner Energie kann ich an solchen Festen länger teilhaben.

Beobachten Sie sich ebenfalls gut – und wenn Sie feststellen, dass Sie auffallend oft gereizt reagieren, sehr viel weinen oder aggressiv werden – dann wissen Sie spätestens, dass es Zeit ist, Hilfe anzunehmen und vielleicht sogar auch noch zusätzlich professionelle Hilfe in Form von Psychotherapie. Oder schließen Sie sich einer Selbsthilfegruppe für Betroffene an (so etwas gibt es auch virtuell, beispielsweise auf Facebook). Werden Sie sich bewusst, dass es niemand von Ihnen erwartet, dass Sie diese neue Situation perfekt meistern.

Achtsamkeit sich selbst gegenüber

Was genau ist „Achtsamkeit"?

Auszug aus meinem Buch „Die Reise zum Glück": „Eine der in der Forschungsliteratur am Häufigsten zitierten Definitionen stammt von Kabat-Zinn. Demnach ist Achtsamkeit eine bestimmte Form der Aufmerksamkeit, die absichtsvoll ist, sich auf den gegenwärtigen Moment bezieht (statt auf die Vergangenheit oder die Zukunft) und nicht wertend ist." (https://de.wikipedia.org/wiki/Glück)

Die Achtsamkeit uns SELBST gegenüber ist ein wichtiges Thema – denn nur wenn wir uns selbst gegenüber achtsam begegnen und uns in diesem Sinne selbst würdevoll und respektvoll, sowie liebevoll behandeln, können wir die Achtsamkeit abgeben – nach außen.

Das heißt, sich selbst ganz auf den aktuellen Moment besinnen und uns selbst ebenso ganz bewusst zu beobachten, um mit einem bestimmten Handeln daraus hervor gehen zu können – das ist der Beginn der Achtsamkeit. Das wiederum bedeutet, dass wir eine besondere Aufmerksamkeit der Bewusstheit von momentanen Vorgängen und Erfahrungen widmen müssen.

Wenn wir dies täglich (gar stündlich / jederzeit) üben, werden sich mit zunehmender Achtsamkeit auch die gewohnheitsmäßigen automatischen und unbewussten Reaktionen auf das gegenwärtige Erleben reduzieren. Dies kann im besten Fall dann zu einem hohen Maß an situationsadäquatem, authentischem und selbstbewusstem Handeln führen. Und genau das ist unser Ziel.

Wenn wir ein klareres Verständnis bezüglich uns selbst und hinsichtlich des eigenen Lebens erlangen, wenn wir also umgangssprachlich gesagt, den „Durchblick" haben, können wir auf unsere Bedürfnisse auch deutlich adäquater eingehen und sie vor allem erst einmal wahrnehmen.

Die Wahrnehmung ist der Grundstein dazu, der es uns ermöglicht, Zugang zu den eigenen inneren Ressourcen zu finden und unsere uns selbst gesteckten Grenzen zu erweitern.

Mit Achtsamkeit, die man in sein Leben integriert, kann man sich psychischen Belastungen, Stress-Situationen und widrigen Lebensumständen besser gewachsen fühlen. Dadurch, dass man sich seiner SELBST mehr gewahr wird, erreicht man mehr Ausgeglichenheit und man wird mit sich selbst geduldiger und kann lernen, sich selbst besser zu akzeptieren.

Eine große Übung in diesem Prozess ist es dann, nicht wertend zu sein, sich nicht selbst zu verurteilen, sondern unvoreingenommen und offen (fast kindlich) einen Blick auf sich selbst und sein Leben zu werfen. Deshalb gehen Sie wirklich stets achtsam mit sich selbst um. Beginnen Sie jetzt, spätestens morgen nach dem Aufstehen. ☺

Was tut Ihnen gut? Welche Rituale kann man lassen, welche sollte man verändern?

Tut es mir vielleicht gut, doch eine halbe Stunde länger zu schlafen? (Wenn möglich). Wann ist Einkaufen für mich und mein Energiemanagement am Sinnvollsten? Was kann ich dabei noch erledigen? Was kann ich getrost liegen lassen?

All dies sind Überlegungen und Fragen, die man sich vielleicht noch nie gestellt hat und wenn man darüber nachdenkt, ist man vielleicht selbst erstaunt, welch einem Zwang man sich – warum auch immer – unterworfen hat. Prüfen Sie einfach mal Ihren Tagesablauf und Ihre Gewohnheiten. Was sind liebgewonnene Angewohnheiten, was sind eingefahrene Muster?

Achtsamkeit ist aber auch, sich zum Beispiel ein Stück Schokolade ganz bewusst im Mund zergehen zu lassen, nachzuspüren, Genuss bewusst zu erleben – innehalten und Glück dabei zu empfinden.

Achten Sie aber darauf, dass Sie selbst als Angehöriger nicht zu kurz kommen. Die lange Behandlungszeit und die Nerven und Kräfte raubende Situation lastet mit Sicherheit sehr schwer auf Ihnen. Und auch wenn Sie feststellen, dass Sie viel mehr verkraften können, als Sie vielleicht je vermutet hätten, werden auch Sie irgendwann einmal eine Atempause brauchen. Und wirklich niemand kann ständig auf Hochtouren laufen - selbst der leistungsfähigste Mensch hat seine Grenzen und braucht Erholungszeiten, in denen er abschalten und neue Energie tanken kann. Einige Menschen entspannen sich, indem sie lesen, sich einen leckeren Tee oder Cappuccino kochen, ein Bad nehmen oder Musik hören, andere betätigen sich lieber körperlich und treiben Sport, machen Spaziergänge oder arbeiten in Haus und Garten. Sie werden wissen, was GUT für SIE persönlich ist - gönnen Sie sich dies ganz bewusst selbst, legen Sie Pausen ein, und gehen Sie Ihren eigenen

Interessen nach. Nur wenn Sie **ausreichend** auf sich selbst achten, sich selbst mit Achtsamkeit und Rücksichtnahme begegnen, werden Sie auch weiterhin die Kraft haben, die Sie brauchen, um dem Kranken weiter beistehen zu können. Denken Sie daran, dass Sie vermutlich eine unentbehrliche Stütze für ihn sind.

Wie schon beschrieben neigen Angehörige dazu, ihre eigenen Probleme – verglichen mit denen des Kranken – als unbedeutend abzutun. Sie nehmen sich bewusst zurück, da sie den anderen unter allen Umständen schonen und nicht mit alltäglichen Kleinigkeiten behelligen möchten. Aber - darüber dürfen Sie wirklich einmal nachdenken - vielleicht möchte der Betroffene gerade diese Normalität erleben, um sich nicht „anders" vorzukommen und sich nicht selbst als so krank zu erleben. Chronisch Kranke möchten sich zwar mit all ihren Problemen SEHR ernst genommen fühlen, aber sie möchten sich in der Regel auch nicht ununterbrochen mit ihrer Krankheit beschäftigen.

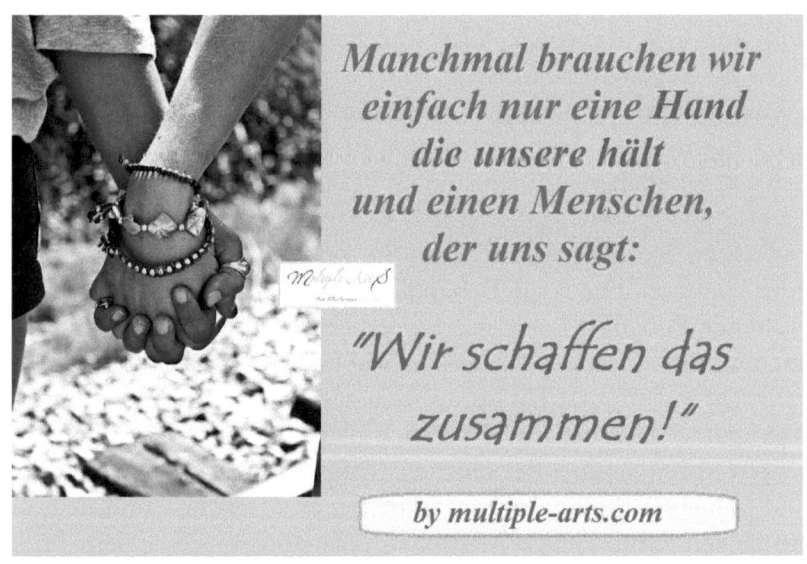

Manchmal brauchen wir einfach nur eine Hand die unsere hält und einen Menschen, der uns sagt:

"Wir schaffen das zusammen!"

by multiple-arts.com

Miteinander reden

Viele Probleme und Missverständnisse lassen sich vermeiden und viele Konflikte lösen, wenn Sie miteinander reden. Dies ist je nach Gesprächskultur, die in Ihrer Beziehung vorherrscht, unter Umständen gar nicht so einfach.

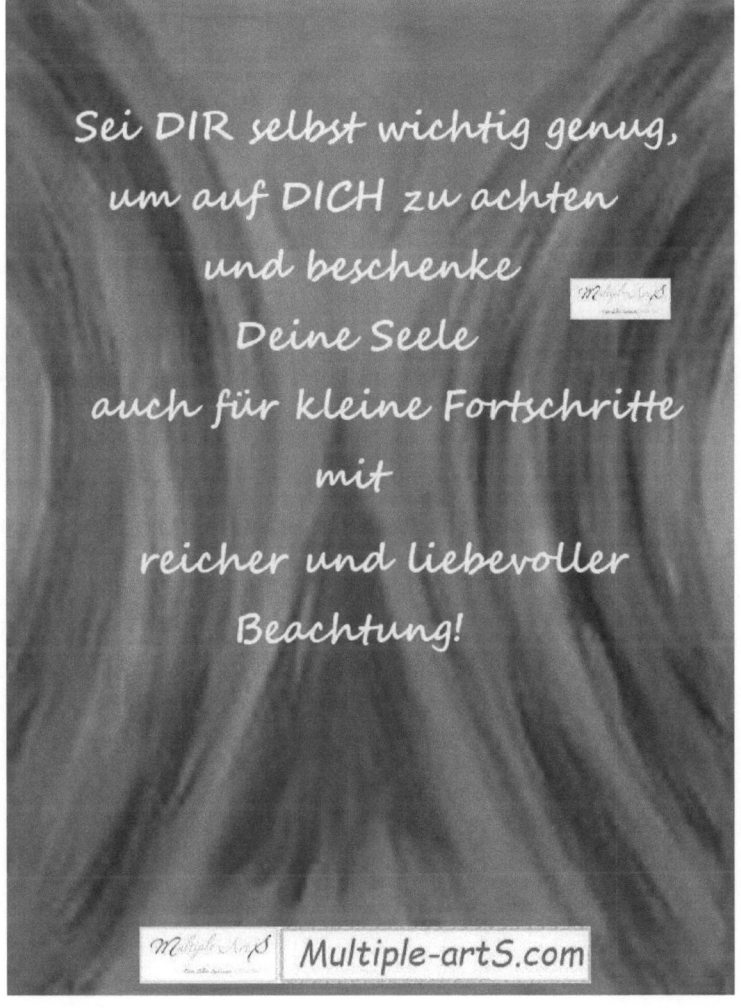

151

Tipps zum Reden:

Das vertrauensvolle MITEINANDER ist das „A und O" in einer jeden Beziehung. Und in einer Beziehung, in der ein Partner, oder auch beide, mit einer Behinderung leben, ist es sicher NOCH wichtiger, sich auszutauschen und eine liebevolle Offenheit miteinander zu finden. Wertfrei sollte sie sein, ohne Schuld-Zuweisung. Das ist die Grundlage eines Gespräches.

Auf Grund meiner sozialpädagogischen und psychologischen Ausbildung, bin ich sehr oft dem Thema „Offenheit im Gespräch" begegnet. Deshalb ist mir der Hinweis auf eine gute Kommunikation auch so wichtig, zumal sie sich mitten in der Intimität wiederfindet. Liebe und Wertschätzung gehören genauso dazu und sind die Grundlage jeder Partnerschaft.

Den Partner dabei niemals zu bewerten, zu maßregeln oder zu erniedrigen ist Voraussetzung.

Die sogenannten „Ich-Botschaften" helfen jedem Start in ein Gespräch sehr gut:

✓ Indem man von sich selbst, von seinen Bedürfnissen und seinen Wünschen, oder seinen Verletzungen spricht. „Ich fühle mich minderwertig" ist zum Beispiel eine Aussage, die niemand boshaft widerlegen kann. Denn so, wie ICH mich fühle, ist es mein „Ding". Würde ich sagen, „Du vermittelst mir immer das Gefühl, ich sei minderwertig", wären in diesem Satz schon eine Botschaft und eine Anschuldigung versteckt und der Gesprächspartner würde automatisch in eine Rechtfertigungshaltung gehen. Der emotionale unsachliche Austausch wäre vorprogrammiert.

✓ „Ich wünsche mir, dass ...", hört sich anders an, als „Du solltest mal...!".

✓ Wenn man versucht, diese Regeln zu beachten, ist dem Gespräch von Anfang an schon einmal die Schärfe genommen.

Genauso wichtig ist eine gute Selbstreflektion vor jedem Gespräch, das man führen möchte. Ich denke, es ist gut, wenn man versucht, sich selbst mal mit den Augen des Anderen zu sehen. Vieles erscheint einem dann in einem anderen Licht. Außerdem kann man somit auch mal in die „Haut" des Anderen schlüpfen und dort in Ruhe nachspüren. Manches erledigt sich dann schon von selbst. Wenn ich versuche, meinen Partner zu verstehen, mich in ihn einzufühlen, wird es ihm umgekehrt ebenfalls einfacher gelingen und das ist schon eine wunderbare Voraussetzung für ein Gespräch.

Für mich persönlich ist zum Beispiel der Humor immer besonders wichtig. Chronisch Kranke und Behinderte sind generell im Vorteil, wenn sie viel lachen und alles mit Humor ertragen können. Und ganz besonders, wenn sie auch über SICH SELBST lachen können." (Auszug aus meinem Buch „SEXUALITÄT")

Grenzen:

Mit Sicherheit neigen Sie als Angehörige am Anfang entweder dazu, sich voll und ganz nach den Bedürfnissen des Kranken zu richten, oder aber Sie grenzen sich ab. Eine gute Gratwanderung ist hier der Kompromiss. Auch wenn Sie vielleicht so viel wie irgend möglich helfen möchten – denken Sie dabei an sich selbst ebenso, wie auch an die WIRKLICHEN Bedürfnisse des Kranken. Denn auch (oder gerade) ein kranker Mensch möchte nur bis zu einer bestimmten Grenze unterstützt werden. Dies hat nicht unbedingt etwas mit „Sturheit" zu tun, sondern mit Selbstachtung. Diese Selbstachtung legen viele Kranke mit Beginn Ihrer Diagnose oder Krankheit einfach ab, manche verlieren sie einfach, oder es passiert irgendetwas „dazwischen": viele Kranke fühlen sich schuldig und meinen, sie wären eine zusätzliche Plage für die Angehörigen. (Nicht verleugnen möchte ich, dass es auch Kranke gibt, die sich in ihrer Krankheit suhlen und es ausnutzen, umsorgt zu werden – hier empfehle ich dringend, dass Sie mit dem behandelnden Arzt reden und sich professionelle Hilfe nehmen).

Im Normalfall ist es eher so, dass sich auch der Patient erst einmal an die Veränderung in seinem Leben gewöhnen muss und vielleicht möchte er sich die Verantwortung für sein Leben bewahren und nicht aus der Hand nehmen lassen. Auch der Patient muss lernen, mit dieser neuen Situation, dass er eventuell Hilfe benötigt, zurechtzukommen. Deshalb ist es gerade zu Beginn der neuen Phase so wichtig, auf keinen Fall Entscheidungen ohne ihn zu treffen. Er muss immer daran beteiligt sein, damit er sich vollwertig fühlt. Dies gilt sowohl für Krankheiten wie MS oder Krebs, als auch für Depressionen und Fatigue. Bei schwer Depressiven und Kranken könnte es eine kleine Abwandlung geben – wenn der Betroffene tatsächlich nicht mehr in der Lage ist, Entscheidungen zu fällen.

Sprechen Sie deshalb unbedingt mit dem Betroffenen offen über seine Wünsche und Bedürfnisse. Nur so erkennen Sie die persönlichen Grenzen des Kranken, können sie respektieren und das von ihm vorgegebene Tempo mitgehen. Nur GEMEINSAM lässt sich der neue Alltag regeln. Wenn Sie Partner sind und zusammenleben, ist dies von genauso großer Bedeutung, als wenn es sich um Angehörige handelt, die nicht zusammenleben. Ein gut gemeinter Telefonanruf kann den Kranken überfordern oder nerven – das müssen Sie vorher wirklich abklären. Ebenso, ob er (unangemeldete) Besuche mag oder nicht. HELFEN und MITFÜHLEN sind die Basis und nicht das Überstülpen und sinnlose Helfen. Und bitte bedenken Sie, dass Ihr Angehöriger Ihr eigenmächtiges Handeln als Vertrauensbruch empfinden könnte. Mit der Zeit wird sich das alles einspielen.

Meine Freunde wissen beispielsweise, dass unangemeldete Besuche für mich zum Kraftakt werden könnten, da ich mit meiner Energie enorm haushalten muss. Ebenso verhält es sich mit Telefonaten. Deshalb verabreden wir immer bestimmte Zeiten für Telefongespräche – so kann ich noch vorher und nachher entsprechend ausruhen. Das mag komisch klingen, denn es ist doch „nur" ein Telefonat – aber für einen Fatigue-Geplagten kann es ein Marathon sein, da es ihm vielleicht gerade nicht gut geht, oder er Konzentrationsprobleme, Reizüberflutung hat. Auch körperliche Symptome, wie eine taube Hand, die das Halten des Hörers unmöglich macht, kann ein Hindernis darstellen. Freunde müssen das verstehen und begreifen – man muss es allerdings auch GUT kommunizieren. Es hilft aber beiden Seiten nicht, wenn man genervt oder gar verletzt reagiert.

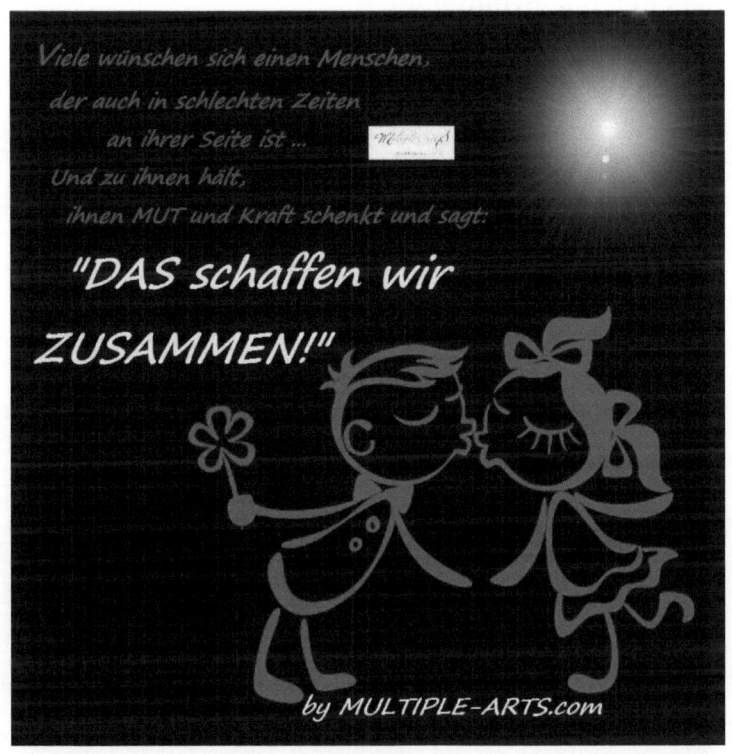

Was nicht hilft:

(Übertragbar auf alle nicht sichtbaren und auch sichtbaren Krankheiten und Symptome)

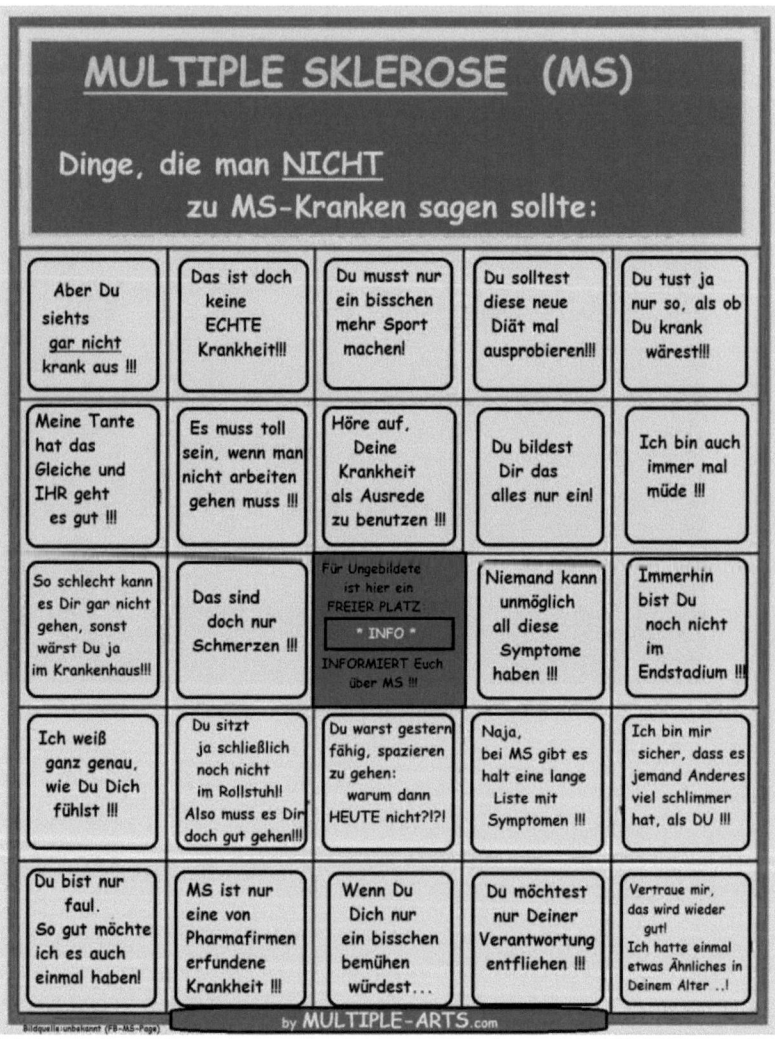

✓ Völlig sinnlos ist es übrigens, eine kranke und/oder depressive Person mit einem „Jetzt reiße Dich mal zusammen!" zu konfrontieren. Genau das können die Betroffenen leider nicht.

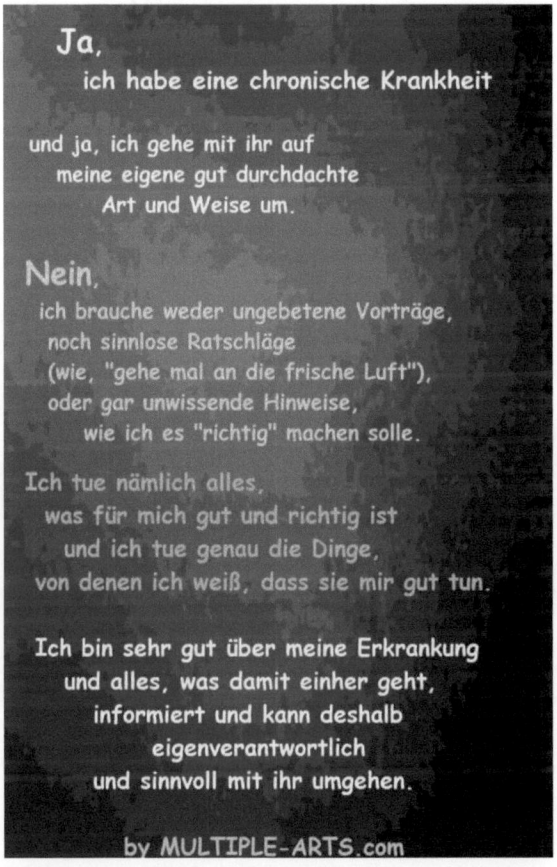

Ja,
ich habe eine chronische Krankheit

und ja, ich gehe mit ihr auf
meine eigene gut durchdachte
Art und Weise um.

Nein,
ich brauche weder ungebetene Vorträge,
noch sinnlose Ratschläge
(wie, "gehe mal an die frische Luft"),
oder gar unwissende Hinweise,
wie ich es "richtig" machen solle.

Ich tue nämlich alles,
was für mich gut und richtig ist
und ich tue genau die Dinge,
von denen ich weiß, dass sie mir gut tun.

Ich bin sehr gut über meine Erkrankung
und alles, was damit einher geht,
informiert und kann deshalb
eigenverantwortlich
und sinnvoll mit ihr umgehen.

by MULTIPLE-ARTS.com

Das ist wirklich ein Satz, der kranke Menschen nicht nur verletzt, er wirft sie womöglich wieder zurück. Wenn man ihnen vorwirft, sie würden sich nicht genügend zusammenreißen, sonst würden sie nie aus dem „Loch" herauskommen, dann ist das für sie wirklich schlimm und unhaltbar. Sie können damit sehr viel Schaden anrichten.

Auch wenn es als Angehöriger schwer ist - wirklich enorm schwer ist - sich den Zustand des Betroffenen von außen bewusst und vor allem mit Klarheit (die der Patient ja in dieser Situation vielleicht NICHT hat), mit anzuschauen – es hilft wirklich gar nicht, ihm Vorwürfe zu machen.

Ungewissheit aushalten zu müssen, ist eine „Strafe"

– für den Betroffenen ebenso, wie für den Angehörigen:

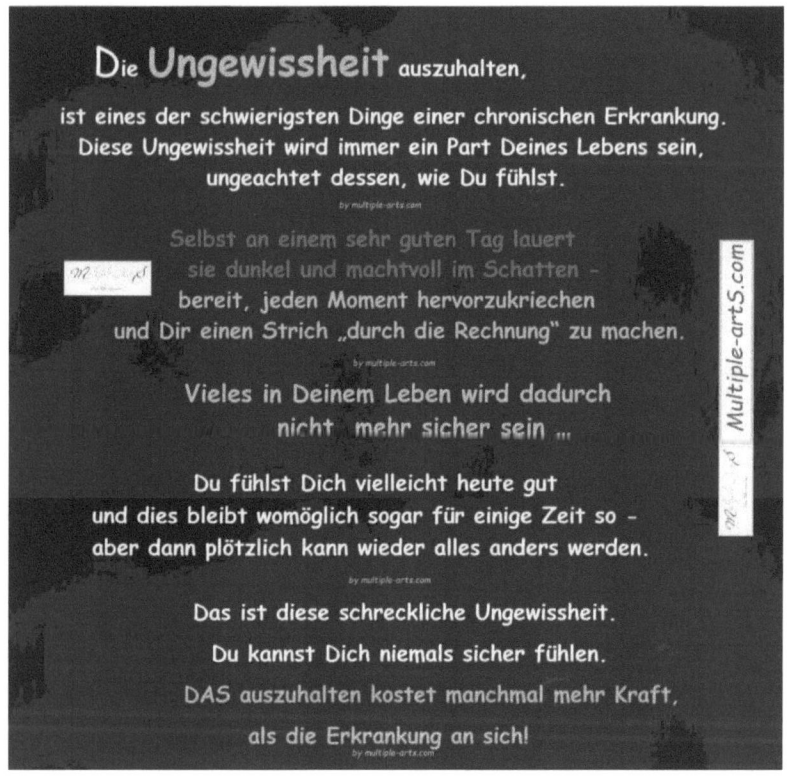

Die **Ungewissheit** auszuhalten,

ist eines der schwierigsten Dinge einer chronischen Erkrankung. Diese Ungewissheit wird immer ein Part Deines Lebens sein, ungeachtet dessen, wie Du fühlst.

by multiple-arts.com

Selbst an einem sehr guten Tag lauert sie dunkel und machtvoll im Schatten - bereit, jeden Moment hervorzukriechen und Dir einen Strich „durch die Rechnung" zu machen.

by multiple-arts.com

Vieles in Deinem Leben wird dadurch nicht mehr sicher sein ...

Du fühlst Dich vielleicht heute gut und dies bleibt womöglich sogar für einige Zeit so - aber dann plötzlich kann wieder alles anders werden.

by multiple-arts.com

Das ist diese schreckliche Ungewissheit.

Du kannst Dich niemals sicher fühlen.

DAS auszuhalten kostet manchmal mehr Kraft,

als die Erkrankung an sich!

by multiple-arts.com

*ANGEHÖRIGE
Ein Blog-Text für Angehörige

Ich bin der festen Überzeugung, dass zu wenig und zu selten an die direkten Angehörigen, Freunde und Verwandten der Betroffenen gedacht wird. Und zwar in jenem Sinne, dass man auch sie einmal fragt, wie es **ihnen als Angehörige** geht: im Allgemeinen und in Bezug auf die Krankheit ihres Angehörigen.

Nehmen wir den Partner in einer Erwachsenenbeziehung: Wenn er sich dafür entscheidet, bei dem Kranken und /oder Behinderten mit all seinen Beeinträchtigungen zu bleiben, dann ist auch sein Leben maßgeblich von den Umständen der Behinderung seines Partners betroffen. Nicht nur ein bisschen: nein, fast völlig!

Er hat seinen eigenen Beruf, das ist das „fast", denn selbst während der Ausübung seiner Tätigkeit wird er sich Gedanken um dem Partner machen. Vielleicht kann er auch nicht selbstverständlich morgens aufstehen, da er dem Partner behilflich sein muss. Vielleicht hat er, bis er zu seiner Arbeit erscheint, schon seinen persönlichen Hilfs-Marathon laufen müssen und ist selbst schon erschöpft.

Und dann: nach Hause kommen: Einkaufen? Praktische Hilfe? Haushalt? Kinder?

Definitiv anders als bei gesunden Partnern!

Wie schafft er die Doppel- und Dreifachbelastung? Körperlich, seelisch???

Wer hilft ihm?

Wer sieht es überhaupt und nimmt es wahr???

Oder die Mutter eines Betroffenen: Meine Mutter fragte sich bei meiner Diagnosestellung: „Warum meine Tochter?" Und: „Ich habe sie doch ein Jahr lang gestillt, hat das nicht geholfen?!" (als Allheilmittel!)

Meine Mama ist heute 80 Jahre alt und sie kümmert sich mehr um mich, als umgekehrt. Bei uns hat bis jetzt der normale Rhythmus des „Kinder helfen den Eltern" noch nie stattgefunden. Und wird er jemals stattfinden können? Das ist auch ein Aspekt: was passiert, wenn meine Mutter Hilfe braucht und ich sie ihr nicht in dem Ausmaß geben kann, wie sie sie bräuchte?

Und: wie fühlt eine Mutter, wenn ihr Kind unheilbar krank ist?

Ich bin selbst Mutter: ich würde meinen Kindern lieber solch eine Krankheit abnehmen, als sie ihnen zu „lassen". Wenn ich könnte ...

Ich würde mitleiden, ich würde trauern und unglaubliche Angst um sie haben.

Es tut mir so leid für meine Mutti: keiner kann etwas für diese Krankheit; sie ist einfach da! Aber ich bin als Tochter dankbar, dass sie mir die „Werkzeuge" mit auf den Weg gab, die mir nun bei der Krankheitsbewältigung helfen. Das ist doch schon „die halbe Miete"!

Danke Mutti!

Meine Kinder: Ich bin selbst „Kind" und weiß, wie man mit der Mutter mitleidet und Angst um sie hat, wenn sie einmal krank ist. Nur, ich bin nicht „mal" krank: ich bin unheilbar krank mit ungewissem Ausgang. Das muss für meine Kinder schlimm sein. Ich hoffe nur, dass ich ihnen auch „Werkzeuge" mitgegeben habe, um mit diesem Schicksal zurecht zu kommen und bin so dankbar, dass ich zwei gesunde tolle Kinder vor der Diagnosestellung zur Welt gebracht habe.

Mein Bruder mit Familie, meine echten Freunde: auf sie trifft das alles auch irgendwie zu. All diejenigen, die mit mir in enger Verbindung stehen, leben auch ein Stück meine MS mit mir. Es ist ihr Schicksal – ebenso wie meines.

Ich wünsche mir für alle meine Lieben, dass sie jemanden ganz nah haben, der sie fragt: „Wie geht es Dir damit?", der sie ernst nimmt in ihren Sorgen, der ihnen zuhört und keine „guten Ratschläge" gibt; Jemanden, der einfach da ist!

Und vor allem sage ich hiermit DANKE an genau all diese Lieben: an meinen Mann, meine Kinder, meine Mama, meinen Bruder und meine ebenfalls wundervollen guten Freunde, die mir alle auf ihre Weise zur Seite stehen!

Ohne Euch würde mein Leben bedeutend anders und trauriger aussehen ... IHR macht es lebenswert!

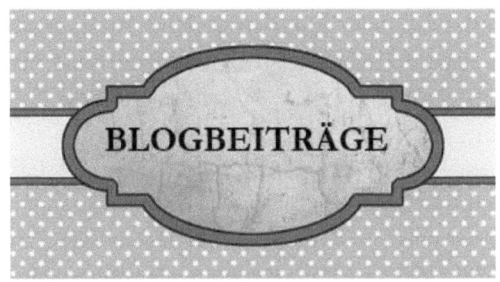

BLOGBEITRÄGE

Emotional und erklärend

Mit den Blogbeiträgen möchte ich gegenseitiges Verständnis schaffen. Betroffene werden sich sicherlich sehr oft in den Texten wiederfinden und Angehörigen kann ich authentisch (da ich von mir berichte) erklären, wie man sich mit dem einen oder anderen Symptom fühlen kann. Vielleicht ist das Mysterium MS so besser verständlich. Im Idealfall lesen Sie es zusammen und sprechen dann darüber!

STURZ

(2014) Eigentlich müssten wir ja Erfahrung im „Hinfallen" haben. Schon das Laufen lernen funktioniert nicht ohne Hinfallen, wieder Aufstehen und weiter machen. Eigentlich ist das normal und der Gang der Dinge. Aber eigentlich hört diese „Versuch und Irrtum" - Reihe auch spätestens in der Pubertät auf. Bis dahin, ok, da gibt es viele Erfahrungen, die wir diesbezüglich machen müssen. Ein Kleinkind, das laufen lernt, nimmt die Rückschläge offensichtlich völlig gelassen hin, probiert, übt und lernt unverdrossen weiter...

Wann geht uns diese Einstellung verloren? Vermutlich genau dann, wenn wir das erste Mal ausgelacht werden, wenn wir ungeschickt sind und hinfallen. Im Kindergarten-Alter vielleicht. Später, zur Teenager-Zeit, ist es nur noch cool hinzufallen, wenn man ordentlich was getrunken hat.

Nun, mit über 50 Jahren Lebenserfahrung, und ebenso über 50 Jahren körperlicher Erfahrung im Laufen, falle ich ziemlich plötzlich ins Kleinkindalter zurück. Denn, das kann man in meinem Alter nun wirklich nicht sagen: ein Tattergreis bin ich noch nicht, auch kein Senior im getragenen Alter, der „halt schon mal stürzt"!

Nein, ich bin im „besten Alter" und lege mich in aller Regelmäßigkeit mit dem Asphalt an. Oder umarme ich ihn? NEIN, definitiv nicht, denn ich umarme lieber Lebendiges.

Aber, da ist es wieder, das kleine Wort mit den 2 Buchstaben: MS! ICH HABE MS! Dies beinhaltet, dass „man" auch mal stürzt.

Soviel zur Theorie. Rein statistisch gesehen, ist es normal, selbst bei einem „guten" Verlauf, irgendwann nicht mehr ganz sicher laufen zu können.

✓ Aber hat sich irgendein Statistiker mal Gedanken gemacht, wie „man" sich fühlt, wenn man am Boden liegt – im wahrsten Sinn des Wortes?

✓ Wie es sich anfühlt, wenn man noch nicht einmal weiß, wie um Himmels Willen man unten auf dem Boden gelandet ist?

✓ Und welch Gefühl es ist, welche intensiven Emotionen es auslöst, wieder einmal mitten auf dem Bürgersteig zu liegen: längs ausgestreckt, flach ... oder sich auf allen Vieren wiederfindend?

Nein, das ist nicht die Aufgabe eines Statistikers. Aber ich bin Teil einer solchen Statistik und ICH habe Gefühle.

- TRAUER
- Verzweiflung
- Scham
- WUT! Ganz viel WUT!

Wut auf was? Auf die MS, auf die Umstände und auch auf den „blöden Boden"! ;)

Fakt ist: ich bin gestürzt und nicht erst einmal! Jedes Mal schmerzt es körperlich und hinterlässt auch mal eine Blessur, aber die Schmerzen in der Seele sind schlimmer, denn sie heilen nicht mit Physiotherapie oder einer Wundsalbe. Sie hinterlassen Spuren.

Und Ängste.

Und sie bedeuten auch ein erneutes Auseinandersetzen mit dieser Krankheit. Es drängt sich mir automatisch die Frage auf, warum ich zurzeit so unverhältnismäßig oft stürze, ob es Gründe gibt, oder ob es einfach die fortschreitende Progression der MS ist?

Es kommt aber auch ein Gefühl der Dankbarkeit hoch: dankbar dafür, dass ich überhaupt noch laufen KANN. Ein im Rollstuhl Sitzender würde sich freuen, wenn er laufen könnte und dann „mal" hinfällt.

Ein kleiner Sturz: tausend Emotionen und das altbekannte „Hallo MS!".

*Alles kostet Kraft

(2015) Ich habe eine chronische Krankheit und das bedeutet nicht, dass ich faul wäre, oder dass ich mir das alles nur einbilde. Und ich will auch nicht um Aufmerksamkeit betteln. Die Krankheit ist keine Entschuldigung, sondern ein Fluch. Aber ich lebe trotzdem MEIN Leben.

Ich arbeite hart an mir, um die Kluft zwischen dem, was ich mir zu schaffen wünsche und dem, was ich tatsächlich nur schaffen kann, zu überwinden und um dann das zu erledigen, was getan werden muss.

Es ist ein täglicher KAMPF.

Nur die kleinsten Dinge zu packen, die DU für selbstverständlich hältst und nebenbei erledigst.

Wenn ich also in Deinen Augen nicht gehandicapt erscheine, und Du womöglich das Gefühl hast, ich würde nur schwindeln, dann zeigt das aber letztendlich, wie sehr ich versuche meinen Alltag zu meistern und so normal wie möglich zu erscheinen und zu leben versuche.

Aber es kostet mich manchmal übermächtige Kraft.

Ja, ich kann laufen, aber es schmerzt und strengt mich übermäßig an.

Ja, ich kann arbeiten, aber es ist mit großen Schmerzen und Beeinträchtigungen und einer außergewöhnlichen Kraftanstrengung verbunden, die mich in meinem Zustand auch wieder zurückwerfen wird.
Ich kann fast alles tun, was Du auch kannst. Aber es schmerzt, es kostet Kraft und äußerste Anstrengung. IMMER!
Wirklich IMMER!

*Club der Ungeschickten

(2014) Kennt Ihr das auch, dass ganz plötzlich - oder vermeintlich plötzlich - körperlich irgendetwas, das eben noch funktioniert hat, nicht mehr klappt?
Ich bin ja so langsam daran gewohnt, meinen Status Quo ständig und immerfort zu revidieren und neu anpassen zu müssen. Nicht, dass ich das gerne mache, aber es ist zur Notwendigkeit geworden, damit ich darüber nicht andauernd in Verzweiflung über ein neues Dilemma fallen muss.
Also weiß ich eigentlich auch, dass mir das Schneiden von Gemüse und Rohkost nicht mehr so leicht von der Hand geht wie früher. Meine Kraft hat nachgelassen, was fast noch schlimmer ist, als die schwindende Feinmotorik. Da ich als Erzieherin sehr viel handwerklich gearbeitet habe und dies ja auch mein Hobby ist (Malen auf Leinwand, Basteln/Dekorieren), habe ich eine noch recht gute Fingerfertigkeit. Manch Neurologe hat darüber schon gestaunt.
Nun ist es aber die Kraftlosigkeit, die mir Sorgen bereitet. Während ich das Abendessen für unser einmonatiges Familientreffen vorbereite (wie immer alles gut geplant und eingeteilt), muss ich zwischendrin aufgeben. Im Herbst war mir schon aufgefallen, dass ich den Hokkaido-Kürbis nicht schlachten konnte. Gut, dachte ich, er hat ja auch eine harte Schale; kein Wunder also, wenn ich das nicht mehr schaffe.
Aber Karotten schälen und schneiden? Ja, nun ist es soweit. Man kann mich aufnehmen im Club der Ungeschickten.

Die Aufnahmeprüfung in diesen Club habe ich mit Bravour gemeistert und absolviert. Wenn Ihr schon diesem Club angehört, bitte ich Euch um ein gnädiges und nachsichtiges Willkommen. Wie immer, wenn man „die Neue" ist, ist man verunsichert.

Wie läuft das nun ab? Werde ich immer den jetzigen Grad der Ungeschicklichkeit beibehalten? Werde ich wieder fitter werden? Nein, das sicher nicht! Hallo MS!

Und wie so oft in solchen Fällen meldet sich meine Psyche mit Trauer an.

Trauer um den wiederholten Verlust einer Fertigkeit. In diesem Fall Trauer um meine verloren gegangene Fingerfertigkeit und Trauer um den Verlust der Kraft in den Händen.

Und ein klein bisschen Hoffnung geht ebenfalls wieder verloren. Hoffnung auf Stabilität - darauf, den IST-Zustand halten zu können.

Es gibt Schlimmeres als keine Karotten mehr schälen zu können - gewiss! Aber in unserem MS-Leben ist es ein deutlicher Hinweis auf unsere fortschreitende Krankheit und das macht Angst. Angst vor weiterem Verlust.

Aber wir verzagen ja nicht und holen uns Hilfe, oder es gibt eben heute keine Karotten!

So einfach ist das!

Rotkraut im Glas muss man nicht schälen; man muss nur das Glas aufbekommen und das hat in weiser Voraussicht schon mein Mann erledigt!

Willkommen im Club der Ungeschickten, wenn es Euch auch so geht!

Und Hallo MS!

*„Kennst Du das, wenn zu viel in Deinem Kopf vorgeht?"

(2017) Eine normale Frage und erst einmal eine normale Antwort: „Oh ja!"

Dann kommt das, was bei unsereins nicht normal ist: der Kopf!

Also von außen schon. Zumindest mit viel Glück sieht man normal aus. ;)

Spaß beiseite. Äußerlichkeiten interessieren unsereins, nämlich uns MS'ler, schon lange nicht mehr.

Wir wissen, wir erleben es, dass es auf Äußerlichkeiten nicht ankommt, und auch nicht auf Unversehrtheit. Auch wenn Letzteres eher schmerzbehafteter ist.

So, nun aber zu unserem MS-Kopf: leider muss ich feststellen, dass zumindest in meinem Kopf selbst die inneren Werte nicht stimmen, alles andere als normal sind. Und dieses Mal müssen wir auch nicht um das Wort „normal" herumreden, oder es in Frage stellen. Es ist einfach etwas in unserem Kopf, was da nicht hingehört. Ungefragt noch dazu!

> **Die gute Nachricht von uns MS'lern ist: Wir HABEN nachweislich (MRT) ein Gehirn, was vielleicht nicht jeder von sich behaupten kann.**
> **Die schlechte Nachricht: Dieses Gehirn ist vernarbt. Bei dem einen mehr, bei dem anderen weniger, aber es weist im MRT weiße Flecken auf, die dort definitiv nicht hingehören.**

Und zumindest bei uns, die wir eine gesicherte MS-Diagnose haben, weiß man, dass diese weißen Flecken - die „Läsionen" genannt werden - nicht gut für uns sind. Was sie alles anstellen können, kennen wir alle.

Also, um auf die Eingangsfrage zurück zu kommen: „In meinem Kopf geht so allerhand vor!"

Und teilweise nichts GUTES!

Dafür haben wir noch unseren unbesiegbaren Humor, den so manch anderer schon längst verloren hat. Wir sind Kämpfer, MS-Krieger.

Und auch, wenn wir nicht „normal" sind, sind wir es unter „Unseresgleichen" doch und dieses Bewusstsein und oft auch ein besonderes Miteinander ist unbezahlbar, tut gut und lässt das Anderssein längst nicht mehr so schlimm erscheinen. Einzigartig zu sein, hat schließlich auch Vorteile: zur großen Masse gehören wir definitiv nicht.

*Jeder ist mal müde

(2015) Sprüche wie dieser machen mich wütend. Was glaubt mein Gegenüber eigentlich, welchen Sinn so ein Ausspruch macht?

- Soll er etwas vermitteln? Das wäre ja nicht besonders gradlinig.
- Soll er ein Rat sein? Da stellt sich die Frage, ob wir um Rat gebeten haben.
- Soll es einfach nur Konversation sein? Dann möchte ich so eine oberflächliche Konversation nicht.
- Oder stellt da mein Gegenüber schlicht und ergreifend das, was ich SAGE und zum Ausdruck bringe, in Frage? Das wiederum wäre schlimm, weil er mich damit nicht ernst nehmen würde. Das wäre keine gute Gesprächsbasis und erst recht keine Basis für eine gute Beziehung.

Ich frage mich in solchen Momenten, ob diese Leute so gar kein Gespür haben. Weder ein Gespür für sich und ihre Ausdrucksform, noch ein Gespür für mich, mein Empfinden, meine Befindlichkeit, meine Krankheit.

Müde ist tatsächlich jeder einmal. Was ein Glück, sonst würden wir niemals schlafen können und Schlaf gilt ja wissenschaftlich erwiesen als Notwendigkeit in unserm Biorhythmus.

Aber, wenn ich schon zum hundertsten Mal erklärt habe, dass ich nicht „normal müde" bin, sondern mich eine über den ganzen Tag erstreckte Erschöpfung plagt, die sich jeden Tag wiederholt und die mich daran hindert, einen nur annähernd normalen Tagesablauf zu haben, dann frage ich mich ernsthaft und auch verletzt, was mir in einem solchen Moment mein Gesprächspartner sagen möchte.

Weitere beliebte Sätze sind:
- Du bildest dir das nur ein.
- Ich habe auch manchmal keine Kraft.
- Du musst nur mal eine Nacht gut schlafen.
- Es gibt immer noch Schlimmeres.
- Ein bisschen faul bist du ja schon.

- SO gut möchte ich es auch mal haben – Zuhause zu sein.
- Mach mal ein bisschen Sport.
- Die neue Diät soll Wunder wirken.
- Reiße Dich einfach mal zusammen.
- Alles nur halb so wild.
- Und mein absoluter Lieblingssatz:
  „Du siehst gar nicht krank aus!"

Aber man stelle sich vor, ich würde abgrundtief krank aussehen (wie auch immer man dann aussieht!), da würde ich vermutlich umgekehrt erschlagen werden mit den Worten: „Oh je, siehst Du fertig aus, ruhe Dich mal aus, mach mal langsam, Du musst auch mal an Dich denken und hoffentlich ist das nicht ansteckend!"

Und noch einer: „Das wird schon wieder!" - Um meine Nerven zu sparen, kommt hier kein Kommentar!

Hallo MS, hallo Verständnis, das wir uns wünschen und so oft nicht erhalten.

Ich bin so müde....
Müde von meinen Schmerzen; müde von meiner Erschöpfung;
müde, weil ich meine Freunde vermisse;
müde, weil ich nicht mehr so oft ausgehen kann;
müde davon, immer vorzuspielen, mir ginge es gut ....

Ich bin so müde von meiner MS und ich bin es alles so leid.

Aber ich werde vorwärts schauen, ich werde kämpfen,
das Positive sehen und ich werde die Kraft haben,
durch all meine Tränen zu gehen -
denn ich werde gewinnen und nicht die MS!

*Reizüberflutung bei Multipler Sklerose

(2016) Das sagt sich immer so leicht und ich benutze es oft, ist mir aufgefallen: „Ich hab` ne totale Reizüberflutung!"

Ein einfacher Satz, aber das was dahintersteckt, ist heftig.

Wenn ich diesen Satz sage, meine ich zwei Dinge:

Einmal die Reizüberflutung, die „Jeder" haben kann: wirklich einfach zu viele Reize (welcher Art auch immer) auf einmal, zu schnell hintereinander und zu häufig. Aber dann habe ich dabei das Gefühl, dass ich sie nicht alle „abarbeiten", verarbeiten oder gar aufnehmen kann. Sie sind da, sie sind auch aufdringlich und mein armes Gehirn ist überfordert.

Fazit: mir wird „alles" zu viel, ich brauche Ruhe oder eine gute Ablenkung, die natürlich OHNE nervende Reize sein soll!

Das Zweite ist meine MS, speziell die Fatigue, gepaart mit der Reizüberflutung. Das Gefühl ist erst einmal, wie oben beschrieben, aber dann kommt die MS ins Spiel und es kommen immer (!) Sehstörungen und eine taube Gesichtshälfte dazu, oft auch andere bekannte MS-Symptome.

„Reizüberflutung ist eine umgangssprachliche Metapher für einen angenommenen Zustand des Körpers, in dem dieser durch die Sinne so viele Reize gleichzeitig aufnimmt, dass sie nicht mehr verarbeitet werden können und beim Betroffenen zu einer psychischen Überforderung führen.

Diese Überforderung des (menschlichen) Organismus bzw. Nervensystems durch Sinneseindrücke betrifft die Sinne (Hören, Sehen, Riechen, Schmecken und tasten) einzeln, in Kombination, für einen kurzen Zeitraum und auch langfristig.

Im Vordergrund der Untersuchungen zur Situation des Menschen in der modernen Welt stehen vor allem die akustische und visuelle Wahrnehmung als Auslöser einer Reizüberflutung."

(https://de.wikipedia.org/wiki/Reizüberflutung)

Diese Beschreibung, die ich bewusst erst nach meinem Niederschreiben meines Empfindens gelesen habe, passt also haargenau auf den Zustand, den ich erlebe.

Und ich vermute einmal, da ja bei uns MS`lern das Nervensystem sowieso verrücktspielt, dass wir noch sensibler auf solche Reize regieren. Vielleicht gibt es sogar einen bestimmten Bereich im Gehirn, der passen würde. Das muss ich meinen Neurologen mal fragen beim nächsten Besuch.

Fakt ist, dass Reizüberflutung Stress auslöst und die MS ist ja nun alles andere als stresskompatibel!

Meine Form der MS, das wird mir immer deutlicher und klarer, hat wohl einen sehr niedrigen Stress-Level. Ich merke das immer wieder und spüre auch, dass es mir nicht gefällt. Ich entschuldige mich auch oft in letzter Zeit damit, dass ich eine solche Reizüberflutung habe und einfach nur noch fertig bin. Das ist mir dann selbst irgendwann aufgefallen und somit wollte ich einmal recherchieren und lande gleich einen Volltreffer.

Ich muss mich also nicht wundern, wenn zu viele Reize über mich hereinbrechen, dass mein Nervensystem zu mucken anfängt. Die Reize gehen mir dann tatsächlich auf die Nerven.

Schon lange ist mir bewusst, dass mich große Menschenmengen überfordern, wenn ich keinen körperlichen Halt habe (irgendwo anlehnen können oder Ähnliches).

Lärm, vor allem unrhythmischer Lärm, wie Kindergeschrei, machen mich manchmal so verrückt, dass ich wirklich eine kleine Auszeit brauche. Lärm in Form von Live-Musik macht mir dagegen gar nichts aus.

Unangenehme Gerüche verursachen mir nicht nur Übelkeit, sie können ebenfalls sämtliche MS-Symptome hervorholen.

Grelles Licht, Neonlampen, flackerndes Licht: eine Katastrophe. Und dies in Zusammenhang mit schnellen und schnell wechselnden Bewegungen, ist ganz fürchterlich und Sehstörungen sind vorprogrammiert.

Ich merke aber auch, dass mich die vielen Posts und Kontakte in Facebook mit zu vielen Reizen überfluten. Sicher kommt einmal hinzu, dass ich auf Grund der MS sowieso (bedingt durch meine Sehnerventzündung) manchmal Probleme habe, koordiniert zu lesen.

Mich ärgert das, denn ich bin gerne in FB, gerne in den Gruppen, aber es geht nicht mehr.

Es ist zu viel.

Wenn Reizüberflutung eine Überlastung von und mit Reizen ist, besonders in Kommunikationsprozessen, dann wundert es mich nicht, dass irrelevante Themen sowieso ausgefiltert werden, aber auch eine abnehmende Wahrnehmung stattfindet. Und das finde ich für mich schlimm, denn bis jetzt war ich immer diejenige, die nicht genug Informationen aus allen möglichen Quellen erhalten konnte. Nun überfordert es mein noch zusätzlich durch MS geprägtes Hirn also auf „ganzer Linie"!

Ich habe schon viel ausprobiert um Abhilfe zu schaffen. Ich habe mir Zeit-Limits gesetzt, mehr Pausen verordnet, mich zwischendrin bewegt und Vieles mehr! Und das Ergebnis: es hilft mir im Endeffekt nur, den PC/Laptop auszuschalten, keine Klingeltöne von ihm zu hören, die mich erinnern, dass gerade etwas los ist in der FB-Welt und mich auf mich zu besinnen. Aufs Zeichnen und Malen, aufs Lesen und Spaziergänge mit meinem Hund.

Manchmal habe ich das Gefühl etwas zu verpassen und nicht mehr hinterher zu kommen mit den Kontakten, dem Liken und den Kommentaren. Aber wenn ich ehrlich zu mir selbst bin (und das haben alle MS`ler und chronisch Kranken mit der Zeit gelernt), dann weiß ich, dass wirklich nur AUSSCHALTEN und Rückzug hilft. Mein Hirn kann sich beruhigen, meine Nerven auch und ich tue dem Körper und Geist sogar noch etwas Gutes, in dem ich mich mehr auf mich besinne.

Diese Einsicht ist nicht einfach gewesen, das gebe ich zu und auch ein holpriger Weg. Aber nun, da ich sie gewonnen, begriffen und wahrgenommen habe, weiß ich: es ist noch wichtiger für mich, mich in Ruhe und Frieden ab und zu zurück zu ziehen: Es ist einfach NOTWENDIG neue Kräfte, Energien und Ideen zu sammeln und dann ab und zu mal einen kleinen Vorstoß wagen. Hallo MS, hallo Veränderungen, hallo LEBEN!

LINK:

http://multiple-arts.com/was-bedeutet-reizuberflutung-bei-ms/

*Blanke Nerven bei MS

Wenn die Nerven nerven....

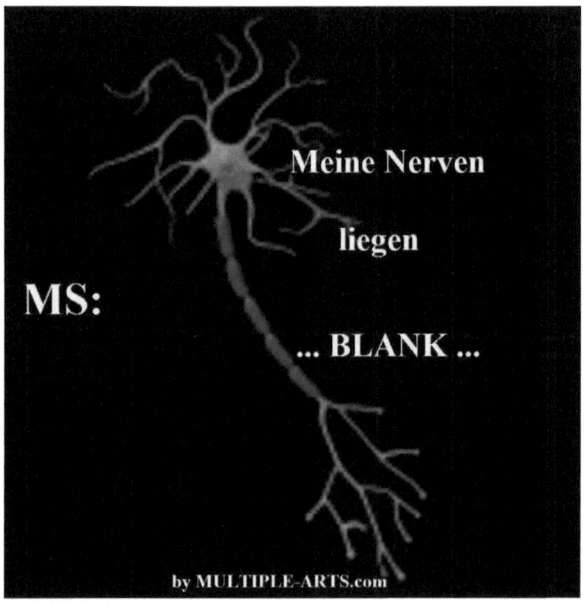

(2016) Wenn die Nerven nerven, wenn sie blank liegen und das wegen: fast nichts!

Es sollte mich nicht mehr wundern – „eigentlich" weiß ich es doch: Ich bin nicht mehr belastbar. Weg sind meine „eisernen Nerven", weg ist vor allem jegliche Reserve jener und vorbei sind die Zeiten, in denen ich kleine Katastrophen als das wegstecken konnte, was sie sind: Unwägbarkeiten im Leben.

Zeiten, in denen ich relativ gelassen mit Verspätungen, Ungewissheit und Termindruck umgehen konnte. Vorbei. Aus und vorbei und doch haut es mich jedes Mal wieder aus „den Latschen", dass es so IST!

Ich ignoriere dann offenbar mehr oder minder erfolgreich, dass ich diese Zustände meiden sollte – was zugegebenermaßen nicht einfach ist, wenn sie von „außen" kommen.

Aber das Ignorieren hilft nur so lange, bis meine Gesichtshälfte taub wird, bis meine Augen mit Sehstörungen reagieren, meine Fatigue deutlicher als sonst anklopft und sich eine allgemeine Kraftlosigkeit bei mir breit macht und ich mich VÖLLIG entnervt fühle. Allerspätestens jetzt merke ich, dass da doch noch was war. Zwei kleine Buchstaben: MS!

Hallo MS! Da bist Du wieder und überfällst mich.

Kein Wunder, denn unsere Nerven liegen wortwörtlich teilweise blank, unsere Nervenleitbahnen sind teilweise völlig unterbrochen oder beschädigt.

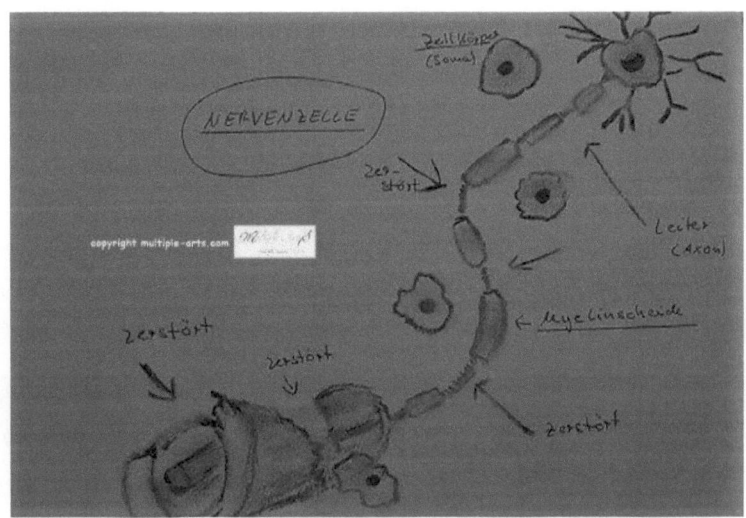

Nerven, was sind das für Dinger?

Nerven sind diese kleinen großen Dinger, die bei gesunden Menschen innerhalb des Nervensystems funktionieren.
Nerven bei MS`lern: Feuerwerk, Tsunami und Hölle!
Denn teilweise sind unsere Nerven so zerstört, dass sie nicht mehr funktionieren.

Warum also wundere ich mich immer wieder aufs Neue, wenn meine Nerven zu schnell blank liegen?!?

OK, ich wundere mich nicht mehr – ich habe es mir erklärt, ich weiß es nun wieder. Und was hilft? Achtsamkeit MIR und meinen Nerven gegenüber, Reizüberflutung ausschalten, mich in großer GELASSENHEIT üben und versuchen, durch die von außen aufgedrängte Situation möglichst unbeschadet hindurch zu kommen.

Unbeschadet? OK, schon passiert… Mein Körper hat Signale gesendet. „Unbeschadet" geht nicht mehr…

Und wie erkläre ich das einem Außenstehenden? Dass meine Nerven „am Ende" seien? Das sind die Nerven vieler Menschen. Dass aber unsere Nerven schon lange am Ende sind, dass sie zerstört sind und diese Form der Nervenbelastung für unsereins einen Tsunami darstellen kann – das kann man schwer erklärbar machen… Also schreibe ich es auf und hoffe auf Teilen und Sensibilisieren. ;)

Die MS geht mir auf die Nerven!

Also hinaus in den Tanz der Emotionen, in den Tanz der Synapsen und Nerven. Hallo MS! Hallo Tanz durchs Leben – immer und immer wieder!

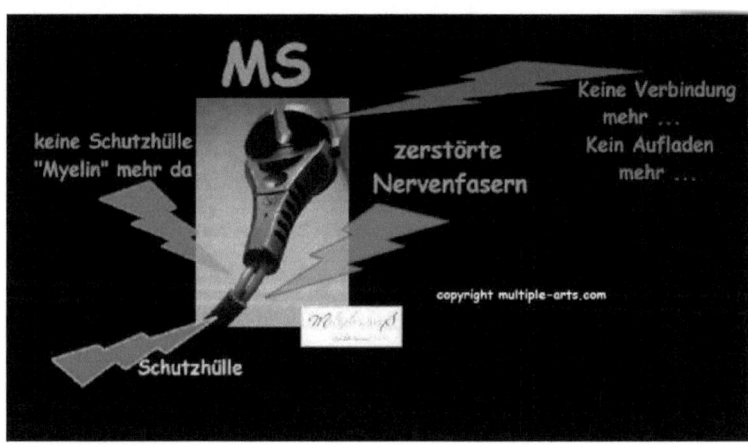

*Wer sieht hinter mein Lächeln....

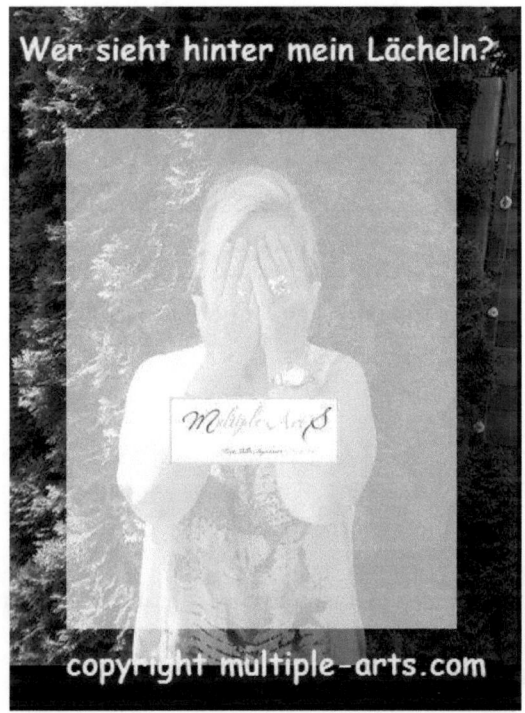

(2017) Wer sieht hinter meinem Lächeln den Schmerz?

Wer sieht hinter meinem LAUFEN die unglaubliche Anstrengung?

Wer sieht hinter meiner Fassade mein wirkliches ICH?

Wer sieht hinter meinem Stehen die unglaubliche Kraft, die ich dafür aufbringen muss?

Wer sieht hinter meinem Gassigehen meine Mühe, meinen Willen?

Wer sieht hinter meiner fröhlichen und positiven Art den Tanz, den ich täglich vollführen muss. Einen Eiertanz....

Ganz ehrlich: manchmal sehe ich es selbst nicht, weil ich so bin wie ich bin... Weil ich mich all dem angepasst habe und täglich wieder versuche, mein Leben positiv und lebendig zu gestalten...

Und noch etwas: muss es jemand sehen?

Nein, es muss niemand sehen, denn es ist mein Leben.

Es ist meine Entscheidung, was ich wem mitteile und wie ich mich gebe.

Und doch gibt es diese Tage, an denen ich mir diese Fragen stelle, weil ich in diesen Momenten spüre, wie verletzlich ich bin und doch auch ab und an Trost brauche...

Weil es manchmal schwer ist immer stark sein zu wollen.

Ein Tanz auf rohen Eiern, eine Gratwanderung.

Eine Gratwanderung zwischen Stolz, Stärke und Verletzlichkeit.

Eine tägliche Gratwanderung.

Und: ich MÖCHTE positiv sein...

Und: Nein, die MS lebt nicht mit mir oder ich mit der MS (diesen Satz mag ich sowieso nicht!).

Ich lebe. Dafür bin ich dankbar. Ich lebe mein Leben und habe mich so sinnvoll wie möglich arrangiert.

Und doch ist es manchmal sooo mühselig, sich zu erklären, manchmal gar immer wieder ... Das kostet Kraft und zermürbt. Und an diesen Tagen frage ich mich: Wer sieht hinter meinem Lächeln all DAS!?! Hallo MS, Hallo Optimismus und hallo Verletzlichkeit!

Was siehst Du?

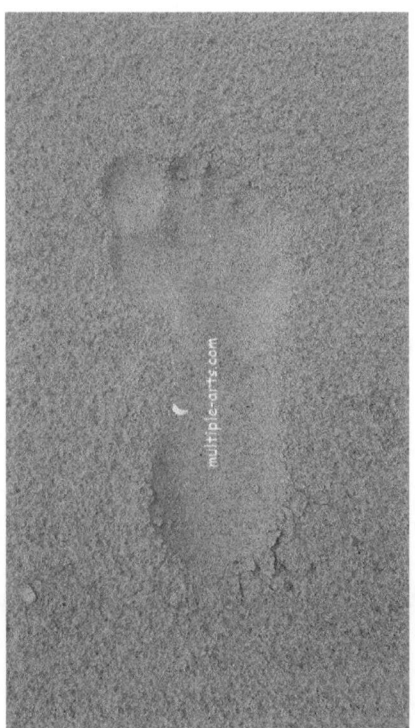

Was siehst Du?

(20179

Du siehst einen Fußabdruck im Sand – wenn Du SEHEN kannst!

Du siehst nicht, wem er gehört und welche Geschichte dahinter steckt.

Du siehst nicht, ob die Person nur einen Fuß hat, oder zwei Füße.

Du siehst nicht, ob sie steht, hinkt oder sitzt.

Du siehst einen Fußabdruck.

Du siehst nicht, ob er einer Frau gehört, einem Mann, einem schwarzen oder weißen Menschen.

Du siehst nicht, ob der Mensch gesund ist oder nicht.

Du siehst einen Fußabdruck.

Du siehst nichts weiter.

Und doch hat hier ein Mensch einen Abdruck hinterlassen.

Ein Mensch, der fühlt, der wahrnimmt und IST!

Es könnte ein gesunder Mensch sein, der aber nicht laufen kann, es könnte ein unheilbar kranker Mensch sein, der gut laufen kann.

Du siehst nicht, ob dieser Mensch glücklich ist, traurig, verzweifelt oder froh.

Du siehst es nicht.

MS sieht man ganz oft auch nicht!

Es gibt viele unsichtbare Symptome und doch ist der Mensch, der eine chronische (zum Teil nicht sichtbare) Erkrankung hat, ein Mensch wie „Du und ich"!

Es ist so wichtig, sich einen Fußabdruck – den Menschen genauer anzuschauen und nicht vorschnell zu urteilen!

*I love my life :)
Ich liebe mein Leben :)

(2016) Radio kann inspirieren und auch die Musik. :)

In diesem Fall ein Song von R. Williams: „I love my life!". Ob man nun Fan des Interpreten ist oder nicht – mich hat dieser Song, beziehungsweise der Titel, just in diesem Moment des Hörens angesprochen. Ich habe mich beim Mitträllern erwischt und festgestellt, dass es die Aussage der „Überschrift" ist, die mich fröhlich stimmt: „I love my life!" Ich liebe mein Leben. Ein klares: JA!

Nicht vielleicht, oder manchmal, sondern JA!

Oh ja: auch in meinem Leben gibt es Tiefpunkte, Abstürze und im wahrsten Sinn des Wortes „schwarze Löcher"! (Sogenannte „Black Wholes" in meinem MS-Hirn!).

Es gibt Tage, an denen ich kaum kriechen kann, an denen mich die MS so im Griff hat, dass ich mit ihr hadere. Das gibt es alles und doch liebe ich mein Leben!

Ich liebe vor allem mein Tun, das mich ausfüllt. Schreiben, Bloggen und sozial tätig sein.

Mama sein. Ehefrau sein. Hundefrauchen sein. Oma sein. Tochter, Schwester und Freundin sein.

Und manchmal hat der Tag nicht genügend Stunden um ihn mit dem zu füllen, was mir wichtig ist.

Noch dazu kommt, dass mir viel Zeit durch das dringende Ausruhen und Liegen müssen genommen wird. Ich fülle sie zwar ebenfalls aus – mit Schreiben und Bloggen – aber das ist bei aller Erfüllung ein „Aus der Not die Tugend gemacht".

Auch wenn es erfüllend, bereichernd und inspirierend ist, würde ich doch gerne weniger liegen müssen, weniger Pausen brauchen und Ausruhen als Luxus sehen können. Für mich ist Ausruhen harte Pflicht und dies nimmt dem Ganzen etwas Glanz.

Die Einstellung zu den anderen Lebensumständen macht es aber aus, ob das etwas glanzlosere Ausruhen ein Vegetieren ist oder eine Zeit, die sich auch sinnvoll nutzen lässt. Lesen, Schreiben oder auch Malen und Nähen….

Ich schätze mich sehr glücklich und bin dafür sehr dankbar. Eine Familie und Freunde zu haben, Kinder und zwei entzückende Enkelchen; geliebt zu werden und lieben zu dürfen und dann noch ein sinnvolles Tun für sich entdeckt zu haben – ein Geschenk des Lebens an MICH! :)

I love my life. Ich liebe die Lebendigkeit, die sehr oft damit verbunden ist.

Ich liebe es noch so fit zu sein, dass ich an diesem Leben teilhaben kann, dass ich so oft die Kraft habe, mir ein erfüllendes Tun zu ermöglichen und dafür auch die Energie aufbringen kann.

Ich mag es nicht, dass mich die MS ausbremst, dass ich sehr oft Dates absagen und auf ausgedehnte Ausflüge verzichten muss, sowie auf manches gesellige Beisammensein. Ich mag weder meine Fatigue, noch meine manchmal lahmen Beine oder meine Sehstörungen, den Schwindel, die Koordinationsstörungen, die Kraftlosigkeit. Und doch liebe ich mein Leben.

Ein Widerspruch?

Nein!

> ➤ Erarbeitete Resilienz, praktiziertes Coping: Krankheits-Bewältigung! Ein immerwährendes Üben, ein Voranschreiten mit dem unbedingten Willen, mich nicht unterkriegen zu lassen und all die guten Gaben als Geschenk anzusehen, das ich nutzen darf.

Ich befinde mich quasi ständig im Trainingslager des Copens um die Kraft zu spüren, die noch in mir ist, um sie zu nutzen – damit sie mich weiterbringt und trägt – über die schwarzen Löcher und tiefen Täler hinweg – mitten hinein ins Leben!

Training bedeutet Disziplin und Motivation – und die hole ich mir beim Anschauen des prallen Lebens. Ich möchte dabei sein, ich möchte Teil davon sein und das ist mein Übungsfeld.

Training bedeutet natürlich nicht nur Fortschritt, sondern auch Rückschläge. Fallen… in dieses schwarze Loch, mit dem sich mein MS-Hirn leider so gut auskennt. Aber „Fallen" ist ok, es zeigt uns manchmal neue Wege – hinaus aus dem Loch…. Aufstehen ist wichtig und das ist mein Motto.

Ich bin froh, dass ich solche Werkzeuge habe, die mir im Training helfen können.

Ausruhen als Kraftquelle sehen, als Schöpfungsquelle, als Anlauf für den weiteren Weg; und diese Pausen nutzen, ausfüllen und mit Sinn anhäufen – das ist wohl einer der Schlüssel dazu, sowie sich eine kindliche Freude zu erhalten - und bewusst wahrnehmend auf das POSITIVE im Leben zu schauen… Ich übe!

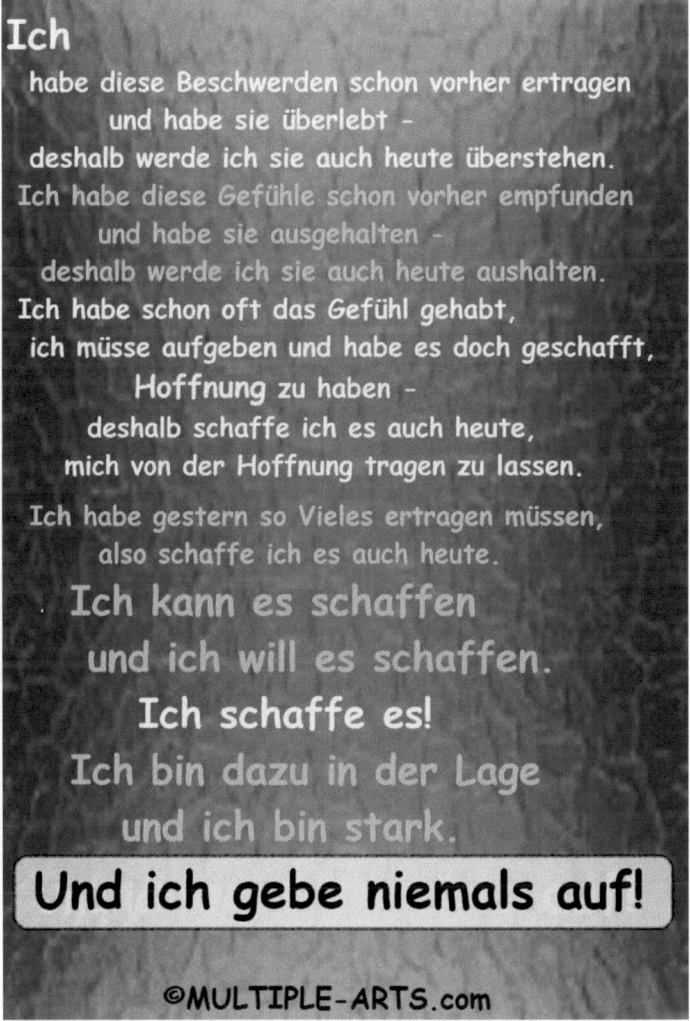

Achtsamkeit und Selbstfürsorge – UNS SELBST gegenüber

Um Hilfe bitten – ein Akt der Selbstfürsorge

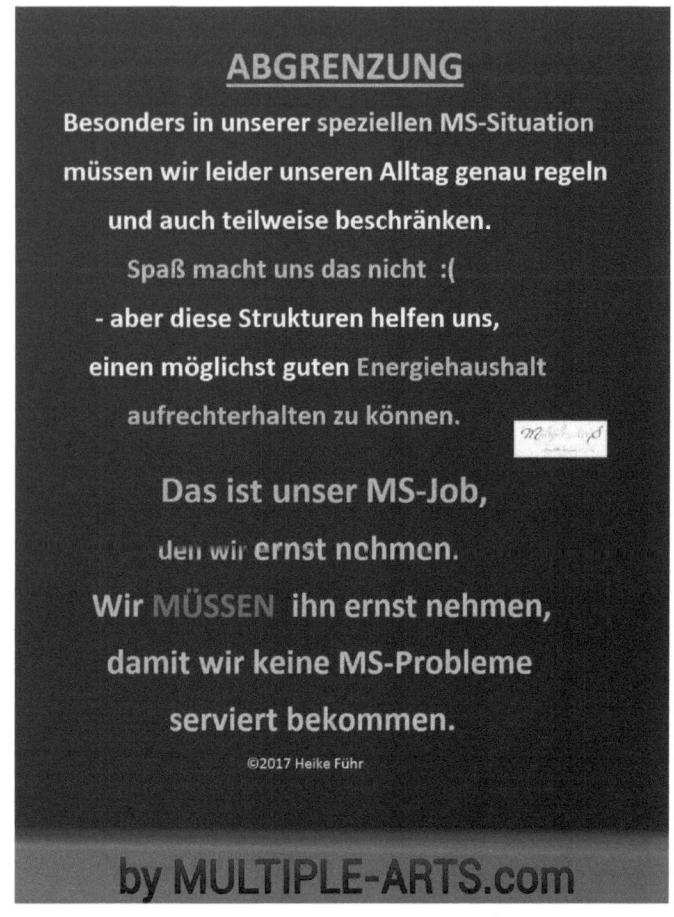

(2017) Ein fast modernes Wort, diese „Selbstfürsorge" und doch kann man wohl kein wirklich zufriedenes Leben in Balance führen, wenn man nicht gut für sich selbst sorgt.

Gerade Menschen mit chronischen Erkrankungen müssen lernen, GUT für sich selbst zu sorgen, die eigenen Bedürfnisse wahrzunehmen und für sie einzustehen.

Das bedeutet sowohl Hilfe anzunehmen, auch Erwartungen auszusprechen, als auch sich abzugrenzen. Ein Balance-Akt der besonderen Art!

In meinen Büchern gehe ich immer auf dieses Thema ein, da es mir so wichtig erscheint. Nur wenn wir uns selbst mit Achtung und Liebe begegnen, können wir diese auch ins Außen abgeben.

Und das ist gar nicht so einfach.

Meine Recherchen ergaben, dass Achtsamkeit eine Form der Aufmerksamkeit für die Bedürfnisse und Belange anderer Menschen und gegenüber sich selbst ist.

Es gibt beispielsweise die Achtsamkeit auf den Körper, Achtsamkeit auf die Gefühle, Achtsamkeit auf den Geist. Achtsamkeit ist etwas, das zwischen Menschen in der Zuwendung entsteht und von diesen gemeinsam erfahren wird. Von achtsamer Zuwendung durchzogene Interaktionen werden als gelingend bewertet. (angelehnt an (1))

Das bedeutet, dass man die achtsame Zuwendung auf die gegenwärtige Situation bezieht, auf das Hier und Jetzt und sich darauf einzulassen. Außerdem heißt es, dass man dann die eigene Aufmerksamkeit mindestens einem anderen Menschen oder sich selbst widmet.

„Menschen beziehen sich sorgend auf andere, lassen sich tatsächlich aufeinander ein, pflegen Beziehungen und eine gewisse Verbindlichkeit im Miteinander. In diesem Sinne ist die ,Praxis der Achtsamkeit' mehr als eine Haltung der Empathie, sie spielt sich auch nicht bloß in der Innenwelt einer Person ab. Schließlich bedeutet Achtsamkeit auch, die Antwort auf Unterstützung abzuwarten: zu hören, wie die Zuwendung angekommen ist und daraus praktische Konsequenzen zu ziehen." (2)

✓ **Fürsorge bezeichnet die Sorge für andere Personen.**

✓ **Selbstfürsorge ist demnach die Sorge um sich selbst, die man ohne ein achtsames Verhalten nicht schafft!**

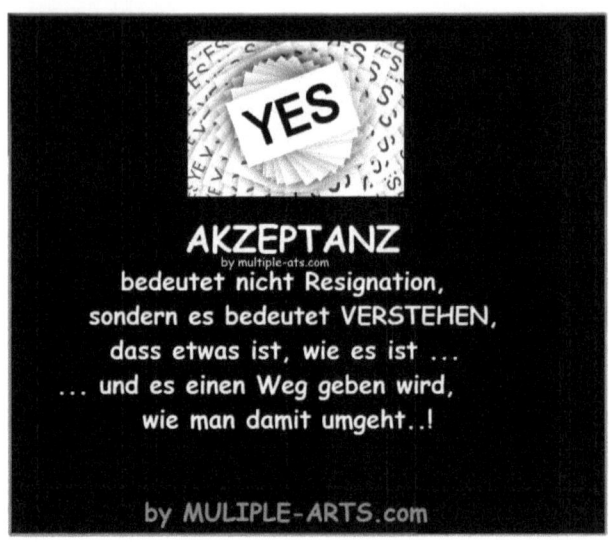

Aber nun genug der Theorie! :)

Fakt ist, dass wir sehr oft auf Grund unserer Einschränkungen, seien sie sichtbar oder nicht sichtbar, auf Hilfe von außen angewiesen sind. Und wir alle wissen, wie schwer es manchmal ist um Hilfe zu bitten.

Manchmal resultiert es daraus, dass wir schlechte Erfahrungen gemacht haben, manchmal daraus, dass wir uns nicht trauen oder gar, weil wir uns selbst nicht wichtig genug nehmen – so als ob wir es nicht WERT seien, dass man uns hilft.

Ich gebe zu: auch bei mir war das ein langer und sehr steiniger Weg und ich gehe ihn immer noch. Wenn man einst diejenige war, die ständig anderen ihre Hilfe und Unterstützung angeboten hatte, die fit und stark war, äußerst selbstständig und robust, dann ist es eine harte Erkenntnis, dass man auf Grund von Beeinträchtigungen plötzlich auf mehreren Ebenen hilfsbedürftig IST!

Eine Erkenntnis, die schmerzt, die deutlich zeigt: es hat sich etwas verändert und Du bist nicht mehr die „Alte".

Eine Erkenntnis, die so schmerzen kann und die Grundmauern erschüttern kann, dass man wirklich erst einmal damit zurechtkommen lernen muss. Oft wurden wir auch so erzogen, bloß niemandem zur Last zu fallen.

Der Erziehungsleitsatz in meiner Kindheit war immer: „Da musst Du durch, das schaffst Du alleine!". So sehr mir dieser Leitsatz in anderen Situationen geholfen hat, so schwer war er mir zur Last geworden, als ich um Hilfe bitten musste: sei es in Form eines Armes, der mich stützt; eines Stuhles, weil ich nicht mehr stehen kann; sei es ein Fahrdienst den ich benötige, weil ich nicht mehr lange Strecken alleine fahren kann; sei es Unterstützung im Haushalt, beim Einkaufen – einfach im Alltag!

Es ist schwer.

Es ist auch deshalb schwer, weil die Angehörigen, die uns schon sehr lange kennen, diesen Wandel ja auch erst mal verkraften müssen. Und wenn man dann noch wie das „blühende Leben" aussieht, kann es zu Verwirrungen oder unschönen Erlebnissen kommen.

✓ **Wichtig ist, dass man lernt, sich selbst mit all seinen Einschränkungen anzunehmen und zu lieben.**

Wenn man sich so annimmt, wie man ist, ist auch irgendwann dieses Gefühl, anderen so schrecklich zur Last zu fallen, weg. Man lernt, dass es so ist wie es ist: das ist mein Status Quo. MEIN Hier und Jetzt!

Schmerzlich muss man manchmal erleben, dass es „Freunde" gibt, die uns fallen lassen, weil sie das neue Ich nicht verkraften können. Aber genauso oft und mittlerweile noch häufiger (wenn es auch manchmal ein harter Kampf war), habe ich erlebt, dass mir Menschen GERNE helfen, wenn sie wissen WIE! Und das ist der Knackpunkt: wir müssen es thematisieren, was wir brauchen und was uns guttun würde. Denn wir wissen auch, wenn wir es „übertreiben" und nicht gut für uns sorgen, dann erhalten wir oft von der MS die Quittung.

Und wir müssen uns klar machen, dass wir auch MIT Beeinträchtigungen liebenswerte Menschen sind und nicht weniger wert sind... Wir sind nicht unsere Krankheit – wir sind Menschen mit Stärken und Schwächen – wie JEDER Mensch.

Wichtig ist, dass wir Verständnis erfahren und umgekehrt unsere vielleicht manchmal hilflose Situation nicht auszunutzen und unsere Angehörigen nicht überstrapazieren. Reden, Kommunikation... Das ist hier einfach das Schlüsselwort, denn niemand kann zaubern und uns ansehen, dass wir vielleicht gerade Hilfe brauchen.

Ich wünsche Euch ein gutes Miteinander und den Mut, Eure Wüsche zu formulieren! :)

(1) https://de.wikipedia.org/wiki/Achtsamkeit_(care) / Stand 18.7.17)
(2) https://de.wikipedia.org/wiki/Achtsamkeit_(care)

*Resilienz
Wir chronisch Kranken sind gut :)

(2015) Ich bin vor Jahren bei Recherchen über das Wort Resilienz gestolpert, da es mir eher aus der Zeit meiner sozialpädagogischen Ausbildung ein Begriff war. Aber dieses Wort „Resilienz" beinhaltet so viel, hat so viel mit unserer (und jeder chronischen schweren) Krankheit zu tun, dass ich es wert fand, mal genauer hinzuschauen.

(-> "resilire = zurückspringen' ‚abprallen', deutsch etwa Widerstandsfähigkeit, ist die Fähigkeit, Krisen durch Rückgriff auf persönliche und sozial vermittelte Ressourcen zu meistern und als Anlass für Entwicklungen zu nutzen." (https://de.wikipedia.org/wiki/Resilienz_(Psychologie))

Und genau das tun wir doch mit der Bewältigung einer schweren Krankheit: Krisen meistern. Ich halte es für enorm wichtig, dass wir uns immer und immer wieder sagen, dass wir stark sind. Ich glaube, wir vergessen das so leicht, weil wir mittendrin stecken im Dilemma, dem Krankheits-Prozess und - glücklicherweise - manchmal gar nicht mehr die Dramatik wahrnehmen.

    ✓ **Resilienz ist eine Widerstandsfähigkeit und Bewältigungsstrategie**

Mir wird das oft auch dann bewusst, wenn mir beispielsweise eine liebe Freundin sagt, dass sie bewundere, wie stark ich sei. Ich empfinde das schon gar nicht mehr so. Erstens bin ich so erzogen worden, dass man solche „Gegebenheiten" hinnehmen muss und zweitens bin ich schon so an all die Beeinträchtigungen in meinem Leben gewohnt (auch zum Glück!!!), dass sie mir im Alltag auch schon normal erscheinen. Beim genauen Betrachten stelle ich natürlich fest, wie schwerwiegend manche MS-bedingte Veränderungen meinen Alltag bestimmen. Und oft genug bringe ich ja auch zum Ausdruck, dass mir das weh tut und mich sehr traurig macht.

Aber über all die Trauer und Verzweiflung dürfen wir nicht vergessen, dass wir stark sind: Wir sind so stark, dass wir die MS tragen. Sicherlich nicht gerne, aber wir tragen sie und gestalten unser Leben entsprechend. Das heißt, wir sind fähig, diese andauernde Krise in unserem Leben zu meistern. Mal besser, mal schlechter ...

Und je mehr wir reflektieren, umso eher nutzen wir auch die daraus wachsende Chance auf Entwicklung: nämlich noch besser „copen"! Wenn wir es schaffen, nicht an der MS zu zerbrechen, sind wir resilient. Gut, oder?! :)

Trotz „erschwerter Umstände" der Multiple Sklerose sind wir in der Lage, unser Leben in den Griff zu bekommen: das ist Resilienz.

Und die Wissenschaft hat festgestellt, dass es nicht nur unter schweren Bedingungen von Vorteil ist Resilienz zu besitzen, sondern dass es auch im normalen Alltag an Bedeutung gewinnt, da man dann immer häufiger in angemessener Weise mit besonderen Situationen umgehen und so seine psychische Gesundheit stabiler erhalten kann. Außerdem erlangen wir durch das Verinnerlichen einer guten Resilienz auch eine widerstandsfähigere Selbstbestimmtheit, die gerade uns MS`lern schnell mal abhandenkommt, da wir ja ganz oft das Gefühl haben, auf andere angewiesen oder gar abhängig zu sein.

Wenn also mit Resilienz die Stärke eines Menschen beschrieben wird, der es schafft, zum Beispiel eine schwere Krankheit und Behinderung zu durchstehen, dann sind wir (wenn wir nicht von Anfang an aufgegeben haben), mitten drin in der Resilienz und können stolz darauf sein.

Wir lernen ja auch im Laufe unserer MS-Karriere immer mehr, unseren Möglichkeiten zu vertrauen, oder zumindest, sie zu nutzen. Wir lernen unsere Fähigkeiten immer wieder aufs Neue kennen und lernen vor allem, sie effektiv auszuloten und anzupassen. Die Zeiten, in denen wir nur auf „Glück und Zufall" hofften sind vorbei, sondern wir müssen uns ein realistisches Bild vom IST-Zustand machen. Durch diese resiliente Prüfung werden wir belastbarer, weil wir uns kein „X für ein U" vormachen und im Endeffekt stärkt dies unser Selbstvertrauen. Allerdings sind wohl auch hierbei die äußerlichen Faktoren, wie ein gut funktionierendes soziales Umfeld sicher sehr von Vorteil. Ohne ernstgemeinte Zuneigung, Hilfe, Anerkennung und Mut zusprechenden Angehörigen, ist es sicherlich um ein Vielfaches schwerer, eine gute Resilienz zu entwickeln und zu erlangen. Ich finde, dass es sich lohnt, über diesen Begriff Resilienz in Ruhe nachzudenken und ihn anzunehmen. Ich merke im Laufe meiner vielen MS-Krankheitsjahre immer mehr, dass es besonders wichtig ist, sich selbst „helfen" zu können, mit sich selbst ins Reine zu kommen. Mir helfen dann solche Begriffe, da ich dadurch Zugang zum selbstkritischen Betrachten bekomme und einmal Bilanz ziehen kann. Und ich finde es schön immer noch lernfähig zu sein, mein geschundenes MS-Gehirn zu fordern und zu fördern und es nicht ruhen zu lassen. Leben ist Bewegung, im Fluss bleiben; dazu gehört für mich auch immer mal wieder zwischendurch eine Realitätsprüfung!

*Wir sind stark, wir sind Kämpfer und wir wollen am Leben teilhaben

(2017) Ja, wir sind stark.

Mir wurde das mal wieder bewusst, als ich ein geplantes Treffen mit Freunden zu einem Benefiz-Konzert nicht absagen wollte.

30° Grad Hitze und auf Grund eines anstrengenden Termins am Vormittag war ich eigentlich total erschöpft und hatte auch leichte Fatigue, die ich zwar mit meinem geliebten CBD-Öl (siehe im Anschluss dieses Buches) in Schach halten konnte – aber sie war da und die Hitze tat ihr übriges.

Ich hatte mich aber so auf die Veranstaltung und auch auf unsere Freunde gefreut und steckte in dem altbekannten Dilemma: Was mache ich? Gebe ich der Fatigue und Erschöpfung nach?
Aber ich entschied mich für das pralle LEBEN... Für Genießen... Und für ein Leben im Hier & Jetzt...
Die Alternative wäre eine Absage ans Leben... Und das ist für mich keine gute Wahl... Also wollte ich trotz Fatigue mitten ins Leben hüpfen... Gute Musik genießen und abschalten.... That's Life!

Wir sind stark, wir sind Kämpfer und wir wollen am Leben teilhaben!
Es funktionierte: mit Fächer, meinem CBD-Öl und meinem Sektchen… und auch durch die Ablenkung.
Aber mir wurde doch bewusst, was ich da gerade leiste.
Auf Facebook fragte mich eine liebe Followerin auf einen Post an diesem Abend hin, wie ich das schaffe, woher ich diese Kraft nehme?
Ja, woher nehme ich sie? Manchmal frage ich mich das selbst. Manchmal staune ich auch über mich.
Allerdings muss ich sagen, dass mich mein Mann als Fahrer hingebracht und abgeholt hat. Alleine zu fahren oder auch mit dem Bus: das hätte ich in diesem Zustand nicht geschafft. Ich hatte also Hilfe und meine Freunde wissen ja „Bescheid".

Aber noch einmal klar wurde mir diese Kraft, als ich dort einen alten Bekannten traf, den ich 15 Jahre lang nicht gesehen hatte und der mich noch aus meiner sehr agilen und fitten Zeit kennt und von der MS nichts weiß. Im Laufe des sehr guten Gespräches erzählte ich ihm von der MS und sein Kommentar war: „Du sprühst vor Lebensfreude, Deine Augen blitzen und leuchten, Du strahlst und siehst einfach nur fit aus – Respekt wie Du das schaffst!".
Eine empathische wohltuende Aussage und ein tolles Kompliment.

Ja, ich habe den Abend genossen, ich lebe, ich bin lebendig und WILL mir diese Lebendigkeit erhalten. Ich will leben. Ich will am Leben teilhaben, dabei sein und nicht das Leben an mir vorbeiziehen lassen. Und scheinbar strahle ich das auch aus.

Ja, das wurde mir bewusst: ich erzählte ihm, dass ich nicht alleine hätte herkommen können... wir sprachen darüber und er verstand empathisch, was es mir WERT war, hier zu sein. Und er verstand, welche Kraft es mich kostete. Unmenschliche Kraft, wenn ich ehrlich bin. Überwindung und so viel Zuversicht, dass ich hoffte, auf dem Konzert nicht zusammenzuklappen. Mutig also.

MS: Stärke und Überwinden

Es geht mir nicht um „Beweihräucherung" – es geht mir darum, dass mir manchmal nicht mehr bewusst ist (auch zum Glück), wie viel Kraft ich oft für das Alltägliche aufbringen muss, wieviel Überwindung und Stärke ich brauche, um mir diese Lebendigkeit zu erhalten. Das gilt gleichermaßen für alle chronisch Kranken. Wir alle, die leben WOLLEN, besitzen diese Stärke.

Ein Gesunder hätte diesen Abend abgesagt, weil die Erschöpfung zu groß war.

Aber wie sollen wir denn leben, wenn wir all unseren Symptomen nachgeben?

Wie sollen wir autonom am Leben und der Gesellschaft teilhaben, wenn wir nicht stark sind? Wir würden im stillen Kämmerlein sitzen und das Leben an uns vorbeiziehen lassen.

Und das möchte ich nicht!

Also nehme ich Fatigue, Schwindel, Koordinationsstörungen und Vieles mehr in Kauf um dabei sein zu können.

Ich nehme eine unruhige Nacht und einen darauffolgenden schweren Tag in Kauf – denn der wird kommen mit Symptomen und nochmals Erschöpfung. Denn ganz so locker steckt es unser Körper ja nicht mit.

So bin ich also heute erschöpft und übe mich in Energie-Management – aber ich bin GLÜCKLICH erschöpft: und genau das ist der Unterschied!

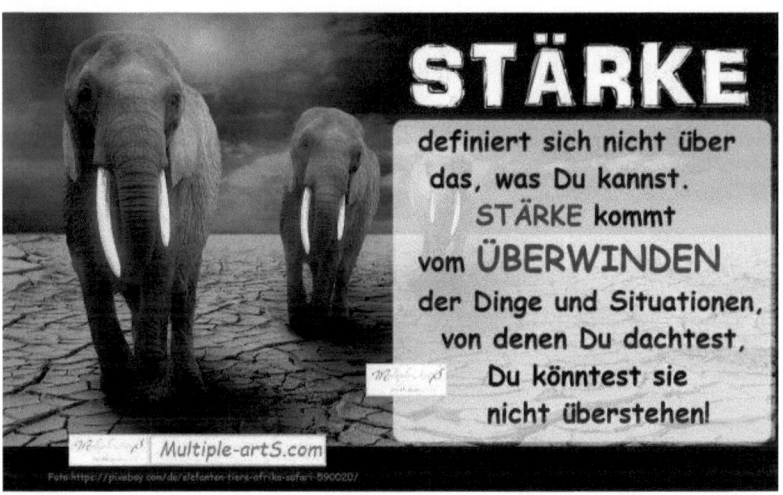

STÄRKE definiert sich nicht über das, was Du kannst. STÄRKE kommt vom ÜBERWINDEN der Dinge und Situationen, von denen Du dachtest, Du könntest sie nicht überstehen!

Multiple-artS.com

Innerer Friede gelingt, wenn die Sprache der Seele verstanden wird

(2018) Wie oft verwenden wir im Sprachgebrauch Sätze wie „Es bricht mir das Herz", oder „Ich zerplatze vor Wut".

Oft!

Oder auch: „Das liegt mir schwer im Magen"!

Mit der Sprache drückt sich das Zusammenspiel von Körper und Seele aus.

Und das meistens ganz unbewusst.

Und wie oft haben wir genau diesen „Klumpen", der schwer im Magen liegt, auch als genau diesen wahrgenommen.

Schwer, verknotet, belastend… Ganz oft liegt uns dieser Stein nicht nur im Magen, sondern er wandert sogar.

> ➢ „Heilung gelingt, wenn die Sprache der Seele verstanden wird".

Auch die Wissenschaft geht inzwischen davon aus, dass viele Krankheiten seelische Ursachen haben.

Heilung ist für mich ein weiter Begriff, mit dem man sicherlich vorsichtig umgehen muss. Wenn mir bei MS jemand von „Heilung ist möglich" spricht, reagiere ich oft allergisch.

Nichts desto trotz ist etwas dran an dem Satz, denn in dem Moment, in dem wir uns bewusst werden, dass uns etwas auf der Seele lastet, uns etwas im Magen liegt … dann ist schon der erste Schritt in die richtige, nämlich bewusste Richtung und damit auch in die heilende Richtung getan.

Es ist bei jedem Problem hilfreich, sich des Ursprungs bewusst zu werden. Die Ursache zu erkennen, um das Symptom „behandeln" zu können.

Das ist nichts Neues – aber es sich immer wieder bewusst zu machen hilft, es auch im Alltag anwenden zu können und es vor allem selbstverständlicher anwenden zu können. Im besten Fall würde es uns einfach „in Fleisch und Blut" übergehen und somit würden wir nämlich auch SOFORT mit den heilenden Gedanken beginnen.

MS – das kleine Wörtchen, diese zwei erst einmal unbedeutenden Buchstaben, sie zeigen uns auf ihre Art und Weise deutlich, wo UNSERE Grenzen liegen. Auch die Grenzen der Heilung.

Aber auch hier und vielleicht GERADE weil wir solch eine Krankheit mitschleppen müssen, ist es hilfreich, gewisse Symptome sofort „am Schopfe" zu packen.

Denn wenn mir MIT MS etwas schwer im Magen liegt, wandert es oft noch dazu und ungefragt in die Beine – lässt sie bleischwer werden, lahm und steif. Oder dieser Klumpen wandert in die Arme, macht sie kraftlos und taub.

Ganz besonders gerne wandert so ein Kloß auch in den Kopf – lässt uns Schmerzen spüren und/oder Fatigue bekommen.

Wenn uns „der Kragen platzt" und wir wütend sind, kann dies die gleichen Auswirkungen haben – ebenso wie der Stein, der uns auf dem Herzen liegt.

Also ist es sicherlich richtig, wenn wir uns selbst gegenüber achtsam sind und uns in Achtsamkeit schulen, wenn wir mehr auf die innere Stimme hören und unserer Intuition vertrauen.

Da beginnt Heilung – achtsam sein und handeln – der allererste und doch so überaus wertvolle Schritt.

Bleibt und werdet achtsam Euch selbst gegenüber, versucht, den Kloß im Magen zu deuten, streichelt ihn weg…. Wenn Euch die Galle überläuft, geht hinaus an die Luft und atmet tief durch – es hilft! ☺

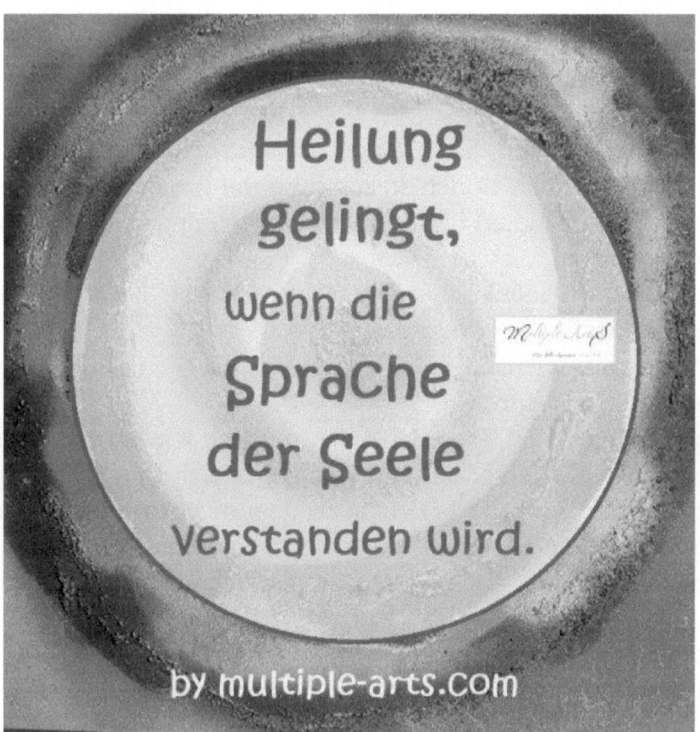

*Ich möchte einen Tag erleben

(2017) Ich möchte einen Tag erleben, an dem ich abends vorher einschlafen kann – ohne Probleme und dann durchschlafe...

Ich möchte einen Tag erleben, an dem ich morgens wirklich ausgeschlafen und erfrischt aufwache...

Ich möchte einen Tag erleben, an dem ich aufwache und nicht erspüren muss, ob meine Zehen noch zu mir gehören und ob ich meine Augen mit dem Bewusstsein, dass sie noch SEHEN können, öffnen kann ...

Ich möchte einen Tag erleben, an dem ich aus dem Bett heraus meine Füße auf den Boden stelle und ohne Probleme aufstehen kann – ohne Koordinations- u. Gleichgewichtsstörungen, oder dass mir die Beine wegsacken ...

Ich möchte einen Tag erleben, an dem ich nach dem Duschen noch genauso fit wie vorher bin...

Ich möchte einen Tag erleben, an dem ich nach all dem die Treppe hinunter hüpfen kann ...

Ich möchte einen Tag erleben, an dem ich wie jeder Gesunde auch ganz normal arbeiten gehen und Geld verdienen kann ....

Ich möchte einen Tag erleben, an dem morgens nicht einer meiner ersten Gedanken ist, ob und wie ich den Tag schaffe...

Ich möchte einen Tag erleben, an dem ich voller Energie und Kraft bin...

Ich möchte einen Tag erleben, an dem ich mein selbstverdientes Geld genießen kann und mich nicht noch zusätzlich mit Behörden, wie RV und KK, auseinander setzen muss...

Ich möchte einen Tag erleben, an dem ich abends ohne all diese Sorgen einschlafen kann ...

Ich möchte einen Tag erleben, an dem ich schreiben kann, ohne dass ich dabei die notwenige Ruhepausen einhalten und liegen muss....

Ich möchte einen Tag erleben, an dem ich mit meinem Hund stundenlang durch die Felder TOBEN kann ....

Ich möchte einen Tag erleben, an dem ich einfach weiß, dass ich ihn schaffe...

Ich möchte einen Tag erleben, an dem ich ein aufwendiges Essen kochen kann, ohne mich anschließend hinlegen zu müssen – sondern es genießen zu können...

Ich möchte einen Tag erleben, an dem ich so viele Freunde einladen kann, wie ich möchte und ihnen einen zauberhaften Tag/Abend bereiten kann ....

Ich möchte einen Tag erleben, an dem ich mich nicht irgendjemand wieder erklären muss...

Ich möchte einen Tag erleben, an dem ich KEINE MS habe...

Ich möchte einen Tag erleben, an dem ich keine gut gemeinten Ratschläge ertragen muss ...

Ich möchte einen Tag erleben, an dem mir niemand sagt: „Das kenne ich auch... das geht vorüber!"

Ich möchte einen Tag erleben, an dem ich vor Erschöpfung einfach einmal einschlafe, drei Tage durchschlafe und danach als neuer Mensch aufwache....

Ich möchte einen Tag erleben, an dem ich KEINE Fatigue habe...

Ich möchte einen Tag erleben, an dem ich KEINE Schmerzen habe ...

Ich möchte einen Tag erleben, an dem ich KEINE Symptome habe ...

Ich möchte einen Tag erleben, an dem ich einen ganzen Tag fröhlich und ausgelassen sein kann ...

Ich möchte einen Tag erleben, an dem ich keine Medikamente nehmen muss und nicht mit Nebenwirkungen zu kämpfen habe ...

Ich möchte einen Tag erleben, an dem ich TANZEN und ausgelassen feiern kann ... OHNE Reue und Folgen....

Ich möchte einen Tag erleben, an dem ich mich ungetrübt auf ein schönes Ereignis freuen kann ...

Ich möchte einen Tag erleben, an dem ich mehrere Termine haben kann und dies über eine ganze Woche lang – und nicht erschöpft bin.

Ich möchte einen Tag erleben, an dem ich mich nicht zusammenreißen muss ...

Ich möchte einen Tag erleben, an dem ich nicht stark sein muss ...

Ich möchte einen Tag erleben, an dem ich mir keine Sorgen machen muss ...

Ich möchte einen Tag erleben, an dem ich abends glücklich bin, weil ich einen wirklich ausgefüllten Tag hatte und nicht einen der „MS angepasst ausgefüllten Tag"!

Ich möchte einen Tag erleben, an dem ich Sport machen kann, der mir guttut und ich nicht die quälenden Folgen spüren muss …

Ich möchte einen Tag erleben, an dem ich nicht immer das notwendige Energie-Management mit einbeziehen muss …

Ich möchte einen Tag erleben, an dem ich keine Angst vor irgendwelchen „Folgen" haben muss …

Ich möchte einen Tag erleben, an dem ich nicht „Angst" habe, wenn das Telefon klingelt, weil ich völlig fertig bin und nicht weiß, ob ich ein Telefonat schaffe…

Ich möchte einen Tag erleben, an dem ich beim Gassi-Gehen nicht einsame Wege suche, um möglichst niemanden zu treffen, weil mich sowohl das Erzählen, als auch das Stehen überfordert… und mir das alles unglaublich viel Energie raubt…

Ich möchte einen Tag erleben, an dem ich leben kann, wie ein gleichaltriger Gesunder …

Ich möchte einen Tag erleben, an dem ich nicht aushalten muss, mit anzusehen, wie es vielen MS'lern geht und was evtl. auf mich zukommen könnte …

Ich möchte einen Tag erleben, an dem ich wie früher Multitaskingfähig bin, zig Sachen auf einmal erledigen und gleichzeitig machen kann und es mich erfüllt, anstatt mich anzustrengen.…

Ich möchte einen Tag erleben, an dem ich keine Wortfindungsstörungen habe.…

Ich möchte einen Tag erleben, an dem ich keine Erinnerungslücken habe …

Ich möchte einen Tag erleben, an dem mich keine Vergesslichkeit plagt…

Ich möchte einen Tag erleben, an dem ich so lange und so oft shoppen gehen kann, wie ich MAG …

Ich möchte einen Tag erleben, an dem ich einfach nach Herzenslust leben und ihn mir individuell gestalten kann …

Ich möchte einen Tag erleben, an dem ich keine Pausen einlegen MUSS …

Ich möchte einen Tag erleben, an dem ich Filme (im TV oder Kino) sehen kann, ohne dass meine Augen wegrutschen und überfordert sind...

Ich möchte einen Tag erleben, an dem ich ein normales Kälte/Hitze-Empfinden habe...

Ich möchte einen Hitze-Tag erleben, an denen ich keinen ungebetenen Besuch von „Herrn Uhthoff" erhalte....

Ich möchte einen Tag erleben, an dem meine Emotionen nicht MS-bedingt verrücktspielen...

Ich möchte einen Tag erleben, an dem ich keinen Schwindel habe...

Ich möchte einen Tag erleben, an dem mir nicht einfach „alles zu viel" ist...

Ich möchte einen Tag erleben, an dem ich einen wundervollen Kaffeeklatsch bei mir zu Hause organisiere (inklusiv vorher putzen, vorbereiten, backen, Gäste empfangen, genießen und wieder aufräumen) und dann noch FIT zu sein....

Ich möchte einen Tag erleben, an dem ich mich besser abgrenzen kann ...

Ich möchte einen Tag erleben, an dem ich LEBEN LACHEN und ÜBERTREIBEN kann, ohne ein Risiko einzugehen, dass es mir danach schlecht geht...

Ich möchte einen Tag erleben, an dem ich mich völlig unbedarft freuen kann...

Zum Glück gibt es diese Tage und wenn ich ehrlich bin, sogar recht oft – aber dieser Text ist mitten in der Nacht entstanden, als ich mit allen möglichen Symptomen zu kämpfen hatte und einfach nur das Bedürfnis hatte, „normal" zu sein...

*Was ist, wenn...

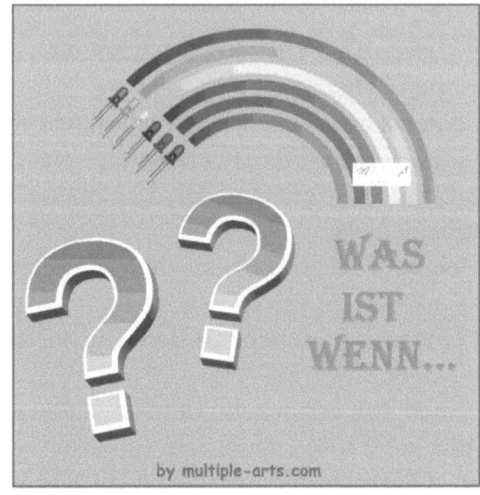

Was ist, wenn... Dir plötzlich Dinge aus der Hand fallen....

Was ist, wenn... Du plötzlich nicht mehr weißt, was Du eben noch sagen wolltest ...

Was ist, wenn... Du inkontinent bist ...

Was ist, wenn... Du nicht mehr lange stehen kannst ...

Was ist, wenn... Dir Deine Beine nicht mehr gehorchen ...

Was ist, wenn... Du unerträgliche Schmerzen hast ...

Was ist, wenn...Dir tausend glühende Ameisen über den Rücken laufen ...

Was ist, wenn... Du plötzlich nicht mehr richtig siehst ...

Was ist, wenn... es Dir sehr sehr schwindelig wird ...

Was ist, wenn... Du nicht mehr als 10 Schritte laufen kannst ...

Was ist, wenn... Du einfach keine Kraft mehr hast ...

Was ist, wenn... Dir alles zu schwer wird ...

Was ist, wenn... Du torkelst, weil Dein Gleichgewichtssinn spinnt

Was ist, wenn... Du Gedächtnisstörungen hast ...

Was ist, wenn... Du schwerste Erschöpfungszustände hast ...

Was ist, wenn... Du Dich neben deinen Stuhl setzt, weil die Koordination nicht mehr stimmt...

Was ist, wenn... Depressionen bekommst ...

Was ist, wenn… Du nur noch müde bist …
Was ist, wenn…Du über Ameisenknochen stolperst und kaum
mehr hoch kommst …
Was ist, wenn… Du nicht mehr arbeiten gehen KANNST …
Was ist, wenn… Du Dich nicht mehr lange konzentrieren kannst
Was ist, wenn… Was ist, wenn… Du manchmal einfach nicht
mehr weiter weißt…
Was ist, wenn… Du das alles kennst?
Was ist, wenn… man Dir das alles nicht ansieht …
Was ist, wenn…
… Du trotzdem Dein Leben liebst, Freude hast und lachst …
DANN hast Du es geschafft,
die MS in Dein Leben zu integrieren…!!!!

„So schlecht kann es ihr ja nicht gehen, wenn sie sooo viel macht!"

(2017) Diesen und ähnliche Sätze („Du siehst aus wie das blühende Leben!") kennen sicherlich viele chronisch Kranke. Mittlerweile kann ich (zum Glück) nur noch müde darüber lächeln – es mag sich keine Aufregung mehr dazu einstellen und das ist auch gut so. Ich weiß noch, wie verletzend diese Sätze für mich waren, als ich um die Anerkennung meiner Erwerbsminderungsrente gekämpft habe. Mitten im Sturm bekommt man anschuldigend suggeriert, dass man ja „eigentlich" gar keine Verrentung bräuchte.

Wenn Außenstehende so etwas sagen, ist es die eine Sache, wenn es MS`ler sagen, womöglich noch vorwurfsvoll oder neidbesessen, dann ist es eine traurige Angelegenheit.

Wer steckt im Körper des Anderen? Wer kann sich 100%ig vorstellen, wie es dem Anderen geht???
Und wer sieht diese nach außen so starken Menschen in ihren schwachen Minuten? Zuhause, eingeigelt und traurig???

MS ist die Krankheit der 1000 Gesichter und in Gesprächen mit anderen MS'lern stellen wir immer wieder - manchmal gar selbst überrascht - fest, wie unterschiedlich die jeweiligen Symptome sein können. Manchmal könnte man meinen, es handele sich nicht um die gleiche Erkrankung. Der eine sieht von außen betrachtet „unversehrt" aus, kann gut laufen, der andere hinkt, der nächste sitzt im Rollstuhl. Eines vereint sie: ihre Erkrankung MS!

Und wir wissen ja eigentlich auch, dass derjenige, der im Rollstuhl sitzt, vielleicht am wenigsten von anderen Symptomen betroffen ist und umgekehrt. Alles ist möglich! Der Super-Gau ebenso wie das absolut positiv Überraschende.

Es ist wichtig, dass wir diese Unterschiedlichkeiten alle nach „Außen" kommunizieren – um Missverständnissen vorzubeugen, um über eine solche merkwürdige Krankheit aufzuklären und auch, um zu zeigen, was tatsächlich TROTZ dieser so unterschiedlichen Verläufe doch alles möglich ist.

Der Rollstuhlfahrer traut es sich zu, eine weitere Anfahrt via Bahn zu unternehmen, während vielleicht der äußerlich nicht Gehandicapte schon allein bei dem Gedanken an eine Reise eine Fatigue mit allen Anzeichen/Symptomen bekommt. Niemand kann hineinschauen in den andern und es bleibt uns das „ganz natürliche und einfache **Annehmen**" des Anderen – in seiner Ganzheit, mit all seinen Schwächen und vor allem auch mit all seinen Stärken.

Kämpferherzen sind stark – sie leben ihren Alltag TROTZ sichtbarer und/oder unsichtbarer Symptome.

Mir beispielsweise fällt in meinen Ruhepausen, die mein geschwächter (nach außen hin unversehrter Körper) so dringend einfordert, das Schreiben sehr leicht, weil ich damit auch Vieles verarbeiten kann.… Für andere wäre das undenkbar, so wie es für mich nicht vorstellbar wäre, ein langes Telefonat zu führen. Zum Beispiel! ☺

Also ist mein Fazit: uns geht es manchmal schlecht und auch sehr schlecht, aber wir machen immer das Beste daraus – und geben ein

Signal: an unser eigenes ICH, dass wir es packen KÖNNEN und an unsere Angehörigen, **dass wir gewillt sind, es zu schaffen.** Solche Signale sind wichtig und sie zeugen von Zuversicht, Optimismus und Lebensfreude – auch, wenn es andere nicht verstehen können. Soooo schlecht kann es mir gehen und doch arbeite ich daran, es mehr als gut bewältigen zu können. Das ist der Tanz durchs Leben; Hallo MS; Hallo Lebensfreude!

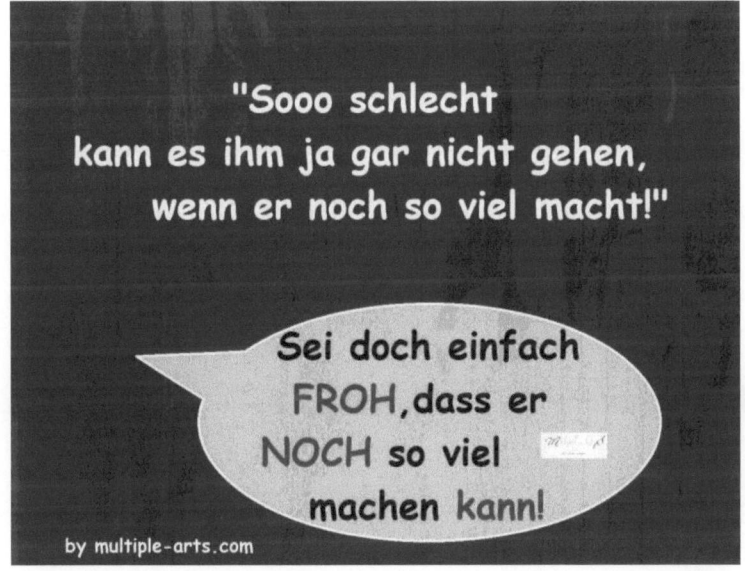

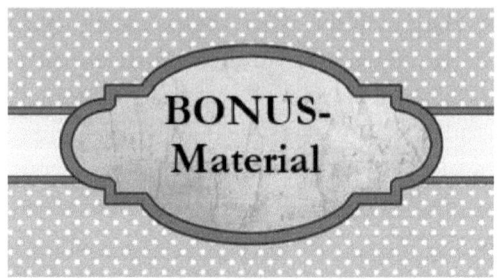

BONUS-Material

Was sind Vorurteile bei MS?

Manchmal können die Aussagen von anderen wirklich gemein und sehr verletzend sein.

MS`ler begegnen leider immer noch vielen Vorurteilen und deshalb möchte ich mal mit den gängigsten Vorurteilen aufräumen.

Unwissenheit fördert leider Vorurteile, deshalb ist Aufklärung rund um die MS so wichtig.

Vorurteile:

„MS ist ansteckend"

Die Ursache für MS ist zwar immer noch ungeklärt, aber Forscher vermuten, dass es ein Zusammenspiel aus genetischen Komponenten und Umweltbedingungen gibt.

SICHER ist aber bewiesen, dass MS nicht ansteckend ist.

„Alle MS`ler landen im Rollstuhl"

Nur weniger als 30 Prozent der MS`ler landen im Rollstuhl oder leiden an Gefühlstörungen in den Beinen.

18 % kämpfen mit Unsicherheiten beim Gehen und Stehen.

10 % zeigen Gangstörungen aufgrund von Spastiken.

Trotzdem wird nicht einmal die Hälfte aller Betroffenen irgendwann auf einen Rollstuhl angewiesen sein. (https://www.leben-mit-ms.de/vorurteile-
bei-ms/)

„MS verläuft tödlich"

MS ist eine entzündliche und chronische Erkrankung (des „Zentralen Nervensystems - ZNS) und ist leider bis jetzt unheilbar. Die möglichen Symptome und Beeinträchtigungen können Betroffene stark
einschränken.

Trotz alldem versterben MS-Patienten (in der Regel) nicht früher
als gesunde Menschen. (https://www.leben-mit-ms.de/vorurteile-bei-ms/)

„Mit MS kann man keine Kinder bekommen"

Das ist leider ein weit verbreiteter Irrtum. Viele Frauen denken,
dass sie aufgrund ihrer MS-Erkrankung keine Kinder bekommen können. Zum Glück beeinflusst die MS die Fruchtbarkeit sowohl bei
Frauen als auch bei Männern nicht!

Auch der Schwangerschaftsverlauf von MS'lerinnen ist dem von
gesunden Frauen ähnlich. Weder bei der Geburt noch beim Stillen
sind Einschränkungen bekannt.

Allerdings ist es wichtig, dass man sich bei einer geplanten Schwangerschaft ausführlich mit seinem Neurologen bespricht, da es ja eventuell auch um das rechtzeitige Absetzen von Medikamenten geht.

„MS ist eine psychische Erkrankung"

MS ist eine Erkrankung des ZNS, aber sie ist keine psychische Erkrankung. Die Entzündungsherde sind im MRT nachweisbar.

„MS führt zwangsläufig zur Lähmung"

Auch das ist ein Irrtum. Nur ein kleiner Prozentteil von MS'lern
hat mit dauerhaften Lähmungen zu tun.

„MS ist Muskelschwund"

Nein, MS ist kein Muskelschwund. MS ist Multiple Sklerose.

„Mit MS kann man keinen Spaß mehr haben"

Es gibt unterschiedliche Verläufe und somit auch verschiedene Schweregrade der Erkrankung. Aber ganz oft ist es eine Sache der Einstellung zum Leben und zu seinen Beeinträchtigungen, die den Lebenssinn ausmachen (meistens, nicht immer).

Ich kenne einige schwerstbetroffene pflegebedürftige MS`ler, die viel Spaß an ihrem Leben haben.

Wenn man MS nicht sieht, ist sie auch nicht da"

Falsch: es gibt sehr viele **unsichtbare** Symptome bei MS, die zum Teil sogar lebenseinschränkender sind als die sichtbaren Symptome.

FAZIT:

- ✓ **Mit MS ist das Leben nicht zu Ende – in vielerlei Hinsicht nicht!**

- ✓ **Es ist ein neuer Anfang!**

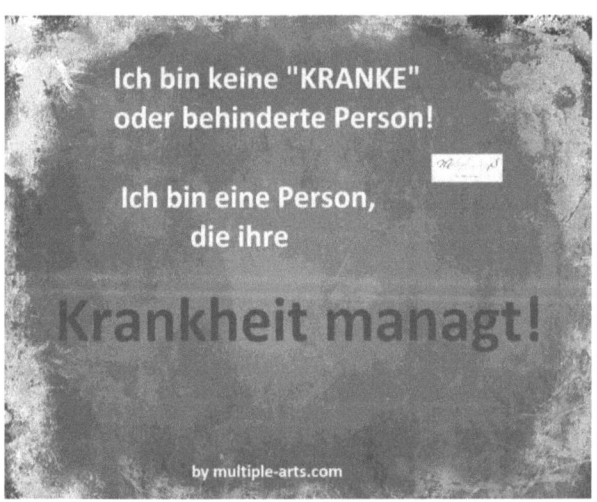

204

Wie komme ich gegen Vorurteile an?

Es ist manchmal wirklich schwer, sich ausgesprochenen Vorurteilen gegenüber ruhig zu verhalten. Entweder sind sie verletzend und eventuell auch boshaft gemeint (wie z.B. auch der Satz: „Stelle Dich nicht so an, es gibt Schlimmeres!"), oder sie werden aus Unwissenheit geäußert. Je nachdem, kann so etwas auch im schlimmsten Fall zur emotionalen Fatigue oder Depression, sowie zur sozialen Isolierung führen, da man sich nicht mehr traut in Gesellschaft zu sein.

Sinnvoll ist es immer, dass man es schafft ruhig zu bleiben und möglichst gelassen zu reagieren. (Aber auch das schafft man nicht immer und auch das ist dann OK!).

Wichtig ist allerdings, dass wir diese Vorurteile richtigstellen – das ist Aufklärung! Denn damit schützen wir uns selbst und ebenso andere MS`ler. Inklusion fängt bei uns selbst an.

Wenn Sie es schaffen ruhig zu bleiben, gar noch zu lächeln und Ihr Gegenüber in aller Gelassenheit zu fragen, wie er denn zu dieser Information gelangt sei, haben Sie ihm bereits den Wind aus den Segeln genommen. Zu lächeln und freundlich zu bleiben sind immer die besten Entgegnungen. Auch Humor ist hilfreich, wenn man beispielsweise als Gegenfrage fragt, ob die „Weisheit" aus Omas Kochbuch sei, oder ob er (beispielsweise bei dem Vorurteil „Ansteckung") eventuell MS mit Windpocken verwechselt hätte oder gar Arzt sei.

Einfach ist das nicht – das erlebe ich auch oft. Aber wir können ja immer noch dazu lernen und üben üben üben. ☺

Was man immer entgegnen kann, ist: „Auch wenn MS leider noch nicht vollständig erforscht ist, wissen die Forscher mit Sicherheit, dass MS „nicht ansteckend" ist!".

*ICH SEHE NICHT KRANK AUS

❖ ICH SEHE NICHT KRANK AUS, aber meine Beine fühlen sich oft wie Gummi an, werden taub und geben einfach
ohne Vorwarnung nach und ich falle hin.

❖ ICH SEHE NICHT KRANK AUS, aber ich lebe mit einer
tiefen und extremen Erschöpfbarkeit und so schweren
Gliedmaßen, dass sich jede Bewegung so anfühlt, als würde
ich in den Tiefen des Ozeans mit Blei an den Füßen laufen
müssen.

❖ ICH SEHE NICHT KRANK AUS, aber ich leide unter einer extrem sensiblen Hitze-Intoleranz, die mich enorm erschöpft und ich mich dann nicht nur überall am Körper
überhitzt, sondern es fühlt sich ausgewrungen an, total erschöpft, KRANK, so, wie mit einer schweren Grippe - das
ist überhaupt nicht mit dem Hitzeempfinden eines Gesunden vergleichbar. Es ist ein Auswringen des Körpers, der
gerade an seine absoluten Grenzen stößt.

❖ ICH SEHE NICHT KRANK AUS, aber meine kaputten
Nerven können nicht mehr so viele Reize und Informationen auf einmal aufnehmen und dies kann zu einer großen
Überforderung und Auslösen sämtlicher bekannter Symptome führen.

❖ ICH SEHE NICHT KRANK AUS, aber in mir drinnen
fühlen sich meine Knochen manchmal so schrecklich an,

als ob man mit einem Presslufthammer auf sie einwirken würde - vor allem bei Wetterwechsel, oder je nach Symptomatik bei Hitze oder/und Kälte.

❖ ICH SEHE NICHT KRANK AUS, aber selbst kleine Aufregungen stressen oder sorgen mich, so dass mein Körper rebelliert und ich dann das Gefühl habe, dass meine Symptome einfach nur mal aufbegehren wollen, nur aus Spaß: es ist aber ein schlimmer Zustand für mich.

❖ ICH SEHE NICHT KRANK AUS, aber es ist manchmal extrem schwierig für mich, mich zu konzentrieren und lange konzentriert zu bleiben. Das ist das Ergebnis der kognitiven Leistungsstörungen, die meine Krankheit verursacht und gleichzeitig kann ich deshalb mein Gedächtnis auch nur schwer schulen.

❖ ICH SEHE NICHT KRANK AUS, aber für die einfachsten Aufgaben brauche ich statistisch gesehen fünf Mal länger als ein Gesunder und somit erschöpfen sie mich mit meinem ohnehin geringen Energiehaushalt auch fünf Mal mehr als einen Gesunden. Deshalb bin ich auch so schnell und abgrundtief erschöpft.

❖ ICH SEHE NICHT KRANK AUS, aber Du wirst selten den Kampf sehen, den ich unter der Oberfläche führe und der mich so viel Energie und Kraft kostet.

- *Du siehst mich lächeln.*
- *Du siehst nicht meinen Schmerz.*
- *Du siehst mich ruhig und gelassen.*
- *Du siehst nicht mein Trauma.*
- *Du siehst mich lachen.*
- *Du siehst mich nicht, wenn ich weine.*
- *Du siehst, wie ich kämpfe.*
- *Du siehst nicht, wenn ich kurz vorm Aufgeben bin.*
- *Du siehst meine liebevolle Art.*
- *Du siehst nicht meine Folterung.*
- *Du siehst all meine Hoffnung.*
- *Du siehst nicht meine schlaflosen Nächte.*
- *Du siehst mich leben.*
- *Aber Du siehst mich nicht, wie ich täglich - manchmal tausend Tode sterbe.*

Dinge, die man nicht sagen sollte, wenn es jemandem gerade sehr schlecht geht

(ob körperlich oder seelisch):

- Entspanne Dich mal.
- Beruhige Dich.
- Lass doch das Theater sein.
- So schlimm ist es nun auch wieder nicht.
- Du reagierst über.
- Du möchtest ja nur Beachtung.
- Was soll das.
- Das ist wirklich Nichts, worüber Du Dich aufregen solltest.
- Du musst nur mal an etwas Schönes denken, dann wird's besser.
- Warum musst Du MIR immer meinen Tag ruinieren?
- Du musst Dir nur mal einen Tritt in den Hintern geben, dann wird das schon wieder.
- Niemand hat behauptet, dass das Leben fair sei.
- Es geht einer Menge Leute viel schlechter als Dir.
- Naja, jeder ist mal depressiv, müde oder erschöpft.
- Vielleicht solltest Du mehr Vitamine zu Dir nehmen.
- Du brauchst ein Hobby!
- Reiße Dich einfach mal zusammen.
- Du musst es einfach immer wieder probieren.
- Du hast doch gar keinen Grund, Dich so zu fühlen.
- Mach einfach mal eine Pause, dann wird es Dir schon besser gehen.
- Du magst es nicht, Dich so zu fühlen? Dann ändere EINFACH den Zustand.
- Du hast es doch so gut! Warum bist Du nicht einfach glücklich?
- Ich dachte ja, Du wärst stärker.
- Tu so, als ob es nicht da wäre.

Ein Glas voller schöner Dinge
Multiple Sklerose verarbeiten

Vielleicht haben Sie Lust, solch ein Glas gemeinsam mit Ihrem Angehörigen zu füllen.

Die Idee, die dahintersteckt ist simple: oft ist man traurig, depressiv, ängstlich oder ohne Hoffnung.

Das sind, solange sie nicht bedenklich abrutschen, normale Gefühlsschwankungen eines jeden und bei chronisch Kranken tritt dies noch gehäufter auf. Verständlicher Weise, denn sie müssen tagtäglich mit den Symptomen und Beeinträchtigungen der Krankheit umgehen. Manchmal gelingt dies besser, manchmal schlechter.

Aber im besten Fall hat jeder auch seine guten, schönen und außergewöhnlichen Erlebnisse, Situationen und Gefühle.

Momente und Augenblicke voller Genuss, Glück und Zufriedenheit.

Wenn man sich deren bewusst wird, sie sich auch bewusst macht, dann kann man versuchen, sie festzuhalten.

Bewusstmachen von schönen Momenten

Manche Situationen kann man per Foto festhalten, andere nur in Gedanken. Und jeder wird es kennen, dass schöne Erlebnisse auch nachhaltig guttun und sogar prägen.

Um sich für die nicht so guten Tage einen Vorrat an Glücksmomenten zu schaffen, wird von Psychologen empfohlen, sich diese aufzuschreiben.

Man kann sie auf bunte Papierchen schreiben, man kann diese verzieren oder auch bemalen.

Wenn man diese Zettelchen dann in das dafür vorgesehene Bonbon-Glas steckt, kann man sich im Laufe der Zeit viele glückliche Momente sammeln und in Erinnerung bringen.

Glückliche Momente festhalten

Es wird empfohlen, wenn einem der Einstieg schwerfällt, abends damit zu beginnen: Man kann den Tag Revue passieren lassen und sich einen oder mehrere schöne Augenblicke und Situationen des Tages aufschreiben und in das Glas legen. Das Bewusstmachen des SCHÖNEN an einem Tag ist psychisch gesehen sehr wichtig, denn so wird einem deutlich, dass ein an sich vielleicht grauer Tag doch auch seine Schönheiten, seine hellen Seiten, seine Faszination und etwas Wertvolles hatte. Ohne dieses genaue Hinschauen würde man vielleicht manchen wundervollen Augenblick schlicht und ergreifend übersehen und das wäre sehr schade. So kann man sich selbst aus einem tiefen Loch herausholen und den Blick mehr auf die positiven Dinge lenken, als in den Negativen zu verharren.

Wahrnehmen des Positiven im Leben

Und man kann sich diese Zettelchen in all ihrer Fülle immer mal herausholen und kann sich an den erlebten und schönen Momenten erfreuen. Das Leben ist trotz schwerer Krankheit schön und lebenswert. Man vergisst es manchmal, weil man in seiner Trauer gefangen gehalten wird.

Lasst uns bunte Zettelchen schreiben, eintauchen in die Welt der Freude und somit die Trauer in den Hintergrund drängen!

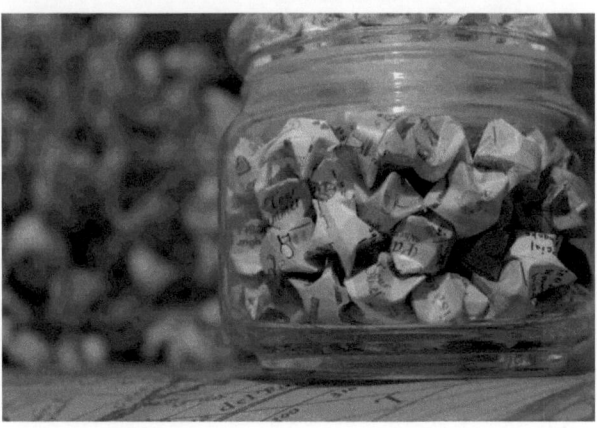

*Umgib Dich mit denjenigen, die derselben Mission folgen wie Du

Nur ein Spruch? Nein, ein wahrer und inhaltsvoller Satz. Denn er bedeutet so Vieles und nimmt gerade bei Menschen mit chronischen Krankheiten eine besondere Präsenz ein.

Jeder Mensch sollte sich prinzipiell nur mit Leuten umgeben, die ihm guttun. Nun ist das im Alltag nicht so einfach, denn man hat „Familie, die man sich nicht aussuchen konnte, man hat Nachbarn, Kollegen und viele Menschen um sich herum, wo keine Wahl besteht, sondern es eine Tatsache, eine Gegebenheit ist sie zu treffen.

Man hat Lieblingskollegen, Lieblingsnachbarn, eine Lieblingsverkäuferin und selbst innerhalb der Familie bevorzugt man den ein oder anderen.

Freunde so sagt man, kann man sich aussuchen. Aber auch das ist nicht die ganze Wahrheit, denn natürlich kann man sich nach vielen Jahren von bestimmten Freunden trennen, wenn irgendetwas schiefläuft, aber einfach ist das nicht. Auch neue Freunde, die man kennenlernt und vielleicht zu Anfang ganz begeistert ist, wird man nicht mehr so schnell „los", wenn sich herausstellt, dass es doch nicht so passt…

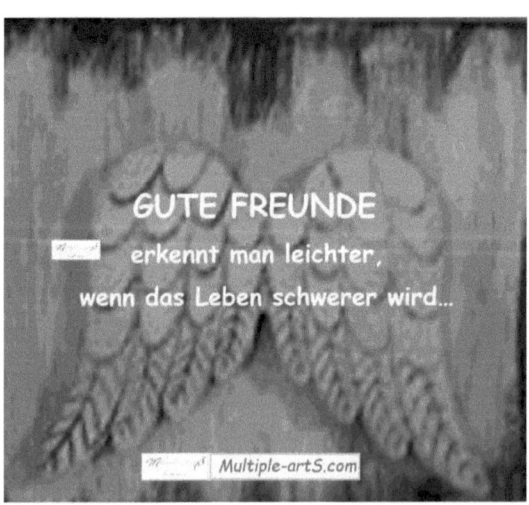

GUTE FREUNDE
erkennt man leichter,
wenn das Leben schwerer wird…

Multiple-artS.com

Im Endeffekt ist jedes „Kennen" eine Art Beziehung, die unter bestimmten Etiketten steht. Man weiß, wie „man" sich zu benehmen hat, wie man sich verhält und wie man so manchem Streit aus dem Weg geht.

Ich war jahrelang eher darauf bedacht, dass alles laufen soll und es sich schon findet. Mich von Freunden zu trennen, wäre mir nie in den Sinn gekommen. Ich dachte immer, ich würde gerne jeden auf seine Art mögen, auch wenn sie mir noch so verschroben vorkamen.

Das hat sich stark, sehr stark verändert und zwar mehrmals in meinem Leben. Zum letzten Mal vor einigen Jahren, als es mit meiner MS und der dazugehörigen Fatigue dermaßen bergab ging, dass ich es mit Arbeiten gehen und Haushalt nicht mehr geschafft habe, abends oder am Wochenende noch auszugehen. Vorher war ich ständig unterwegs, habe keine Party ausgelassen und war ein Tausendsassa. Das hat sich relativ schlagartig verändert, da es mir wirklich plötzlich so deutlich schlechter ging.

Irgendwann hat man mich dann schon nicht mehr gefragt, ob ich mitkommen möchte, was ja an sich auch schon sehr kränkend ist.

Dann habe ich, wie viele von Euch, einige unschöne Dinge mit Freunden erlebt und bin vor allem bei einigen auf sehr großes Unverständnis bezüglich meiner MS (vor allem der Fatigue) gestoßen. Man hat mich nicht verstanden, man hat mir nicht geglaubt und gar noch unterstellt, ich würde simulieren.

Da, wirklich spätestens da, war mir klar, dass diese Menschen keine Freunde sind. Wahre Freunde, die ich heute noch habe, haben sich anders verhalten. Sicherlich konnten sie mein plötzliches verändertes Verhalten nicht wirklich begreifen und verstehen (zumal ich ja immer noch wie das „blühende leben" aussah), aber sie haben mir geglaubt und haben auch an mich geglaubt und an unsere gemeinsame Beziehung.

Zu diesem Zeitpunkt habe ich begriffen, dass der oben genannte Spruch sehr wichtig und richtig ist und für mein Seelenheil unermesslich wesentlich ist.

Von da an habe ich mich daran gehalten, habe rigoros Freunde aussortiert und mich jahrelang auch nur noch mit engen und wohlwollenden Freunden umgeben.

Selbst jetzt passiert es noch ab und zu, dass ich mich von Freunden trennen muss, weil ich tief in mir spüre, dass sie mir nicht guttun.

Wenn ich mich stundenlang über Dinge wie „Haushalt" unterhalten muss, weil eine Freundin sonst nichts in ihrem Leben hat und sie so gar nicht in meine Welt eintauchen kann, mag ich sie zwar noch, aber sie tut mir nicht gut. Sie nervt mich schlicht und ergreifend, raubt mir Energie und Kraft und es geht mir nach einem Treffen schlechter als vorher.

Die sanfte allmählich ausklingende Trennung tut mir heute noch weh, aber solche Menschen haben wirklich keinen Platz mehr in meinem Leben. Nach einem Treffen so ausgelaugt zu sein, vom „Nichts", dass ich mich hinlegen muss und meine Nerven überreizt sind – das kann nicht gut für mich sein!

Also beschließe ich für mich, dass es für mich und meine MS, die mich sowieso schon so viel Kraft und Energie kostet, notwendig ist, mich auf die Menschen zu beschränken, die mir guttun. Wo ein Geben und Nehmen herrscht, eine Ausgewogenheit, Friede und Gleichklang. Ich bin froh, dass es diese Menschen noch in meinem Leben gibt und hier genieße ich auch jedes Zusammensein und jedes Gespräch.

Manche Menschen behalte ich in meinem Herzen, aber sie haben keinen Platz mehr in meinem Leben.

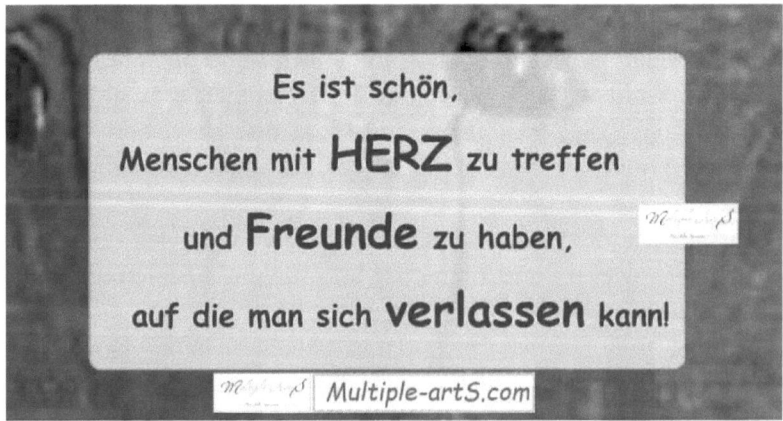

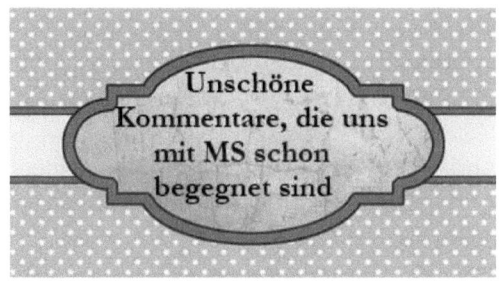

Unschöne Kommentare, die uns mit MS schon begegnet sind

Vorwort:

Ich hatte meine Follower von MULTIPLE ARTS gefragt, was ihnen denn bisher an unangebrachten Kommentaren von ihren Mitmenschen bezüglich ihrer MS entgegengebracht wurde.

Ich wollte daraus eine Grafik basteln.

Ich hatte allerdings nicht erwartet, dass es 300 Kommentare werden würden. ;)

Ebenfalls hatte ich nicht mit der Vielfalt gerechnet: von lustigen über unschöne bis hin zu demütigen „Sprüchen" war alles dabei, was die Palette zu bieten hat und entsprechend groß war auch die Gefühlspalette.

Ebenso schnell war klar, dass daraus keine Grafik entstehen konnte und es wurde die Idee geboren, ein Video dazu zu machen – was ich gerne aufgriff.

Aber ich möchte all diese Aussagen gerne auch zu Papier bringen. Deshalb wähle ich auch diese Form.

Mir ist es wichtig zu erwähnen, dass ich niemandem zu nahetreten möchte – es geht hier um Wertfreiheit, denn auch wenn viele der Kommentare schlimm für den Betroffenen sind, sollte man erst einmal davon ausgehen, dass es Unwissenheit des Gegenübers sein könnte.

Handelt es sich allerdings um nahe Angehörige oder gar um Fachärzte, dann sieht das wohl schon etwas anders aus – denn hier kann man davon ausgehen, dass diejenigen informiert genug sind, um solche Sprüche, die demütigend, erniedrigend oder verletzend sind, zu unterlassen.

Ich habe hier nun alle Sprüche gesammelt und versucht, ein bisschen zu komprimieren.

Damit es nicht zu trocken wird, lockere ich es mit meinen Grafiken aus.

Ich würde mir SEHR wünschen, dass dies alle (!) Angehörigen - wozu Partner, Familie, Freunde und auch Kollegen zählen - lesen würden. Wertfrei versteht sich. :)

Manchmal ist man unbedacht, manchmal ist man vielleicht selbst nicht gut drauf und es rutschen einem auch einmal unbeholfene Kommentare heraus.

Schlaue Ratschläge wiederum sind so eine Sache für sich! :)

Ich erhoffe mir, mit diesem PDF Sensibilität schaffen zu können.... Für die Betroffenen (und ihre Angehörigen, die wiederum ebenfalls oft Opfer unschöner Bemerkungen werden) und für die MS mit all ihren 1000 Gesichtern, mit den sichtbaren und NICHT-sichtbaren Symptomen und für den MENSCH an sich.

Und DANKEN möchte ich all den lieben Menschen, die immer für uns da sind, uns unsere Symptome glauben und einen respektvollen liebevollen Umgang im MITEINANDER pflegen. :)

Anmerkungen: Bei manchen Kommentaren habe ich noch die Bemerkungen Desjenigen anbei gelassen, der es geschrieben hat, um den Sachverhalt besser zu erörtern. Außerdem habe ich die Kommentare immer - bis auf kleine Korrekturen - im Originalzustand belassen!

Ich wünsche allen Betroffenen alles Liebe
und ein wohltuendes Wiedererkennen
mit dem Wissen: man ist nicht alleine! :)

Ich wünsche allen Angehörigen viele Erkenntnisse und umgreifendes VERSTEHEN und wünsche mir sehr, dass sie es lesen! :)

1. KAPITEL:

Zusammenfassung der Kommentare:
Dieser Post wurde von über 10.000 Followern gelesen

Sprüche:

- ☐ „Der Onkel meiner Cousine 4. Grades hat auch MS... Dem geht`s aber gut!
- ☐ (Onkel und Cousine lassen sich in beliebiger Weise austauschen - weil anscheinend jeder jemanden kennt, der MS hat und dem es gut geht. Nur, dass MS nicht gleich MS ist - das raffen die eher nicht!)"
- ☐ „Ach Kind, die Hauptsache ist doch, wir sind gesund"!
- ☐ „Du bist eine Schlafmütze!".
- ☐ „Geh ins Fitnessstudio, dann bleibst du mobil!".
- ☐ „Müde von Fatigue, Schmerzen, Schwindel, Zittern, unruhigen Beine (RLS) oder Ähnlichem... „Ja, das hab` ich auch ab und zu" (Follower: „Nur blöd, dass ich das jeden Tag hab und nicht nur ab und zu!").
- ☐ „Man sieht es dir nicht an."
- ☐ „Müde bin ich auch."
- ☐ „Du bist krankgeschrieben und sitzt wohl den ganzen Tag in der Sonne!"
- ☐ Neuro: „Es gibt Menschen, denen geht es schlechter als Ihnen!".
- ☐ Follower: „Mir wird gesagt wenn ich müde bin: „Ach bitte - von was? Tust ja eh nix.".
- ☐ „Ich vergesse auch öfter Dinge. Das kommt mit dem Alter".
- ☐ „Was machst du eigentlich nachts?" (Follower: „Wenn ich tagsüber mal wieder müde bin!").
- ☐ „Wie du hast MS, kann doch gar nicht sein, du läufst ja noch!".
- ☐ „Wo kommt das her? Kann man was dagegen machen? Aber das wird wieder besser, oder? Gute Besserung für Sie."
- ☐ „Es gibt Leute, die richtig krank sind. Dir geht`s doch gut, was jammerst Du denn?".
- ☐ Nach dem Abendessen in einem Gasthaus ein Passant zu mir: „Sind Sie alkoholisiert? Ich rufe die Polizei, wenn Sie mit dem Auto fah-

ren!". Dann ich: „Keine Angst ich trinke keinen Alkohol - ich habe nur MS."

- ☐ „MS ist doch Muskelschwund."
- ☐ „Na wieder gesund?" (nach einem Schub).
- ☐ „Was, du kannst hier auf dem Fest bedienen? Ich dachte, dir geht's so schlecht, weil du Muskelschwund hast?"
- ☐ „Warum hast du einen GdB von 50, wenn man doch deine MS gar nicht sieht?"
- ☐ Neuro: „Wenn man älter wird, hat man halt Schwindel!"
- ☐ Ex-Neurologin: „Das ist keine MS, das kommt alles vom Rauchen!"
- ☐ „Bei MS hat man keine Kopfschmerzen!"
- ☐ Vom Versorgungsamt: „Die 50 GdB bekommt jemand, dem ein Bein fehlt. Sie können ja noch laufen, seien Sie lieber froh darüber."
- ☐ „Warum kannst du nicht schlafen, Du musst dich mal mehr ent spannen!".
- ☐ „Ich kann die Wärme auch nicht vertragen, das hat sicher nichts mit Deiner MS zu tun."
- ☐ „Du hast MS?!? Dann hast du ja dein Todesurteil unterschrieben!"
- ☐ „Du kannst doch nicht alles auf deine Krankheit schieben!".
- ☐ „Du kannst echt nicht so krank (MS) sein. Du lachst viel zu viel!"
- ☐ „Ich beneide Dich um Deine MS, Du brauchst nicht zu arbeiten."
- ☐ „Sie schwanken auffällig - Haben Sie Alkoholkonsum?".
- ☐ „Ja bei dem Wetter hab` ich das auch manchmal am Kreislauf!".
- ☐ „Manchmal kann ich auch nicht richtig sehen, da muss man doch nicht gleich ins Krankenhaus!".
- ☐ „Na Du musst gestern aber tüchtig einen drauf gemacht haben, wenn Du sogar heute früh noch so komisch läufst!".
- ☐ „Du siehst ja gut aus, man sieht dir die MS gar nicht an!" 😊
- ☐ „Du bist auch immer total erschöpft, das habe ich auch!".
- ☐ „Du und MS: Niemals - du kannst ja schließlich laufen!"
- ☐ „Das ist doch alles nur psychisch!".
- ☐ „Weißt du eigentlich, dass MS zugleich Rollstuhl heißt?" 😳
- ☐ „Das kommt vom Rauchen!".
- ☐ „Du hast doch nix!"
- ☐ „Bist wohl schizo?"
- ☐ Arbeitgeber: „Sie haben ja MS und könnten jederzeit ausfallen. Un zumutbar!"

- ☐ „Was Multiple Sklerose? Tu doch nicht so hysterisch, in unserer Familie haben wir so was nicht!"
- ☐ „Bist du dir sicher, dass du MS hast? Man sieht dir doch gar nichts an..."
- ☐ „Das ist die gerechte Strafe für deine Jugendsünden!"
- ☐ „Wozu soll ich dich besuchen, helfen kann ich dir eh nicht, das können nur Ärzte!"
- ☐ „Ich kenn eine, die hat auch MS, vor 20 Jahren war mal was - aber sonst nie wieder. Das wird also bei dir auch wieder...!"
- ☐ „Wenn man Krankengeld in der Höhe bekommt wie du, warum sollte man dann auch wieder arbeiten gehen. Da kann man ja Urlaub auf die Kasse machen."
- ☐ „Was will ich mit einer Frau die im Rollstuhl sitzt und sabbert." (Followerin: Ich habe seit 1989 MS und sitze bis heute, zum Glück, nicht im Rollstuhl).
- ☐ „Du hast die Diagnose doch erst dieses Jahr erhalten. Da kann es Dir gar nicht so schlecht gehen. Denn ich kenne jemanden, der hat das schon 10 Jahre und der ist top fit.".
- ☐ „Was du hast MS? Das ist doch Muskelschwund, da verschwinden Deine Muskeln auf Dauer!".
- ☐ „Ach was, du siehst aus wie das blühende Leben!"
- ☐ „Du bist selbst schuld, wenn du trotz der MS 3 Kinder in die Welt gesetzt hast, dann musst du auch damit umgehen."
- ☐ „Den ganzen Tag denkst du nur an deine Krankheit."
- ☐ „Was hast Du denn jetzt schon wieder, das ist nur wegen deiner Psyche."
- ☐ „Was machst du denn den ganzen Tag."
- ☐ „Wie du fährst in den Urlaub? Du sitzt doch im Rollstuhl."
- ☐ „Reiß nicht immer alles an dich und machst es dann doch nicht - ich glaub Dir nicht, dass Du einen Schub hast. Ich kenn mich aus, meine Freundin hat auch MS!"
- ☐ „Können Sie denn ihre Schübe planen??"
- ☐ „Ich habe mal die Symptome deiner letzten Krankmeldung gegoogelt. Wollte wissen ob sie zur MS passen."
- ☐ „Ich weiß nicht, ob ich dich dann sehen will – nicht, dass du meinen Tag zerstörst!!!"

- ☐ „Du willst doch nur Mitleid und Aufmerksamkeit, und hast wahrscheinlich auch noch Spaß daran!"
- ☐ „OMG! Du bist mit 30 Jahren Altenpflegerin im Ruhestand."
- ☐ „Du siehst überhaupt nicht krank aus."
- ☐ „So jung und schon ein Alkoholproblem!"
- ☐ Auf einem Konzert: „Ich möchte auch in die erste Reihe das ist ja cool...! Und: „Die hat doch gar nichts!"
- ☐ „Ach, geht es dir immer noch nicht besser? Du siehst doch aber so gut aus.".
- ☐ „Du hast MS? Bist du sicher...? Hat das ein Arzt festgestellt? Also der kann sich ja auch irren... vielleicht hast du ja Glück und es geht wieder weg!!!"
- ☐ „Du siehst aber gut aus!"
- ☐ „Was hast Du denn am Bein? Du humpelst ja." „Ich hab` MS!" „Oh, Du Arme, ich kenn auch eine, die hat auch MS, die sitzt im Rollstuhl und der geht's voll schlecht!!!"
- ☐ „Du hast MS? Schwachsinn, diesen Zustand kann keiner sieben Jahre überleben!!!"
- ☐ „Du verschläfst noch dein Leben."
- ☐ Ex-Ehemann einer Followerin, als sie frisch mit der Diagnose nach Hause kam: „Na super, mein Leben ist vorbei! Ich muss ich dich womöglich im Rolli schieben!!?"
- ☐ „Was leistest Du denn überhaupt noch? Du bist doch den ganzen Tag zu Hause?????" (Ich habe eine sehr aggressive Form der MS. Mir geht es psychisch nicht sehr gut.)
- ☐ Exmann einer Followerin: „Irgendwann müssen Dich deine Kinder pflegen müssen und im Rollstuhl schieben. Damit versaust du ihnen ihre Kindheit und sie machen dir dann mal Vorwürfe!"
- ☐ „Du bist alle paar Tage besoffen.... Sonst kannst du doch auch geradeaus laufen...!"
- ☐ „Du bist doch voll ansteckend!!!"
- ☐ „Ja bei der Wärme geht's jedem schlecht...".
- ☐ „Müde bin ich auch."
- ☐ „Ich kenne eine, die hat viel mehr Herde im Kopf als du und die geht noch arbeiten!"
- ☐ „Du bildest du dir das alles nur ein!".

- ☐ „Du hast Glück gehabt. Du kannst essen, was du willst und wirst nicht dicker!" (Follower: „Japp, ich bin ein Glückskind, hab das große Los gezogen. Sarkasmus hilft.")
- ☐ „Wieso bekommst DU einen Rollstuhl und jemand, der wirklich einen braucht, bekommt keinen? Dir fehlt doch nichts."
- ☐ „Mit Medikamenten ist MS doch gut in den Griff zu bekommen."
- ☐ „Ich kenne mich mit der Krankheit ja nicht aus. Aber die X und die Y haben das auch. Sie gehen beide in Vollzeit arbeiten…!".
- ☐ „MS - Das ist doch Muskelschwund". Followerin: „Nein das ist was ganz anderes." – „Doch das ist Muskelschwund. Das weiß ich ganz genau…!".
- ☐ Kollegin: „Wie kommst Du dazu, wegen so ein bisschen Schwindel im Kopf, dich so lange vom Arzt krankschreiben zu lassen!".
- ☐ „Man sieht Dir gar nichts an!"
- ☐ „Du simulierst …!"
- ☐ „MS ist eine Designerkrankheit! Erfunden von der Pharmaindustrie und den Krankenkassen!"
- ☐ „Du musst nur fest genug an Gott glauben dann wirst du auch wieder gesund. Es hängt nur am Glauben, dass du krank bist!"
- ☐ „Du siehst gut aus und kannst alles …. Dann kann es so schlimm ja nicht sein. Steigere dich da nicht so rein…!"
- ☐ „Ach, mein Onkel hatte das auch… ist doch nix Schlimmes, der ist mit über 80 noch Fahrrad gefahren…!"
- ☐ Freundin: „Ich war enttäuscht von dir, dass du mir nicht sofort auf meine SMS geantwortet hast, du bist doch den ganzen Tag daheim und machst nix!"
- ☐ „Es ist nicht nur deine Krankheit!".
- ☐ „Warum hast Du dich so verändert?".
- ☐ „Du siehst soooooo gut aus und machst deinen Garten - kannst du das denn noch??? Hast du wirklich MS???". 😕 😳
- ☐ Hausarzt: „Wieso denn Reha? Sie können doch noch laufen…!".
- ☐ „Man hat nur 3 Jahre zu leben mit MS!". 😼
- ☐ „Du sitzt eh bald im Rollstuhl!". 😳
- ☐ „Ich hab` ja nicht den ganzen Tag Zeit so wie du!"
- ☐ „Wenn ich den ganzen Tag nur rumsitze und nichts tue, kann ich auch nicht schlafen!"

- „In meinem Bekanntenkreis haben auch ein paar Leute MS und die vergessen auch nichts!"
- „Ja MS kenn ich! Ist das nicht Muskelschwund?"
- „Ja meine Nachbarin hat auch MS! Die kann noch alles machen!!!"
- Neurologe: „Sind Sie denn nicht zufrieden mit Ihrer Lebenssituation?"
- „Warst du saufen?".
- „Du tust nur so um Mitleid zu schinden!"
- Nach drei Monaten Krankschreibung wegen Schub und Reha wollte ein Follower nach zwei Wochen arbeiten seinen Sommerurlaub nehmen. „Da müssen wir dich ja schon wieder vertreten, du warst doch gerade erst weg!" – (Follower: „Ja, im Krankenhaus, wo ich mit Nadeln traktiert wurde!"
- Follower: Wenn ich mit dem Rollator laufe habe ich manchmal einen recht schnellen Schritt. Da durfte ich mir anhören: „Warum bist du mit dem Rollator unterwegs, wenn du doch so gut (und schnell) laufen kannst?" -> Eben deshalb!
- „Wenn ich den ganzen Tag seit zig Jahren schön zu Hause fürs Nichtstun Geld bekommen würde und auf todsterbenskrank machen würde, dann wäre ich halb so gestresst. Bei meinem Pensum wärst du schon längst von der Brücke gesprungen."
- „Du siehst so gut aus! Du bist dich nicht krank."
- „Stell dich net so an. Das wird schon wieder."
- „Wer hinfällt muss auch wieder aufstehen..."
- „MS? Woher hast du das nur, also von uns hast du das nicht!"
- Rheumatologe - mitten in einem Schmerzschub, dann ist mein Gesicht immer gerötet: „Sie sehen gar nicht krank aus. Rosige Wangen - Ihnen geht`s doch gut."
- „Wie können Frauen wie Sie schwanger werden? (Followerin saß während der Schwangerschaft im Rolli).
- „Du bist krank? Da merkt man ja gar nichts!"
- „Kannst du nicht ein bisschen schneller gehen? Du wankst, als ob Du besoffen wärst!"
- „Stell dich nicht so an!".
- „Ich hab` gehört, du hast diese schlimme Krankheit. Siehst aber jetzt besser aus als früher, als du noch gesund warst."

- □ „MS ist doch nichts Schlimmes. Schlimm wäre, wenn du blind wärest!!!!" (Follower geht nur noch ein paar Meter an Krücken).
- □ „Wir leiden alle unter dem Wetter, das hat nichts mit deiner MS zu tun."
- □ „Deine Beine schmerzen doch immer, dann fährst du Auto?" – „Ja 😵, weil gehen kann ich noch weniger...!"
- □ „Der Pfarrer hat gesagt, MS sei eine Modekrankheit."
- □ „Du schaffst zwei Aufgaben, dann musst du dich ja erstmal ausruhen. Genau wie die Prinzessin auf der Erbse!"
- □ „Na? Hast du wieder deine „Ichhabkeinelustzuarbeiten" – Grippe!?!"
- □ „Ach, die MS ist ja nicht dramatisch - da hast du halt mal einen Schub - das ist gar nicht schlimm...siehst ja auch nicht krank aus!"
- □ „Und zwischendurch will sie immer mal ein bisschen krank sein."
- □ „Hab` ich schon öfter gehört, kommt bestimmt von den Geburten. Wegen dem Pressen!"
- □ „Ist das wirklich so schlimm alles? Hast doch keine Schmerzen! Oder? Ist doch alles taub? Richtig?"
- □ „Da hast du ja Glück... dir geht's ja noch gut.... Andere sitzen im Rollstuhl, denen geht es viel schlechter!"
- □ „Also das bisschen Haushalt und Garten macht man doch mit links! Verstehe gar nicht, warum du das nicht schaffst!"
- □ Neuro: „Rezept für KG? Warum? Sie sind ja noch nicht gelähmt."
- □ „Das ist normal, das habe ich auch, das macht das Alter." (Sie, Ü50, ich damals 34 - es ging um die Fatigue, die mich extrem einschränkt).
- □ „MS ist Muskelschwund, kommst du aus dem Krankenhaus direkt im Rollstuhl?"
- □ „Deiner Schwester geht es aber schlechter, bei dir ist es ja nicht so schlimm!"
- □ „Reiße dich zusammen und denk an deine Kinder...!"
- □ „Wusstest du das schon bei eurer Hochzeit???"
- □ „Weißt du eigentlich, wie es ist, mit jemanden im Rollstuhl durch die Stadt zu fahren?"
- □ „Ach, du hast ja nen leichten Verlauf. Etwa mindestens noch 25 Jahre ohne Rollstuhl!".

- □ „Schlafe mal mehr, dann bist du nicht immer so müde!". (Follower: „Noch mehr schlafen?" 🙁)
- □ „Anderen geht es bei dem heißen Wetter auch nicht so gut mit Kreislauf und so, nicht nur bei dir ist das so...!". 😲
- □ „So wie du deinen Tag verbringst, so möchte ich mal Urlaub machen!"
- □ „Warum trennt dein Mann sich nicht von dir? Was soll der mit einer kranken Frau? Irgendwann kommt Rollstuhl und Windel.... Das hat er nicht verdient. Der kann sich ja eine gesunde Frau für Eure Kinder (3 an der Zahl) suchen!"
- □ „Hast du einen neuen Laufstil?"
- □ „Stell dich nicht so an... Gibt genug die das haben!". 😐
- □ „Ach Gottchen...du hast MS... dann stirbst Du ja bald!"
- □ „Ich glaube nicht an MS!"
- □ „Stell dich net so an - das geht schon!"
- □ „Dass Du ja schon am frühen Morgen voll besoffen bist!" 😵 „Mache dir doch Gedanken über einen Entzug!"
- □ Follower: Im Rolli hört man auch so einiges: dass ich doch zu faul bin zu laufen und das ich doch viel zu jung bin um im Rollstuhl die Vorzüge der Behinderten zu genießen. Oder, dass ich mich doch nicht so dick machen soll, denn andere wollen ja auch mit dem Bus fahren. Oder dass ich ja mit dem Rollstuhl nicht auf die öffentlichen Verkehrsmittel angewiesen bin, denn ich kann ja fahren und müsse nicht laufen!" 😣.
- □ „An deiner Krankheit bist du selbst Schuld - von mir hast du keine Hilfe zu erwarten!"
- □ „Oh dein Kopf zittert so lustig wenn du schreibst...machst du das extra...?".
- □ „Na ich bin ja nicht ständig krank wie Du!"
- □ „Du musst mehr Sport machen!!!"
- □ „Was, du bist schon wieder krankgeschrieben?!? Wäre es nicht besser du kündigst?!"
- □ „Das ist das Wetter oder das Alter."
- □ „Du kannst jeden Tag ausschlafen!"
- □ „Ach sag mal… mit der Fatigue mit der du immer im Bett liegst: ist das was Ernstes mit euch?"

- „Ich kenn da eine Freundin, die hat eine Schwester und deren Schwager hatte auch MS - aber jetzt ist er wieder gesund!"
- „Wie, du kannst das heute nicht; gestern ging das doch auch...!"
- „Das bildest du dir ein!"
- „Meine Nachbarin hatte das auch, aber die geheilt. Soll ich fragen, was sie nimmt, damit du es auch nehmen kannst."
- „Ist das ansteckend?"
- „Kannst du Sex haben?"
- „Du siehst aber total gesund aus."
- „Du hast MS? Wo denn? Man sieht ja gar nichts, stell dich nicht so an du Simulant!"
- „Von was bist du denn müde? Du hast doch gar nichts gemacht!"
- „MS? Ach damit kann man doch gut leben!".
- „Stell dich nicht so an, so schlimm ist das doch gar nicht, du siehst doch ganz normal aus... - Es gibt Schlimmeres...!"
- „Du bist nicht mehr die, die ich mal geheiratet habe!"
- „Bei dir ist die MS aber ja nicht so schlimm."
- „Die Müdigkeit kommt vom Alter, müde bin ich auch..."
- „Musst du jetzt wieder zu deinen Eltern ziehen?"
- „Ich hatte auch mal MS! Ist aber wieder weg!"
- „Du hast doch einfach nur keine Lust!"
- „Ach übertreib es nicht und stell dich nicht so an!"
- „Dir ist heiß? Dann gehe doch mal in den Schatten!".
- „Dir fehlt nix, schaust doch gut aus!".
- „MS!? Kann man damit überhaupt leben?"
- „Du hast ja nur ein bisschen MS - man sieht ja nichts!"
- „Das wird schon wieder!".
- „MS? Das hatte meine Oma auch mal, das geht vorbei!". 😂😂
- „Was sagt der Arzt? Wie lange hast du noch?"
- „Du siehst so gut aus!". (Followerin: „Und soll ich „nur", weil ich MS habe rumlaufen wie ein Zonk?!? Darf ich mich nicht mehr schminken? Darf ich nicht mehr lachen? Soll ich mich gehen lassen? Darf es mir gelegentlich nicht gut gehen? Darf ich nicht mehr weg fahren und muss den ganzen Tag zu Hause sitzen und leiden?")
- „MS tut nicht weh, Deine Schmerzen sind doch eher psychosomatisch...!"

- Ex-Ehemann einer Followerin, als sie frisch mit der Diagnose heimkam: „Na super - mein Leben ist vorbei...! Muss ich dich wo möglich im Rolli schieben!!?"
- „Man muss nur wollen...!"
- Neuro: „Ich glaube, wir müssen ihnen Mal klar machen, was sie der Gesellschaft angetan haben!"
- „Ich kenne jemand mit MS der läuft Marathon, so schlimm wie du machst, kann das ja jetzt gar nicht sein...!"
- Ex-Kollegin einer Followerin: „Oh je... MS - du hast ja dann die schlimme Krankheit wie der Schauspieler Michael J. Fox.... PARKINSON aber du zitierst ja gar nicht!"
- „Du gehst mir langsam auf den Sack mit deinem dämlichen Sonderstatus hier!"
- „Ständig fehlst du, weil dir ein Furz querhängt!"
- „So jemand wie du ist untragbar und fehl am Platz und vergiftet das Betriebsklima!" (Followerin: „Als ich vor zwei Jahren dann schwer stürzte (Schub) und ihr im Büro direkt vor die Füße fiel, kam nur schallendes Gelächter, sodass ihr die Tränen über das Gesicht liefen.... Sie half mir NICHT wieder hoch!" :(
- „Wieso kannst Du die paar Meter nicht zu Fuß gehen? Ich bin neulich 100 km am Stück gelaufen."
- „Mir ist heute auch warm, trink einfach mehr."
- „Ich bin auch müde heute, liegt sicher am Vollmond."
- „60% Behinderung? Das sieht man dir gar nicht an!"
- „Sagt dein Arbeitgeber nix, wenn du schon wieder krank bist?"
- „Du bist doch den ganzen Tag zu Hause, warum ist dann die Wohnung nicht aufgeräumt? Du hast doch wieder nicht dies und das gemacht."
- „Brauchst doch den Rollator nicht zum Einkaufen. Kannst Dich doch am Einkaufswagen festhalten." Follower: „Aber nicht hinsetzen!"
- Nachbarin eines Followers: „So könnte ich nicht leben!"
- Neurologe: „Wieso wollen sie eine Reha? Ihnen geht's doch gut!"
- „Jeder bekommt das was er verdient!"
- „Ja bei der Hitze sind wir alle müde und kaputt.".
- „Das kann doch nicht alles von der MS kommen - anderen geht es viel schlechter!"

- ☐ „Ja dann kommst du halt irgendwann in den Rollstuhl - ist doch nicht schlimm!"
- ☐ „Du nimmst nur drei Tabletten pro Tag? Das ist doch nicht viel - ich nehme 6 pro Tag!"
- ☐ „Du machst ja immer krank; wenn es dir passt."
- ☐ „Du willst dich doch nur wichtigmachen und Mitleid haben!"
- ☐ „Brauchst du Aufmerksamkeit?!?"
- ☐ Neuro im KH: „MS ist eine ganz schlimme Krankheit und Sie haben max. nur noch ein Jahr zu leben!"
- ☐ „Geschäftsfähig bist du ja nicht mehr oder? Wenn du es doch an den Nerven hast?"
- ☐ „Schau Mal die/der hat auch MS und sie/er macht das alles noch. Warum schaffst du das nicht!?!"
- ☐ „Wenn du immer lachst, dann sieht man ja gar nicht, wie es dir geht. Du siehst nicht krank aus!"
- ☐ „Du hast doch nix!"
- ☐ „Ja mit geht es auch so schlecht... ich glaub, ich kriege ne Grippe...!"
- ☐ „Erpresse mich nicht mit deiner scheiß Krankheit. Ich will noch was von „meinem" Leben haben!"
- ☐ „Also ich kenne ja jemandem mit MS, der das mit Sport wegbekommen hat!"
- ☐ „Sie sagen immer Fatigue... Wurde das denn schon mal untersucht?"
- ☐ „Du kannst doch alles in Ruhe machen. Du hast doch den ganzen Tag Zeit!"
- ☐ „Komm erstmal in mein Alter!"
- ☐ „Du kannst doch nicht so viel schlafen! Kein Wunder, dass du immer dicker wirst!" „Man muss ja auch schon gesund werden wollen!"

Ratschläge:

- ☐ „Wenn ich an deiner Stelle wäre, würde ich mal mehr nach draußen gehen. Wenn ich den ganzen Tag auf der Couch liegen würde, wäre mir auch nicht gut!"
- ☐ „Treibe mal mehr Sport, du musst einfach nur fitter werden...!"
- ☐ „Dein großes Problem ist deine Psyche und nicht die MS...!"

- „Greif mal feste zu, dann geht das auch!"
- „Ich hab' auch Schmerzen und muss da durch!"
- „Du bist faul!!! Gehe arbeiten, dann geht es dir gut!"
- „Warum brauchst du eine Reha? Du kannst doch noch laufen - so schlimm ist eine MS auch nicht!"
- „Iss mehr Obst, das hilft!"
- „Du musst mehr Sport machen, dann wird das auch besser!"
- „Musst mal abspecken, dann geht es Dir auch besser."
- „Stell dich nicht so an, es gibt andere, denen es viel schlechter geht!"
- „Schlaf dich mal wieder richtig aus!"
- „Geh arbeiten und esse Bananen und Schokolade!"
- „Mach mehr Sport - dann kannst du besser gehen und hast mehr Kraft!"
- „Psychiatrische Behandlung hilft...mach ne Therapie!"
- „Du musst einfach mehr laufen - dann wird es wieder!"
- „Lass dich doch operieren - dann bist du gesund!".
- „Mit Sport müssten die Schmerzen doch weg sein!!!"
- „Na, wenn Sie mit der Diagnose MS nicht klarkommen, müssen sie halt zum Psychiater!"
- „Du musst raus, nicht immer nur schlafen, und beweg dich, kein Wunder, dass du dauernd müde bist und dir schwindelig ist! Tu was.".
- „Das ist meiner Meinung nach die Psyche... und wenn du nur rum hängst, passiert auch nichts... Mach was Ehrenamtliches und helfe kranken Menschen, die brauchen Hilfe...!"
- „Geh mal mehr an die Luft, das hilft, glaub`s mir...!"
- „Wie, Schmerzen in den Beinen? Soviel läufst du doch gar nicht und MS ist doch im Gehirn...!"
- „Du bist psychisch krank, mach was dagegen!"
- „Das wird schon wieder!"
- „Es wird ja wärmer, dann geht's dir wieder besser."
- „Du musst mehr üben, dann kannst du auch wieder laufen."

- „Lass dich nicht so hängen!"
- „Geh mal mehr spazieren!"
- „Kein Wunder, du schläfst dich ja müde! Du musst einfach früher aufstehen, dann geht das schon!"
- „Du spürst deine Beine nicht? Komm einfach zu Arbeit, dann geht das schon."
- „Geh mehr an die frische Luft! Nicht nur draußen rumsitzen, du musst auch wandern!"
- „Iss mal nen Apfel – dann biste gesund!"
- Followerin: Eine Woche nach der Diagnose von einer Kollegin: „Kopf hoch, das ist so schlimm nicht. Ich hatte eine Cousine, die bekam die Diagnose mit 17 Jahren, saß zwar zwei Jahre später fest im Rollstuhl aber hat trotzdem noch fast zehn Jahre gelebt!"
- „Ein Bekannter von mir hat das auch mal gehabt. Der hat seine Ernährung auf Rohkost umgestellt, jetzt ist er geheilt."
- „Bei Ihren ganzen Symptomen dürften Sie gar nicht mehr reiten können!"
- „Reiß´ dich mal zusammen! --Du brauchst einfach eine Beschäftigung, dann bist Du abgelenkt. Unternimm doch mal was!"
- „So schlecht kann es Dir ja gar nicht gehen, gestern warst Du noch tanzen. - Mach mehr Sport, dann wirst Du wieder fit!"
- „MS? Nö… Kann nicht sein, du brauchst ja gar keinen Rollstuhl!".
- „Vielleicht sind das gar keine echten Schmerzen?!" Neurologin: „Nehmen Sie nicht mehr zu! Sieht nicht gut aus in Rollstuhl!!" (Followerin: Ich sitze nicht in Rolli).
- „Stell dich nicht so an, du bist nicht krank!"
- „MS tut nicht weh, deshalb sind deine Schmerzen doch eher psychosomatisch...!"
- „Müde ist ja jeder mal, da musst du durch...!"
- „MS bekommt man, wenn man früher viel und gut gefeiert hat!"
- „Ich hab´s auch mit den Knien - abnehmen und Sport hat geholfen.". 😎

- „Na, haben wir wieder getrunken. Einfach mal bewegen und nicht nur Kaffee trinken gehen. Abnehmen wäre auch nicht verkehrt."

- „Nimm ab - dann kannst Du wieder laufen und arbeiten."

- „Andere müssen Deinen Job machen.... Wir wollen Deine Schichten nicht länger übernehmen!"

- „Man sollte sich halt sehr bewusst ernähren, nicht rauchen usw. Meine Tante hat das auch."

- Amtsärztin: 1. „Was meinen Sie denn, wann es Ihnen wieder besser geht?!"

- 2. „Warum können Sie nicht arbeiten, bzw. finden keinen Job? Sie können sitzen, sie können halbwegs laufen und dumm sind sie ja auch nicht!"

- Nach einem Schub am Auge: „Kauf dir ne Brille dann geht es wieder!"

- „Es gibt doch jetzt Medikamente, dann ist die MS doch nicht schlimm!"

- „Les´ mal den Bericht über eine junge Frau mit MS hier in der Zeitung, es gibt ein neues Medikament. Die Frau saß im Rollstuhl und kann wieder laufen. Nimm das doch auch mal!"

- „Geh mehr an die frische Luft!"

- „Hör zu rauchen auf...!"

- Jobvermittler vom Jobcenter: „Durch gesunde Ernährung ist MS heilbar!"

- „Wenn du immer so müde bist, dann solltest du vielleicht mal abends eher ins Bett gehen!"

- „Ich bin auch manchmal müde, geh einfach weiter, du bist nicht im Training."

- „Du hast immer etwas, aber man kann es nicht sehen, dann kann es auch nicht so schlimm sein."

- „Sie müssen nur abnehmen - dann geht es Ihnen viel besser. Mit Ihrer Grunderkrankung machen wir sowieso nichts."

- Followerin: Über meine Fatigue wurde gesagt: „Dann gehe doch mal früher ins Bett, dann bist du fit!!!!!" (-> Früher als 19.30 Uhr 🤪).

- „Nimm deine ganzen Piercings raus, dann geht das wieder weg. Und Dir wieder besser!"

- „Wenn du dich nur noch von Rohkost ernähren würdest, wäre die MS geheilt. Dasselbe auch schon mit Vegan!!! 😵😵😵😵"

- „Gehe mal mehr in die Sonne!!! Das hilft (Followerin: Ich meide ja die Sonne wegen des Uhthoff-Phänomens!).

- „Du sollst kauen, nicht einfach runterschlucken!" (Follower: Wenn die Schluckprobleme auftreten).

- Neuro: „Sie bilden sich die Erscheinungen der Erberkrankung nur ein - Sie brauchen mehr Bewegung!"

- „Versuch mal Hypnose. Dann weißt du wo es herkommt und kannst den aus dem Weg gehen!" 😨

- „Du schläfst einfach zu viel, deswegen bist du immer so müde!" 😫

- „Deine Eltern sollten das Haus für einen Rollstuhlfahrer umbauen lassen!". 🤦 (Follower: (Mit 20 Jahren, 5 Tage nach der Diagnose) 😫

- „MS ist nicht unheilbar!". Und: „Den Rest bildest Du Dir nur ein!".

- „Trink mal weniger Alkohol - dann könntest du auch ohne Rollator bzw. gerade laufen!"

- „Mach mal Sport und leg´ dich in die Sonne, dann geht´s dir wieder besser.". (Follower: Zu blöd, dass ich die Hitze gar nicht ab kann)

- Vorgesetzter: „Der Schub ist jetzt 3 Jahre her, da können keine Schäden mehr sein!"

- „Du musst zu jeder Mahlzeit 1 Esslöffel Leinsamen dazu geben. Das heilt die MS. !!!"

- „Du brauchst einfach nur mehr Training, dann wird das auch...!"

- „Da gibt es doch 2 Tabletten. Dann bist du wieder gesund."

- „Lauf mal weniger mit Rollator, dann lernst du es wieder!"

- ☐ „Du bist müde? Trink mal nen ordentlichen Kaffee!"

- ☐ Follower: kurz nach der Diagnose vom Partner: „Da musst du ganz alleine mit klarkommen!".

- ☐ „Ich habe mal gehört, MS verursacht keine Schmerzen. Du bist einfach nur eingerostet, weil du dich zu wenig bewegst!".

- ☐ „Du solltest mehr Haferbrei essen!". 😆 „Damit geht das weg! Glaub mir! Die Tante von xyz hat das damit auch geschafft!"

- ☐ „Du musst dich gesünder ernähren und mehr Sport machen!"

- ☐ „Das wird schon wieder, du musst nur positiv bleiben!"

- ☐ „Du musst ja auch mal raus unter Leute und was unternehmen!"

- ☐ „Würdest du mehr spazieren gehen würde die Lähmung weggehen!". 😌

- ☐ „Du siehst aber nicht krank aus! Du hast nur keine Lust!!!"

- ☐ „Treib Sport und nimm ab - dann läufst du besser...!".

- ☐ „Du hängst zu oft im Internet, das macht krank! Lege das Handy doch mal weg - davon bist du krank geworden!"

- ☐ „Geh arbeiten - dann hast du keine Zeit darüber nachzudenken!"

- ☐ „Ich verstehe gar nicht, weshalb du nicht arbeiten gehst!"

- ☐ „Du solltest mal etwas für dein Immunsystem tun."

- ☐ „Trainier mal deine Beine mehr, dann wird es auch besser."

- ☐ „Du definierst dich nur noch über deine MS und Epilepsie - sei doch mal fröhlich und freu dich und sei doch mal zufrieden mit deinem Leben! Du bist nicht wirklich krank - man sieht dir ja nichts an!"

- ☐ „Du musst mehr trainieren, dann geht's dir besser...!"

- ☐ „Trink mal was!"

- ☐ „Vielleicht mehr Sport machen, dann wird es besser."

Rentner:

- ☐ „Hast du es gut, du bist Rentner und kannst den ganzen Tag faul in der Sonne liegen!"

- ☐ „Du bekommst schon Rente? Das könnte mir auch gefallen, nicht mehr zu arbeiten."

- ☐ „Warum bist du in Rente, du sitzt doch noch nicht im Rollstuhl."

- ☐ „So schön möchte ich es auch haben!"

- ☐ „Ach, wandern kannst du, aber nicht arbeiten...!"

- ☐ „Schämst du dich nicht, dass du nicht arbeiten gehst?!"

- ☐ „Wieso bekommst du jetzt schon Rente? Du kannst doch noch arbeiten so gut wie du aussiehst. Ich bin auch öfters mal müde und kann arbeiten."

- ☐ „Beantrage halt Rente, wenn du keinen Bock mehr hast, arbeiten zu gehen!"

- ☐ „Du hast es gut, du bist schon in Rente."

- ☐ „Warum bist du berentet? Du gehst, siehst gut aus, lachst gern und wirkst nicht krank?". (Followerin: Antwort: „Und genau deswegen hat mich die Rentenversicherung berentet.... dass ich weiterhin gut aussehe und lachen kann!".)

- ☐ „Du hast es gut! Du gehst ja nicht arbeiten. Du kannst den ganzen Tag machen, was du möchtest!"

- ☐ „Du hast es gut, brauchst arbeiten siehst gut aus! Naja, trete dir doch mal in den Hintern und komm hoch!!! So gut möchte ich es auch haben!"

- ☐ „So ein Glück wie du will ich auch haben, nicht mehr arbeiten zu müssen!" 😧

- ☐ „Du hast es gut, dass du Rente bekommst - du siehst doch gar nicht krank aus!"

- ☐ „Du bekommst Geld fürs Nichts-Tun? In meinem nächsten Leben werde ich auch Rentner!"

- ☐ Kollege: „Rente? Was hast du dem Gutachter bezahlt?!"

- ☐ „Ach ja: wie gut hast du bei den Ärzten simuliert, dass sie dich berentet haben?"
- ☐ „Schon Rentnerin? Wie hast du das geschafft, du hast doch gar nichts...!"
- ☐ „Du siehst aber gut aus, die Rente bekommt dir gut! Ich muss ja leider arbeiten! Ich würde auch gerne verrentet sein!"
- ☐ „So schön wie du hätte ich es auch gern mal! So jung schon in Rente!"
- ☐ „Warum bist du denn schon in Rente? Ich kenne auch jemanden, der MS hat, der arbeitet auch noch und kann noch laufen!"
- ☐ „Ich wünschte, ich hätte auch MS, dann müsste ich nicht so viel arbeiten!"
- ☐ „Dein großes Problem ist deine Psyche und nicht die MS!"
- ☐ „Du läufst auf Sparflamme und bist bei jedem bisschen überfordert!".

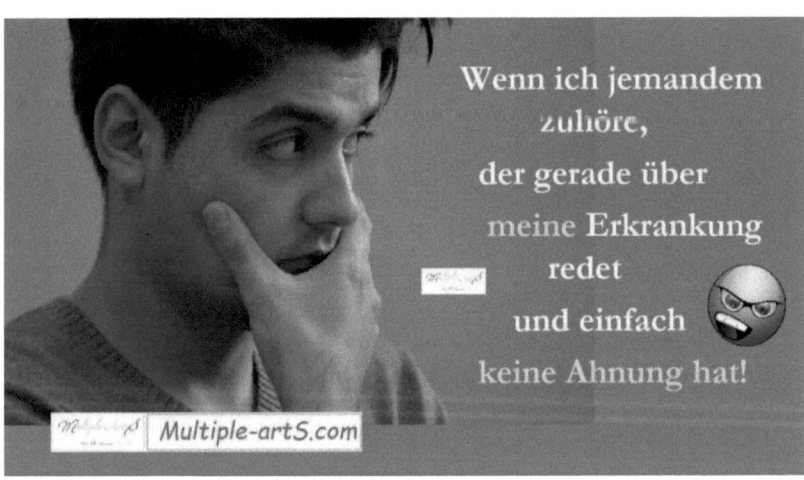

2. KAPITEL:

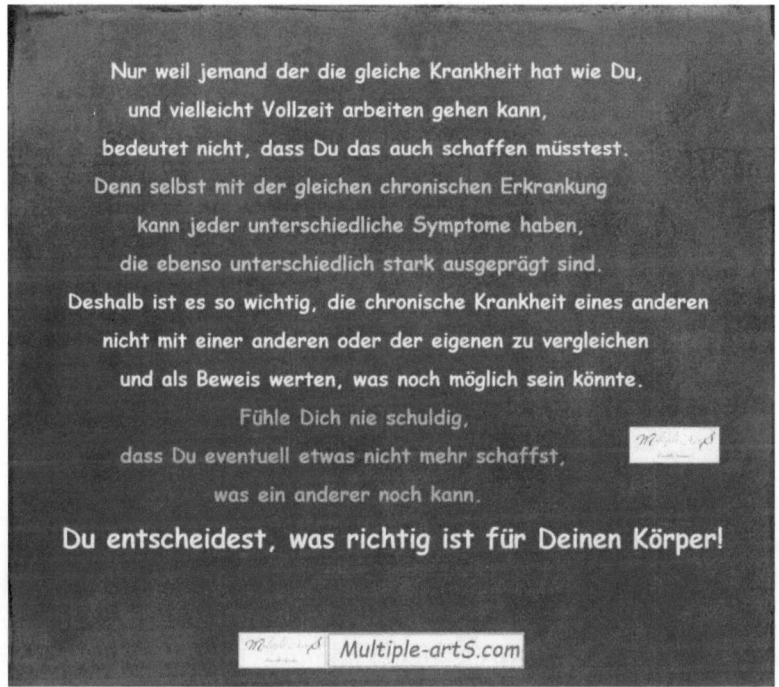

Nur weil jemand der die gleiche Krankheit hat wie Du,
und vielleicht Vollzeit arbeiten gehen kann,
bedeutet nicht, dass Du das auch schaffen müsstest.
Denn selbst mit der gleichen chronischen Erkrankung
kann jeder unterschiedliche Symptome haben,
die ebenso unterschiedlich stark ausgeprägt sind.
Deshalb ist es so wichtig, die chronische Krankheit eines anderen
nicht mit einer anderen oder der eigenen zu vergleichen
und als Beweis werten, was noch möglich sein könnte.
Fühle Dich nie schuldig,
dass Du eventuell etwas nicht mehr schaffst,
was ein anderer noch kann.
Du entscheidest, was richtig ist für Deinen Körper!

Multiple-artS.com

Zwei Follower schrieben: „Ich hatte seit meiner Diagnose wirklich das Glück, NIEMALS einen doofen Spruch in der Art bekommen zu haben!" :)

Etwas Kurioses eines Followers zum Aufheitern:

XY: „Ach Sie leiden an MS...!"
Follower: „Nööö, warum?"
XY: „Na, wenn Sie MS haben, müssen Sie auch darunter leiden...!"

Eine Followerin schreibt:

„Ich hab´ mir schon vor vielen Jahren ein T-Shirt mit dem Spruch bedruckt:
„Ich habe MS. Wie gut es mir geht, liegt nicht an Ärzten und Medikamenten - vielleicht aber an Ihnen! Die Reaktion darauf hätte man eigentlich filmen sollen!"

DANKE an all meine Follower, die so ehrliche Kommentare geschrieben haben und mit ihrer Offenheit vielen Gleich-Betroffenen aus der Seele gesprochen haben und sich somit untereinander helfen konnten!

Abschluss/PDF

Viele Follower beschreiben, dass verletzende Kommentare 1000 Mal schlimmer seien, als die Diagnose selbst!

Deshalb appelliere ich immer wieder, dass Betroffene und ihre Angehörigen miteinander ins Gespräch kommen und klar ihre Wünsche und Erwartungen äußern.

Das ist natürlich nicht immer möglich – ebenso wenig, wie sich immer wieder vor all den Kommentaren zu schützen.

Ich wünsche allen Beteiligten viel GELASSENHEIT, liebevolle Begegnungen und einen stabilen Verlauf der MS!!!

Herzlichst,

Heike Führ

Hier der Link zum Herunterladen der PDF:

http://multiple-arts.com/pdf-unschone-spruche-kostenlos-zum-runterladen/

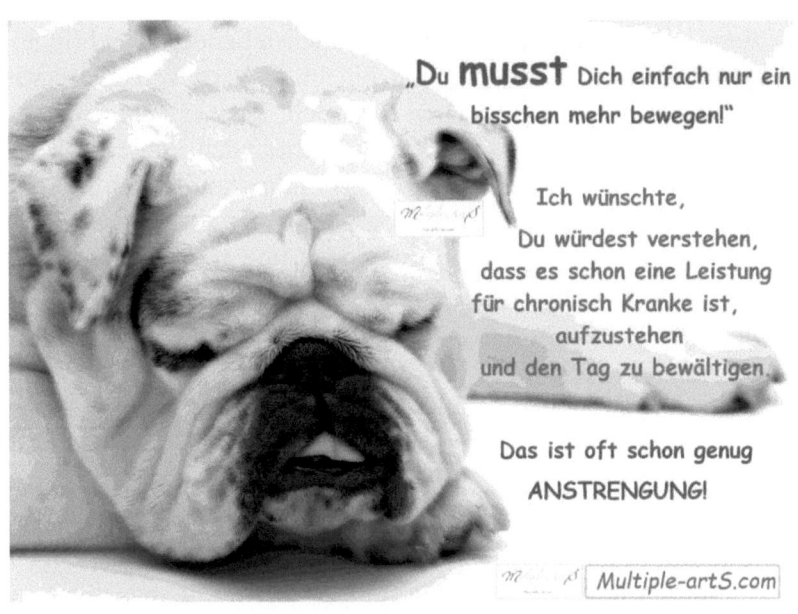

„Du **musst** Dich einfach nur ein bisschen mehr bewegen!"

Ich wünschte,
Du würdest verstehen,
dass es schon eine Leistung
für chronisch Kranke ist,
aufzustehen
und den Tag zu bewältigen.

Das ist oft schon genug
ANSTRENGUNG!

Multiple-artS.com

Schlusswort/PDF

Es gibt sicherlich noch viele weitere unsichtbare Symptome und ich bin mir ebenfalls sicher, dass jeder seine eigene Geschichte dazu erzählen könnte. Ich hoffe, dass ich die gängigsten Symptome genannt habe.

Mir ist es am Wichtigsten, dass sich Betroffene wiederfinden und sich somit nicht mehr allein im Dschungel der MS fühlen und dass Außenstehende unser Dilemma der NICHT-SICHTBAREN Symptome verstehen, begreifen und dadurch versuchen, uns, unsere MS und die Auswirkungen dieser Krankheit zu VERSTEHEN. Dass sie versuchen, sich einzufühlen, sich vorzustellen, was wir täglich für einen Kampf führen, wie stark wir sind und dass wir doch auch einmal ganz schwach sein möchten, dürfen und können. Und dass wir dann eine helfende, verständnisvolle und mitfühlende Hand oder Schulter, oder auch ein „zuhörendes Ohr" gereicht bekommen.

Wir wünschen uns dieses Mitgefühl – aber ohne Mitleid. Denn wir sind Menschen, wie jeder andere auch, möchten leben, haben Bedürfnisse, Wünsche, Freuden und Sorgen und möchten nicht auf die MS reduziert werden. Es ist schwer für Außenstehende, Angehörige, Familie, Freunde und Kollegen, sich hinein zu versetzen – das wissen und akzeptieren wir. Und wir wissen auch, dass es eine Gratwanderung ist, denn jeder Betroffene geht ja nochmal anders mit seiner Krankheit um. Wir bitten nur um Verständnis und darum, dass man uns glaubt, wenn wir sagen, dass uns gerade eines oder auch mehrere der vielen unsichtbaren Symptome plagen und wir vielleicht nicht so können, wie wir gerne wollen.

Danke dafür!

PDF – ENDE!

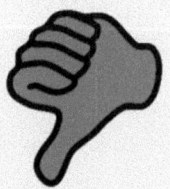

Unschöne Kommentare,
die chronisch Kranke oft hören müssen:

„Der Onkel meiner Cousine
hat auch MS...
Dem geht`s aber gut!"

©₂₀₁₄MULTIPLE-ARTS.com

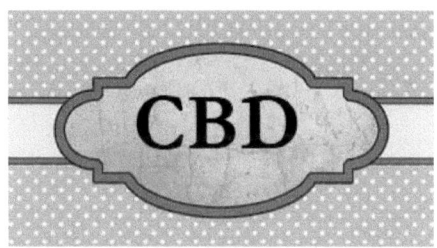

Ich möchte noch kurz auf ein mir so wichtiges Thema eingehen, denn mein Leben hat sich seitdem verändert: **CBD!**

Ich nehme seit über zweieinhalb Jahren CBD ein und vor allem meine Fatigue und meine allgemeine Kraft sind wieder deutlich besser geworden, sodass ich eine völlig neue Lebensqualität habe – deshalb möchte ich diese Erfahrungen auch mit Ihnen teilen.

Auf meinem Blog finden Sie unter der Rubrik „CBD/Hanf bei MS" (http://multiple-arts.com/category/cbd-hanf-bei-ms/) authentische Berichterstattungen über meine Erfahrungen mit CBD.

Was ist Cannabidiol (CBD)

CBD ist ein kaum psychoaktives Cannabinoid aus dem weiblichen Hanf *(Cannabis sativa / indica)*. Medizinisch wirkt es entkrampfend, entzündungshemmend, angstlösend und gegen Übelkeit. Weitere pharmakologische Effekte wie z. B. eine antipsychotische Wirkung werden erforscht. Cannabidiol liegt – wie alle Cannabinoide – in der Pflanze überwiegend als Säure (CBD-Carbonsäure) vor. (Quelle /Stand März 2018: https://de.wikipedia.org/wiki/Cannabidiol)

CBD

CBD ist die Abkürzung für Cannabidiol, eine einzigartige Verbindung, die sich von Natur aus in Cannabis und Hanf befindet. Das heißt, CBD ist eine biomedizinische Abkürzung für Cannabidiol, welches wiederum zu den Cannabinoiden zählt und wird aus der weiblichen Hanfpflanze gewonnen. Durch einen speziellen Verdampfungsvorgang (CO2 Methode) werden überschüssige Substanzen verdampft und danach herausgefiltert.

Wichtig zu wissen ist, dass CBD (im Gegensatz zu THC) nicht-psychoaktiv ist/wirkt!

Das heißt:

✓ **CBD macht weder „high", noch erzeugt es Halluzinationen oder ähnliche Rauschzustände.**

Marihuana enthält CBD - allerdings nur in sehr geringen Mengen. Marihuana gilt als sehr beliebtes medizinisches Heilmittel, da die darin enthaltenden Wirkstoffe vielversprechend sind. Interessant ist, dass jede Sorte ein anderes Verhältnis von Wirkstoffen enthält, so dass jede einzelne Sorte „Cannabis" auch für jeweils andere Bedürfnisse geeignet ist. Derjenige Wirkstoff, der für medizinische Zwecke am Interessantesten ist, ist das Cannabidiol, das als CBD bekannt ist.

CBD und THC sind wichtige Inhaltsstoffe in Marihuana-Pflanzen. Wenn es um Marihuana geht sind THC-reiche Sorten recht zahlreich – jedoch sind hier Sorten mit einem hohen CBD-Gehalt eher selten.

CBD steuert im Nervensystem die natürliche Reaktion des Körpers auf Schmerzen, Angst und Stress und so weiter. Es heißt ebenfalls, dass CBD im Nervensystem sogar Entzündungen vermindert und Schmerzen ausgleicht. CBD wirkt vor allem auf die sogenannten CB1-Rezeptoren des Gehirns und zwar so, dass es sie vor Aktivierung schützt. **Damit beruhigt es praktisch das Nerven- und Immunsystem.** Das ist auch der Grund, weshalb CBD bei nervlichen und psychischen Problemen und Autoimmunkrankheiten hilft.

CBD ist unter anderem in Form von Öl, Kapseln, Liquid, Tee, Cremes erhältlich.

„Cannabidiol ist aber nicht nur als Hausmittel bekannt, sondern gilt in Fachkreisen als Geheimtipp und wird bei vielen verschiedenen Krankheiten und Therapien eingesetzt. Durch neue medizinische Auswertungen, internationale Studien und Experten-Wissen vieler Ärzte wird der Anwendungsbereich stetig erweitert. Wissenschaftliche und klinische Untersuchungen, zumeist aus den USA, zeigen ein Heilungs- oder Schmerzlinderungspotential bei Arthritis, Diabetes, Alkoholproblemen, Depressionen, Schizophrenie, Epilepsie, chronischen Schmerzen, Migräne, Multiple Sklerose, Krebs und viele weitere CBD-Therapien auf." (https://cbdratgeber.de/was-ist-cbd/)

Cannabinoide

Cannabinoide können sich in mannigfachen Bereichen unterscheiden. Sie bestehen aus unterschiedlichen Verbindungen und lösen somit auch verschiedene Mechanismen im Organismus aus.

„Cannabinoide sind Transformationsprodukte (...), die hauptsächlich in der Hanfpflanze (*Cannabis sativa* bzw. *Cannabis indica*) gefunden wurden. Die Hanfpflanze C. sativa enthält 113 Phytocannabinoide aus der Gruppe der Terpenphenole, die bisher in keiner anderen Pflanze entdeckt wurden. Das am meisten untersuchte Cannabinoid ist Tetrahydrocannabivarin (Δ^9-THC). Cannabinoid-Säuren als Vorläufer neutraler Cannabinoide waren in den 1950er-Jahren wegen ihrer antibiotischen Wirkung bekannt und wurden z. B. in der Tschechoslowakei in der Tiermedizin eingesetzt. Cannabidiol (CBD), ein weiteres wenig psychoaktives Cannabinoid, wird wegen seiner entzündungshemmenden, antischizophrenischen und anti-epileptischen Eigenschaften untersucht." (Quelle / Stand März 2018: https://de.wikipedia.org/wiki/Cannabinoide)

Dies waren Auszüge aus meinem Buch: „Hanf – Erfahrungen mit legalem CBD".

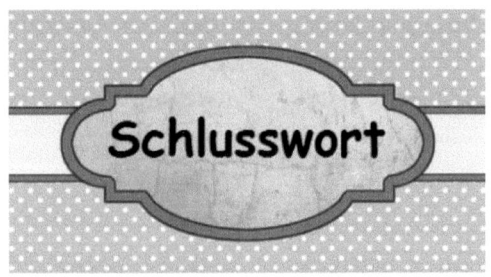

Liebe Leser,

ich hoffe, ich konnte Ihnen viele Infos weitergeben!
Dieses Buch ist als Zusammenfassung meiner gesammelten Werke zu verstehen – gebündelt als Handbuch, damit Sie als Angehöriger und Betroffener alles Wichtige in einer Hand haben und jederzeit ganz einfach alles nachschlagen können!

Ich möchte auf gar keinem Fall den Angehörigen irgendwie „auf die Füße treten" und entschuldige mich dafür, sollte ich es in meinem Eifer, manche Symptome so anschaulich und eindringlich wie nur möglich zu erklären, doch getan haben. Ich weiß, dass man als Angehöriger sehr oft hilflos ist und nicht in jeder Beziehung (welcher Art auch immer) ist es üblich offen miteinander zu reden. Deshalb wäre dies wirklich mein erster Tipp für Sie als Angehöriger und den Betroffenen: Reden Sie miteinander, klären Sie ihre Erwartungen und Wünsche! Wenn es Ihnen schwerfällt, etwas auszusprechen, dann schreiben Sie sich vielleicht liebevoll einen Brief!

Und ich weiß auch, dass man als Betroffener selbst manchmal überempfindlich reagiert (und es uns vielleicht niemand Recht machen kann). Deshalb ist auch eine gute Eigen-Reflektion wichtig.

✓ **Für ein MITeinander sind immer mehrere Seiten notwendig!**

Ich hoffe ebenfalls, dass ich möglichst viele Themen für Sie erörtert habe und Sie sich als Angehörige genauso angenommen fühlen, wie Sie als MS`ler selbst auch! :)

Ich möchte abschließend auch nochmal darauf hinweisen, dass Multiple Sklerose 1000 Gesichter hat und wirklich bei jedem anders verlaufen kann. Über die unsichtbaren Gesichter habe ich nun besonders berichtet, da sie das vermehrte Potenzial haben, um für Missverständnisse zu sorgen. Aber auch für sichtbare Beeinträchtigungen gilt das Gleiche: Reden und die Erwartungen auszusprechen – das hilft! Ein Rollstuhlfahrer braucht natürlich andere Hilfestellung als ein MS`ler, der noch gut laufen kann. Somit sind meine Tipps auch für alle möglichen Fälle und „Gesichter" anzuwenden – individuell abgewandelt!

Auf meinem Blog schreibe ich viele Texte, die meine Gefühle bezüglich der MS und den damit einhergehenden Schwierigkeiten, aber auch den Chancen ausdrücken. Ich möchte Sie herzlich dazu einladen, meinem Blog zu folgen. Möglicherweise können Sie auch gemeinsam solche Texte lesen und diskutieren!

Manchmal sind auch zwei MS`ler ein Paar – oder zwei chronisch Kranke. Auch hier gilt es, sich die Bedürfnisse des jeweils anderen anzuhören und in eine gute Kommunikation zu treten.

Ihnen BEIDEN als Angehöriger und Betroffener wünsche ich von Herzen alles Liebe und Gute, viele sinnvolle und GUTE Gespräche und die Bereitschaft zu einem effektiven und liebevollen, vertrauenswürdigen Miteinander!

Herzlichst,

Heike Führ

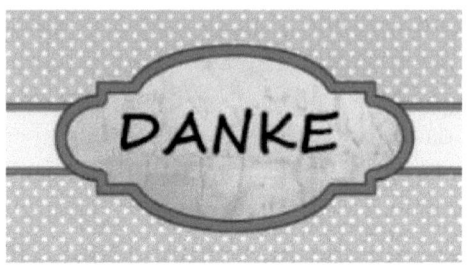

Ich danke meiner treuen Leserschaft und kann immer wieder nur betonen, dass es mir sehr viel bedeutet, dass mein Blog und meine Bücher von so vielen Menschen gelesen werden! ☺ Das ist wirklich der schönste Lohn.

Ebenso DANKE an all meine Follower – Ihr bereichert mein Leben! Der direkte Austausch (zum Beispiel in Form von Kommentaren) ist auch für mich ein großer Gewinn!

Ein besonderer Dank geht an jene Follower, die sozusagen die Idee zu diesem Buch hatten und mich baten, solch ein Handbuch zu schreiben. Ich genieße es immer wieder, wie wir uns gegenseitig bereichern!

Danke an meine Freunde und eine ganz spezielle befreundete und liebe Nachbarin, die mich seit einiger Zeit ganz besonders unterstützt, indem sie die größeren Gassi-Runden mit Smiley übernimmt! Das ist mehr als außergewöhnlich! Danke Martina!

Danke auch an Claudia W.! Wieder einmal hat sie ehrenamtlich das Lektorat übernommen und dafür bin ich mehr als dankbar, denn es ist VIEL zu lesen!

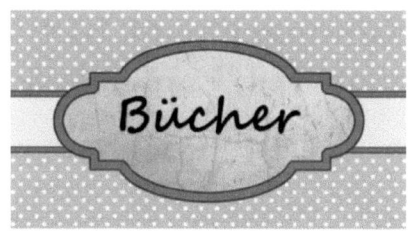

Die Bücher der Autorin:

Bewältigung chronischer Krankheiten und Depressionen / Für Angehörige und Betroffene

BEWÄLTIGUNG einer chronischen Erkrankung, Bewältigung von Depressionen und der Umgang mit diesen: das ist das Thema des Buches. Die Autorin, selbst an MS erkrankt, nutzt ihre Erfahrung als erfolgreiche Bloggerin und den damit verbundenen vielfältigen Kontakten zu chronisch Kranken und bereichert das Buch mit fachlichen Informationen rund um Depressionen, über das Erschöpfungssyndrom (Fatigue), das auch bei vielen Krebspatienten auftritt und über chronische Krankheiten im Allgemeinen.

Sie zeigt Bewältigungsstrategien auf und untermauert diese mit wertvollen pädagogischen Erklärungen und vermittelt somit nicht nur Bewältigungsstrategien für schwer Erkrankte, sondern auch für das Leben an sich!

Ein besonderes Augenmerk liegt auf den Angehörigen chronisch Kranker – ihnen ist ein komplettes Kapitel gewidmet, denn die Erkrankung betrifft auch immer das soziale Umfeld des Betroffenen.

Ein Ratgeber für den Weg zu einem erfüllten Leben, untermalt mit vielen farbigen Fotos und Sprüchen.

Verlag: BoD
ISBN 9783739245331
228 (23 farbige) Seiten

Hanf - Erfahrungen mit CBD!: Infos rund um Cannabidiol, Cannabis & THC

CBD, Cannabis - HANF! Was ist all dies, ist es legal oder illegal? Macht es high oder abhängig? Wie nimmt man es ein? Was bewirkt es? Diesen Fragen widmet sich die Autorin, die selbst seit 2017 täglich CBD-Öl konsumiert, engagiert mit vielen Recherchen. Im Buch findet man alles rund um CBD: Wirkungsweisen und Anwendungsgebiete, sowie viele Infos und Erklärungen. All dies ist gepaart mit ehrlichen Erfahrungswerten. Führ ist aktive Bloggerin im Bereich "Multiple Sklerose" und hat bereits sehr viele Artikel über CBD und die Anwendungsmöglichkeiten geschrieben! Des Weiteren ist sie erfolgreiche Autorin vieler MS-Begleitbücher, sowie Bücher zu pädagogischen Themen. CBD ist ihr "persönliches Wundermittel" und hilft ihr enorm gegen einige Symptome der MS - vor allem gegen die erschöpfende Fatigue!

UNSICHTBARE Symptome

Nach dem erfolgreichen Erstlingswerk „Hallo MS" und dem kleinen Ratgeber „SEXUALITÄT/Tipps bei chronischen Erkrankungen", nimmt sich die Autorin diesmal den „UNSICHTBAREN SYMPTOMEN" der MS (Multiple Sklerose) an. Sätze wie „Du siehst gar nicht krank aus!", oder gut gemeinte Ratschläge, wie „Du musst Dich nur mal ordentlich ausschlafen", kann kein ernsthaft Erkrankter mehr hören. Heike Führ erklärt anschaulich die unsichtbaren Symptome der MS. Ihre Texte sind voller Emotionen, Optimismus, Lebensmut und auch Sarkasmus geschrieben. Sie beschreiben sowohl Betroffenen, als auch Angehörigen in aller Deutlichkeit, warum nicht sichtbare Symptome ebenfalls ein ernstzunehmendes Problem darstellen. Außerdem zeigt sie auf, wie kränkend es für Betroffene ist, wenn man diese Symptome nicht wahrnimmt und ihnen vor allem keinen

Glauben schenkt. Nicht nur für MS`ler und Außenstehende, auch für viele andere chronisch Kranke ist dieses Buch Balsam auf der Seele.

Taschenbuch: 84 Seiten - Verlag: Books on Demand; Auflage: 1 (22. Januar 2015) - ISBN-10: 3734755646

Hilfe Annehmen lernen Abgrenzen & NEIN-Sagen: So macht uns unsere Schwäche stark

Ein Wegweiser für alle, die auch mal NEIN sagen wollen und nicht wissen, ob man Hilfe annehmen kann oder lieber ausschlagen sollte! Möchte und kann ich Hilfe annehmen, wie viel kann ich anderen zumuten und wie steht es mit meiner eigenen Autonomie (Selbstständigkeit), wenn ich Hilfe annehme! Vor allem: Wie kann ich lernen "NEIN" zu sagen? Diesen Fragen widmet sich die Autorin, gibt viele praktische Tipps und Hilfestellungen, erklärt Hintergründe - mit Infos, Grafiken und Texten. Sie nimmt den Leser mit auf die Reise zu einem Leben in liebevoller Abgrenzung - auch mit dem Hintergrund chronischer Erkrankungen. Die Bestseller-Autorin von "Hallo MS" und vielen weiteren Begleitbüchern ist aktive, erfolgreiche und routinierte Bloggerin im Bereich Multiple Sklerose, da sie selbst seit 1994 daran erkrankt ist: Dies macht das Buch so authentisch!

ISBN-10: 3746088445, 9,99.-

HALLO MS

MS: 2 Buchstaben, die eine vermeintlich geordnete Welt von heute auf morgen auf den Kopf stellen". So beschreibt Heike Führ den Tag ihrer Diagnosestellung. Wie sie ihren Alltag mit einer solch tückischen und bis lang noch unheilbaren Krankheit meistert, beschreibt sie vor allem mit viel Humor und reflektiert in einer gelungenen Mischung aus

Problematisierung und Relativierung. Nie werden die Herausforderungen der Krankheit geleugnet und doch triumphiert immer ihr optimistischer Kampfgeist und zeigt eindrucksvoll und selbstkritisch ihren eigenen Weg der Lebensfreude. Die Autorin weigert sich zu resignieren und erzählt ihre kleinen Alltagsfreuden, gespickt mit den Unwägbarkeiten, die durch ihre MS-Symptome unweigerlich dabei sind. "Hallo MS": nicht mehr, nicht weniger. Ein Buch, das Mut macht und Hoffnung weckt, das Anteilnahme authentisch vermittelt, Hilfestellung für den Alltag gibt und sowohl Betroffenen, als auch Angehörigen einen Einblick in die emotionale Verfassung eines chronisch kranken Menschen bietet, Ängste und Sorgen aufzeigt, aber dabei immer nach vorne schaut und niemals vor Selbstmitleid trieft. Kurzweilig und sehr alltagsnah - somit für Jedermann interessant.

Erschöpfung: Mit der Kraft am Ende Chronisches Erschöpfungssyndrom, Fatigue, Burnout und Depressionen: Ein Ratgeber - Wege aus dem Tief

Müde, erschöpft und ausgelaugt? Erschöpfung ist ein häufig auftretendes Symptom, das viele Ursachen haben kann.

Meist tritt Erschöpfung vorübergehend auf - doch was kann man tun, wenn die Beschwerden länger anhalten und über eine "allgemeine Schlappheit/Energielosigkeit" hinausgehen?

Erschöpfung kann auch als Symptom von Erkrankungen auftreten. Woran erkennt man diese? Und was kann man dagegen unternehmen? Die erfolgreiche Bloggerin & Autorin gibt Infos, Tipps, Texte & Impressionen über CFS, Burnout, Depressionen, Fatigue und Erschöpfung!

Die Autorin berichtet u.A. authentisch über die grenzenlose Erschöp-

fung/Fatigue, da sie selbst an MS erkrankt ist, die Fatigue ihr Hauptsymptom darstellt und sie viele Kontakte zu chronisch Kranken hat!
180 Seiten, 9,99€

Intimität ist mehr als Sex –
Wenn SEX zur Nervensache wird…

Kaum ein Gebiet ist so intim, Scham – und Angstbesetzt, wie die eigene und die Paar-Sexualität. Und kaum etwas anderes in einer Beziehung macht uns so verletzlich. Dabei ist Sexualität eine wundervolle Möglichkeit, Nähe zum geliebten Partner herzustellen und zu halten, oder in schwierigen Lebensphasen nicht den „Kontakt" zueinander zu verlieren. Aber besonders wenn ein Paar mit der Diagnose einer chronischen Erkrankung, wie z. B. MS, konfrontiert wird, versteht man, wie wichtig es ist, sich gegenseitig zu begreifen. Hier hilft die Autorin mit Ratschlägen, die sie auf Grund vieler Recherchen und Interviews mit an „Multipler Sklerose" - Erkrankten führte. Aber auch für Singles hält die Autorin Vorschläge bereit! Alltagsnah und somit sowohl für „Gesunde" als auch für chronisch Kranke, ist dieses Buch ein Begleiter in Sachen Sexualität. Behutsam wird der Fokus auf das gegenseitige Verstehen und Vertrauen gelenkt und zeigt Gesprächs-Formen auf. Ein kurzweiliger und lebensnaher kleiner Ratgeber, der in keinem Haushalt fehlen sollte.
Taschenbuch: 68 Seiten - Verlag: Books on Demand; Auflage: 1 (24. September 2014) - ISBN-10: 3735793991

Die Reise zum Glück – Der Weg ist das Ziel

Ein Buch für alle Sinne – zum Anschauen und Genießen, zum Verstehen und Lernen.
Der Weg zum Glück –nicht als Wettbewerb, sondern mit Freude und Achtung der eigenen Persönlichkeit.

Dass Glücksempfinden auch mit einer chronischen Erkrankung möglich ist, zeigt Autorin Heike Führ noch zusätzlich mit liebevoll gestalteten Bildern, Zitaten, Texten und vielen wissenschaftlichen Recherchen auf.

Ein Buch für Gesunde ebenso wie für Gehandicapte – Entspannung pur, viele Anregungen und Tipps.

„Der Weg ist das Ziel" könnte das Motto des Buches sein – geht es eigentlich nur um das wahrnehmen der kleinen großen Dinge im Leben.

Buchdaten:

204 Seiten (z. Teil farbig) / Verlag: BoD / ISBN: 9-783739-200897 / 12,99€

Hoffnung - vom Pessimisten zum Optimisten

Das Buch ist eine Fortsetzung des Buches „Die Reise zum Glück", ist aber ebenso getrennt davon lesbar. Es zeigt Wege auf, wie man zu sich selbst findet, sein Selbstbewusstsein stärkt und somit offen für das HOFFEN wird. Die Autorin setzt sich auf vielen Ebenen mit dem Thema Hoffnung auseinander und so ist ein Werk zum Lernen, Genießen und Anschauen entstanden, gewürzt mit vielen fachlichen Infos. Ein Buch für alle Sinne, optimistisch und zukunftsorientiert. Es ist für Gesunde ebenso wie für Gehandicapte geeignet. Entspannung und Bewusstwerden - Das ist das Ziel des Buches. Dafür sorgen Zitate, Energiebilder, eigene Texte und viele Impressionen.

148 Seiten

ISBN 978-3-7431-0181-4

Alltags-Tipps bei MS / Praktische Hilfen

„Alltags-Tipps in vielerlei Hinsicht – das ist die Intention des Buches. Je nach Verlauf und je nach Ausprägung der „tausend Gesichter" der MS wird sich auch der jeweilige Alltag gestalten. Die routinierte Autorin gibt praktische Tipps zu Hilfsmitteln oder Alltags-Situationen ebenso, wie sie mit fachlichen Infos zur Seite steht. Ein Buch zum Lernen und auch Zurücklehnen, zum Schmunzeln und sehr hilfreich mit all den vielfältigen Anregungen. Für MS`ler ist es ebenso geeignet, wie auch für andere körperlich Behinderte.

Lebensnahe auf die Praxis bezogene Tipps bilden den Hauptteil. Sie rundet all dies mit ihren authentischen Texten rund um Behinderungen, wie beispielsweise Multiple Sklerose, ab und hilft damit sowohl Betroffenen, als auch Angehörigen enorm."

Buchdaten:
Autorin: Heike Führ
„Alltags-Tipps bei Multiple Sklerose"
Verlag: BoD, 128 Seiten
ISBN: 9783739224664
Euro: 7,99.-

Fachbegriffe bei MS:

Dieses Büchlein ist ein Wegweiser durch den Dschungel der medizinischen Fachbegriffe und vor allem durch das Chaos der komplizierten Ausdrücke rund um Multiple Sklerose (MS). Aber auch viele andere chronisch Kranke werden hier ein sehr hilfreiches Nachschlagewerk finden.

Manchmal ist es einfacher, schneller und unkomplizierter, ein kompaktes Büchlein in der Hand zu halten, als sich durch viele verschiedene Bücher oder das Internet zu kämpfen. Deshalb ist das Buch einfach nur als Nachschlagewerk gedacht und befasst sich mit den gängigsten Begriffen rund um die MS. Von medizinischen Wörtern über psychologische Fachbegriffe und sonstige Therapien. Am Ende ließ es sich die Autorin nicht nehmen, noch einmal ein paar eigene Texte hinzu zu fügen. Diese passen perfekt zu ihrem 1. MS-Buch "Hallo MS", das ebenfalls im Rosengarten-Verlag erschienen ist. Außerdem passt dieses Lexikon der Fachbegriffe zu jedem anderen MS-Buch und ergänzt sie um ein Vielfaches.

Taschenbuch: 88 Seiten - Verlag: A.S. Rosengarten-Verlag; Auflage: 1. (3. April 2015) - ISBN-10: 3945015162

Smiley erklärt Kindern MS

**Der komplette Erlös geht an
den Tierschutzverein Santorini e.V.**

Dieses anrührende Kinderbuch beschreibt anhand von dem süßen Mischlingshund Smiley und seinen beiden Freunden Fine und Balou anschaulich und sehr kindgerecht, was Multiple Sklerose (MS) ist. Smiley erklärt äußerst behutsam auf der Ebene des Kindes, wie sich MS äußern kann und wie es einem betroffenen Elternteil oder anderen betroffenen Angehörigen und Freunden mit MS gehen kann. Mit schönen, authentischen Fotos und lustigen Geschichten aus seinem Hundeleben verknüpft er diese Botschaft so zartfühlend und hinreißend, dass Kinder bei der Begeisterung über den Hund Smiley und seine Freunde die Dramatik einer chronischen Erkrankung zwar begreifen, sie aber niemals als bedrohlich erleben. Die Autorin hat sich ihre jahrzehntelange Berufserfahrung als Erzieherin mit vielen pädagogischen und psychologischen Weiterbildungen zunutze gemacht und empathisch ein Kinderbuch, das auch gleichzeitig ein Ratgeber ist, geschrieben. Ein Buch, das man auch Erwachsenen zum besseren Verständnis der MS in die Hand drücken kann.

Taschenbuch: 48 Seiten - Verlag: Books on Demand; Auflage: 1 (24. Februar 2015) - ISBN-10: 373476730X

Wieso ist meine Mama immer so müde? Smiley bellt HALLO MS und Fatigue

Dieses Buch ist die perfekte Ergänzung zum Buch "Smiley bellt Hallo MS!".

Smiley erklärt auf der Ebene des Kindes sehr kindgerecht das Symptom "FATIGUE" - die große Müdigkeit bei MS - und beantwortet außerdem noch detailliert viele FRAGEN rund um die MS! Farbige Fotos, Zeichnungen und Erklärungen runden das Buch ab und wer sich in Smiley, den süßen Mischlingshund, nicht schon im ersten Buch verliebt hat, wird es spätestens nun nicht mehr schaffen, seinem Charme zu widerstehen. Ein Buch, das nicht nur für Kinder geeignet ist, denn es erklärt so unkompliziert MS und FATIGUE, dass es für Jedermann interessant und informativ ist.

ISBN-10: 3743111608, EURO: 5,99.-

Fragen & Antworten rund um die MS: Multiple Sklerose einfach erklärt

Die routinierte und erfahrene MS-Bloggerin und Autorin Heike Führ kennt aus unzähligen Gesprächen mit Betroffenen und deren Angehörigen die häufigsten Fragen, die sich zu Beginn einer MS-Diagnose oder im Laufe der Erkrankung auftun.

Und nicht nur Neuerkrankte fühlen sich unsicher - sogar „alte MS-Hasen" stehen immer wieder einmal vor Fragen und können sich ihre Symptome nicht erklären. MS ist die „Krankheit der 1000 Gesichter" und deshalb kann man, selbst wenn man jahrzehntelang MS hat, plötzlich einem neuen Symptom gegenüberstehen oder durch andere Umstände verunsichert sein.

Dieses Buch hilft im Alltag mit MS, beleuchtet alle wichtigen Sachverhalte rund um die MS und bereichert mit Grafiken und den gewohnt humorvollen, deutlichen und sehr authentischen Texten der Autorin, die selbst seit 1994 an MS erkrankt ist.

Was Sie schon immer über MS wissen wollten? Hier finden Sie es!

ISBN-10: 3744883477
EURO: 9,99.-

FATIGUE und UHTHOFF-PHÄNOMEN

MS (Multiple Sklerose) ist die Krankheit mit den 1000 Gesichtern. Autorin Heike Führ hat bereits 5 MS-Begleitbücher geschrieben und widmet sich hier jenen zwei UNSICHTBAREN Symptomen der MS, die sie aus eigener Erfahrung sehr gut kennt. Denn gerade die unsichtbaren Symptome schränken das Leben eines MS`lers ein, da sie man ihnen oft nicht glaubt. Die Fatigue und das Uhthoff-Phänomen belasten den MS- Alltag teilweise so allumgreifend und zerstörerisch, dass viele Betroffene bereits früh die Erwerbsminderungsrente erhalten und ihr Leben nach diesen beiden Symptomen ausrichten müssen. Mit wichtigen fachlichen Infos und ihren Geschichten beschreibt die Autorin diese beiden Symptome – einmal sachlich, dann wieder emotional und humorvoll. MS`ler werden sich in den Texten wiederfinden und Angehörige können endlich diese schrecklichen Symptome verstehen.

Bei Bestellung über (www.lesend-helfen.de) gehen 30% des Kaufpreises an die DMSG/ BAER (Kinder mit juveniler MS)

Taschenbuch 99 Seiten - Verlag: Esch-Verlag - ISBN: 978-3-95555-067-7

JUVENILE MS / Kinder mit MS
ISBN: 9 783739 228792

SMILEY – der kleine Frechdachs mag nicht duschen
108 z.T. farbige Seiten
ISBN 978-3-7392-4325-2

„Der Tanz durchs Leben"
284 zum Teil farbige Seiten
Verlag: BoD
ISBN 9783842350564

FREUNDSCHAFT
164 Seiten
ISBN 978-3-7412-3810-9

GEDÄCHTNIS-Störungen / Kognitive Leistungsstörungen bei MS
152 Seiten
ISBN 978-3-8482-2160-8

LOW CARB für UNTERWEGS
84 Seiten, ISBN 978-3-7386-1713-9

LOW CARB VEGETARISCH & schnell
92 Seiten, ISBN 978-3-7412-7127-4

LOW CARB Kuchen, Gebäck, Pralinen & Torten: Süßes: lecker und einfach!
84 Seiten, ISBN-10: 3743190575

Viele weitere Bücher gibt's auf <u>www.multiple-arts.com/shop</u>